全国名老中医王晖病机类证方验

王　晖　陈霞波◎主编

U0335360

中国中医药出版社
·北京·

图书在版编目（CIP）数据

全国名老中医王晖病机类证方验/王晖，陈霞波主编.—北京：中国中医药出版社，2018.1（2018.9重印）

ISBN 978-7-5132-4706-1

Ⅰ.①全… Ⅱ.①王… ②陈… Ⅲ.①验方—汇编
Ⅳ.①R289.5

中国版本图书馆 CIP 数据核字 (2017) 第 311803 号

中国中医药出版社出版

北京市朝阳区北三环东路 28 号易亨大厦 16 层
邮政编码 100013
传真 010-64405750
廊坊市三友印务装订有限公司印刷
各地新华书店经销

开本 710×1000 1/16 印张 16 彩插 0.5 字数 235 千字
2018 年 1 月第 1 版 2018 年 9 月第 2 次印刷
书号 978-7-5132-4706-1

定价 69.00 元
网址 www.cptcm.com

社 长 热 线 010-64405720
购 书 热 线 010-89535836
维 权 打 假 010-64405753

微信服务号 zgzyycbs
微商城网址 https：//kdt.im/LIdUGr
官 方 微 博 http：//e.weibo.com/cptcm
天猫旗舰店网址 https：//zgzyycbs.tmall.com

如有印装质量问题请与本社出版部联系（010-64405510）

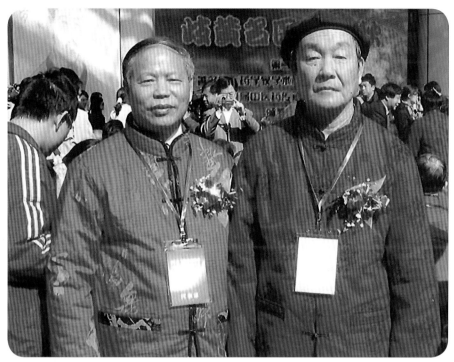

与名老中医魏克民合影

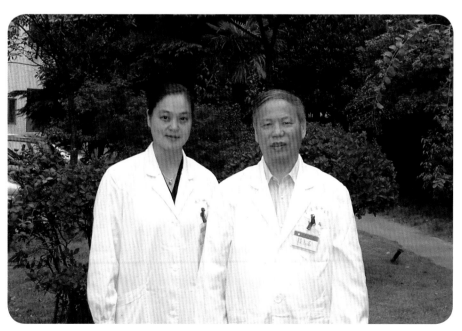

与继承人陈霞波主任合影

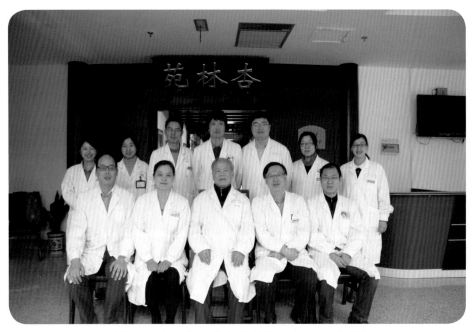

王晖全国名老中医药专家传承工作室工作团队

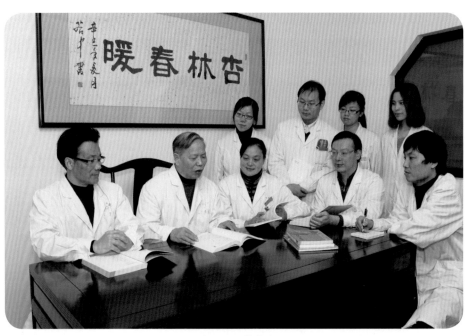

王晖老师给学生授课

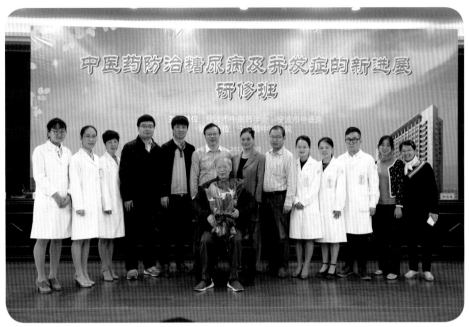

王晖全国名老中医药专家传承工作室——宁海站开站仪式

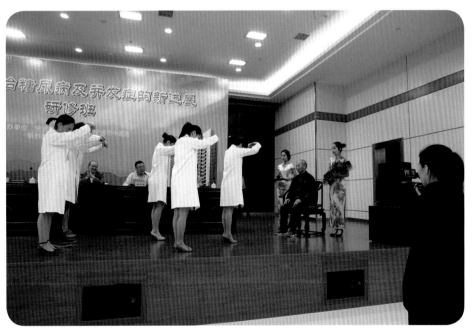

宁海站弟子行拜师礼

李某 男 五十八岁 二〇〇三年□月十二日就诊

反复咳嗽、鼻塞如朱年，患者如朱年来因感冒源

绵难愈，心口经常本调咳嗽、鼻塞遇诊即作，题

则目眩、气则喘喘。垂遂季无现于呈不温涕咳嗽

乳动则鼾而甚风，大便溏洁，面包姜黄。近面来

鼻塞咳嗽复作无痰，无恶寒发热。西医拟诊为慢性

支气管炎，慢性肠炎。舌苔薄白，质淡，脉细眩。沁房端乳

先因、脾肾气系虚。治拟补益脾肾，调和腑肾亭三种汤三

处方手稿一

梁□12克　黄芪□克　桂枝8克　白芍12克

太子参20克　姜半夏10克　甘草5克　大枣10枚

生黄芪30克　白术5克　欧风□□□剂

四目十八日复诊，咳嗽粟壶消失，余和亦减少

原方加减续进二十八剂，而端此愈。

王□　宝方

处方手稿二

姓名 贺某　性别 男　年龄 八十三　单位或地址 宁波市慈溪市□□　联系电话 □三七八四九

老老老之子，脾肾精亏脾运力弱。真阴不足虚火上炎，颧睡牙稀举露。申舌精枯，肌肤失润，肤燥客热，脾不散津聚涎为瘩，口干擦碱，咽擦子痒，肠道失润便不通畅。舌质淡红，苔薄白滑，脉细重数。查空腹糖九0↓mmol/L。治拟益气养阴生津润燥治疗。乃养阴西重燥热而设之证。

该为糖尿病消渴期。

燥渴甚。

大子参 二0g　北沙参 三0g　肥知母 一二g　麦门冬 二一g
大生地 二0g　天花粉 二0g　淮山药 二0g　黍苏根 二0g
川连 六g　乌梅 一0g　人中白 一二g　淫羊藿 一二g

伍剂

二至四三诊手数脾痛消，口干擦碱，大便畅，效不更方，续予原方伍剂

三诊时谓稍觉黑威易于□碱黄连加减川善其后。

医师 王□
（印章：□□医馆）

二OO九年五月二十一日

处方手稿三

葛序

中医学博大精深，是具有中国特色的生命医学，源远流长，为中华民族的繁衍昌盛做出了重大贡献，历代名老中医的学术思想和临床经验是中医学精华的重要组成部分，具有较高的学术价值和现实指导意义。整理总结名老中医的学术思想和临床经验，并使之发扬光大，是中医工作者的责任，也是促进中医药事业发展的重要途径，有利于更好地发挥中医药的优势，为人类健康事业服务。

王晖名医于1967年毕业于浙江中医学院（现浙江中医药大学）六年制本科，曾担任浙江省中医药学会副会长、宁波市中医药学会会长、宁波市中医院院长，现任浙江省中医药研究院副院长，享受国务院的"政府特殊津贴"。1996年被评为"浙江省名中医"，2003年被国家中医药管理局确定为第三批全国老中医药专家学术经验继承工作指导老师，2011年被国家中医药管理局确定为全国名老中医药专家传承工作室指导老师。他领导的宁波市中医院内分泌科是国家中医临床重点专科建设单位。

王晖名医贯通古今医典，融汇百家之长，在医疗、教学、科研事业中潜修50余年，形成了开明包鉴、开拓创新的心境与风格。他的中医理论功底深厚、学研俱丰，尤其在《内经》气病理论的辨证论治方面有独到的见解。他认为"气化失常为人体百病之先机和诸病之根"，提出"调畅气机是治疗疾病的根本大法"。近年来，王晖名医不畏古稀，笔耕不息，共发表学术论文60余篇，主编《气病与糖尿病学》《糖尿病保健新法》《全国名老中医王晖学术经验撷英》

等 7 部专著。更为传岐黄薪火，昼思夜虑，为培养后起之秀，殚精竭虑，其忘我奉献之精神，令人钦佩。

即将出版的《全国名老中医王晖病机类证方验》一书，以诊病析理为切入点，以具体临床病例为载体，深入浅出地阐述了王晖先生的病机分层理论，系统地剖析了王晖先生的中医思维、辨证思路、用药技巧，鱼渔共授。我相信，这对于有志于中医的同道在夯实中医基础、拓展中医思维方面将有所裨益，从而在中医的学习道路上如鱼得水，事半功倍。

第三届国医大师
浙江中医药大学原校长

丁酉年暑夏于杭州

自序

　　生命是一个异常复杂，难以穷尽的系统，如何认知或采用何种认知方法是构成不同的生命科学样态的根本原因。21世纪的世界五大主导科学，即宇宙黑洞爆炸起源学、地壳板块运动学、宇宙物质构成学、人类基因序列组合学、生命生态平衡学，其核心问题是探索宇宙万物及人生的规律。中医药学传承千年，以其独有的"一、和、未、宜、简"的原创思维与世界观，"源、恒、动、生、灭"的气化学说与诊治观，成为中国文化不可分割的部分，为中华民族繁衍生息做出了巨大贡献。如果说当今五大学科是揭示生命物质基础层面的钥匙，那么中医药学则是揭示生命内在层面的钥匙。余涉身杏林，悠悠四十八载，迁思回虑，于"人体的生命是什么"一问，始有所悟。在中医看来，人体生命是"脏腑、经络、阴阳、气血"运变的"现象状态模型"，即"逼真的定性微观模型"。它脱胎于中国传统文化和古代哲学，是一门交融"象数观—形神观——元观"的原创思维特色和优势的科学。这正是中医看病的特色，首先是看"病的人"，其次是看"人的病"，病生于人，人之不存，病将焉附？人病结合，找出其致病关键所在，制定最佳的应对方法，达到愈病健康、存延生命的目的。

　　那么何为关键所在？这便是中医最难之处，即气化的云谲波诡、病机的错节盘根。诚如《素问·天元纪大论》所云："太虚寥廓，肇基化元，万物资始，五运终天，布气真灵，总统坤元，九星悬朗，七曜周旋，曰阴曰阳，曰柔曰刚，幽显既位，寒暑弛张，生生化化，品物咸章。"中医临床思维模式中，常面对具有杂、隐、变、悖、敏等特点的疾病，在需要拥有科学、清晰、敏捷、活跃的多学科治疗手段的同时，当谨遵气化理论、病机分层理论，辨明气化生存延变、升降出入，牢牢把握基本病机，动态掌握阶段病机，精心梳理兼夹病机，细心挖掘潜伏病机，果断处理即时病机，综合分析总病机，找出主位病机。是故疾病发展过程中，若出现相同病机，则采用同一方法治疗的原则，无一病只用一方，无一方只用一病，圆机活法，万境俱明，此类病诊治之机枢也。余虽年逾古稀，仍临渊履薄，常慨时光匆促，笔耕力不从心，难以为后学道，却何其得幸，获国家立项资助和市卫生计生委、市中医院领导关心与支持，成立全国名老中医药专家传承工作室，在此平台上通过临诊带教、传授、辨析、梳理，将自己多年来的心得、感悟，由团队齐心协力整理成册，名曰《全国名老中医王晖病机类证方验》。

　　本书主体分为上、下两篇。上篇从思想源流、理论犀烛、师传心悟、四诊发挥这四方面分别记叙；下篇从心肝血虚、阴虚湿热、气阴（血）两虚、肺脾两虚、脾肾两虚、肝肾阴虚、肝脾失调、脾胃不和、气虚痰瘀、阴阳两虚等十大病机分别记叙。尽可能详细介绍中医气化学说、病机分层理论、方药类病和五行体质观等理论成果，再通过以证推方、以案寓理的方式，分门别类，辑为一体，以期对传承工作仆效绵薄。余深知才朽学浅，书中必然存在疏漏或谬误之处，恳望同道贤达，如蒙斧正，毋任感荷。

王　晖

丁酉年季暑于宁波

编者按

　　继《全国名老中医王晖学术经验撷英》一书后，编委对名老中医王晖的学术经验和临床诊疗思路进行了进一步的整理和归纳分析，从3000多份王晖全国名老中医药专家传承工作室详细记载的病案中，在病机分层理论的基础上，抽丝剥茧，去枝删叶，提炼出了王师临证常见的十大基本病机：心肝血虚、肝肾阴虚、阴虚湿热、脾肾阳虚、肺脾两虚等。虽然看起来与教科书所述无甚差异，但实则大有天地。这十大病机几乎覆盖了目前工作室90%以上的病例，临床实用性非常强。

　　在笔者的理解里，这十大病机就是十种临床体质，是临诊处方用药的基石，工作室的每一张中药处方必须先遵守这个基本病机，然后再谈对临床症状、即时病机、阶段病机、兼夹病机的处理，这样才能使处方既能恰到好处地治病，又不会出现明显的副作用、不良反应。比如同样是肝阳上亢头痛，基本病机为心肝血虚者用酸甘宁心汤加减治疗，肝肾阴虚者用杞菊地黄汤加减治疗，阴虚湿热者用茵陈四苓散合天麻钩藤饮加减治疗等，治法各不相同，各有侧重。常见临床医者，但见一证之机，不论其基本病机如何、体质如何，便处以对应之方剂，时效时不效，甚者犯虚虚实实之误，非医者当为也。

　　王师常教诲，诊见患者，一眼望去，目与目接，神与神交，面色、形态、神气尽收眼底，此时医者首先就要对其体质特点、基本病机特点做到心中有数，然后再结合舌脉、症状具体分析，病机层层展开，如此方能少出败方、误方。

王晖全国名老中医药专家传承工作室
2017 年 11 月

目录

附　篇

医事传略

　　王晖，男，1941年2月生，浙江宁波慈溪人，中共党员。主任中医师，浙江中医药大学兼职教授，浙江省名中医研究院副院长。1967年毕业于浙江中医学院（现浙江中医药大学）六年制本科。1968年9月至1971年6月，任象山石浦人民医院中医内科医师；1971年6月至1987年6月，任宁波卫校（后改为浙江医科大学宁波分校）讲师、中医教研室主任；1987年6月至1995年5月，任宁波市卫生局中医处处长；1995年5月至2001年，任宁波市中医院院长。现任宁波市政协特邀委员、浙江省中医药学会副会长、宁波市中医药学会会长、宁波市医师协会副会长、宁波市老年医师协会副会长。曾任中华中医药学会理事、浙江省中西医结合研究会内分泌专业委员会副主任委员、宁波市科协委员。历任省、市卫生系统中医药高级技术职称评委，享受国务院颁发的政府特殊津贴。

　　王晖出生于贫苦家庭，2岁丧父，16岁失母，少时便体会到了人世艰辛，在心中播下了行医济世的种子。新中国成立后他被保送读完了3年高中，并以第一志愿考上浙江中医学院（现浙江中医药大学）中医系六年制本科。在校期间，王晖如饥似渴地学习专业知识，虚心向老师和专家请教，刻苦钻研中医古籍，打下了扎实的中医理论功底。以优异成绩毕业后，王晖保持了对中医理论的钻研精神，并坚持与中医临床密切结合，随时总结提炼行医心得，学术造诣日益精深。尤其擅长"气学"理论研究及应用，在治疗糖尿病、更年期综合征、眩晕综合征、湿温病、情志失调、高脂血症、胆胃病等多种疾病上，有丰富的临床经验，疗效显著，在宁波城乡赢得了口碑。以他为学科带头人的宁波市中医院内分泌科是国家中医药管理局"十二五"中医临床专科建设单位，被浙江省卫生厅评为省中医重点专科。发表论文60余篇；著《气学与糖尿病》《糖尿病保健新法》《企业家常见病中医药防治指南》《体质的中医保健》等专著7部；主持多项省市级课题，获浙江省中医药科技进步三等奖3项。

在漫长的从医生涯里，王晖勤求古训，博采众长，手不释卷，身不离临床，擅长医学与哲学的融合、中医与西医的配合、理论与临床的结合。即使在教学、行政岗位，他仍坚持每周2~3次的专家门诊，一方面是为病人解除痛苦；另一方面，也使自己对临床有直接的体会，保持对专业的持续钻研，竭尽天使之责。正是得益于比一般临床医生更为丰富的岗位锻炼，使他的思维更为灵活，摆脱了传统中医的门户之见，形成了开明包容、开放融合、开拓创新的心境与风格。他善于学习掌握与中医学科相关的现代西医理论及新兴学说，并用于中医理论的推陈出新和指导临床诊疗。他到病房查房，可以用中西医两套理论分析诊断病情，令资深的西医大夫也大为叹服。王晖认为，人的生命是非常复杂的，单用中医的宏观观察或西医的微观研究都有失偏颇。未来生命科学的研究方法，应该中西医优势互补、扬长避短，让中医由约至博的归纳领悟思维与西医由博返约的切割还原思维交互融会，才是医学发展的创新之路。

王晖是一位在中医领域敢于创新、善于创新的大师。王晖主张"主体发展、开放兼容"的中医发展方略，这也为其自身学术创新奠定了基础。气学理论的创新是王晖对中医理论的一大贡献。他认为真气是构成人体的基本物质，而由真气运行产生的"气机"和"气化"的功能状态，是人之生命体自我真气开放流通、自我组织演化调节与自我客体环境因素保持升降出入、阴阳自稳的"生、长、化、收、藏"与"生、长、壮、老、已"的全开放系统，因而是人体生命活动的基本特征。而不同脏器的特异气机和气化状态，决定着个体脏器的生理特征，进而指出"气机失调、气化异常"是疾病发生、转归、预后的基本病机，提出"调畅脏腑特异气机，促进气机的功能有序"是恢复健康、促进疾病痊愈的根本方法。这一理论用于治疗糖尿病、更年期综合征、湿温病、情志病、冠心病、高脂血症、眩晕症、胆胃病等病症均获得显著疗效。由他主编的《气学与糖尿病》获浙江省中医药科技进步三等奖。

王晖致力于对辨证论治的完善创新，在辨证时强调对主症、次症、或然症、兼夹症、并发症、即时症的关系处理及把握,强调病机决定症状的重要性,提出症状是分析病机的出发点,病机是机体对致病因素发生反应的内在依据,具有运变性、时效性、潜伏性及规律性,进而把病机归纳为基本病机、阶段病机、兼夹病机、潜伏病机、即时病机五大病机。对于一体多病的患者,指出必须始终把握基本病机,动态掌握阶段病机,精心梳理兼夹病机,细心探索潜伏病机,果断处理即时病机。并主张宏观和微观结合、病和证合参的中西医结合辨证方法。坚持中医辨证与西医辨病相结合,尽可能辨人定体、辨病定位、辨证定性、检测定量、科学辨证的微观病治疗,增加现代医学的学术理论成分。在治疗中,坚持辨证用药与现代药理学相结合,以提高疗效。在遣方用药上,王晖创制了许多经验方,如小柴胡汤、桂枝汤、玉屏风散三方相合,定名三和汤,治疗免疫功能低下、内分泌失调、自主神经功能紊乱、体虚感冒等;将四逆散、香连丸、小承气汤三方合用,治疗慢性胆囊炎、慢性胃炎、肠炎;将小柴胡汤与桂枝龙骨牡蛎汤两方相合,治疗更年期综合征、心悸失眠等。还自拟了不少行之有效的方剂,用于治疗慢性支气管炎、慢性咽喉炎、神经官能症、耳源性眩晕等。在药对使用上,王晖也独具匠心,出神入化,药性相近者使之相辅相成,药性相反者使之相制相约,运用之妙,存乎一心,往往收到药到病除之效。

王晖身怀仁心,手持仁术,视病人为亲人,不分男女老少,无论贵贱贫富,皆一视同仁。问诊号脉耐心仔细,不急不躁,和蔼可亲,患者如沐春风,病未治而心已安,药未到而病减半。王晖的病人,有许多和他成了知心朋友。

王晖甘作人梯,诚心育才,桃李满枝。在17年的教师生涯中,他给800余名学员授过课,其中有的成为博士、教授,有的成为专家、名医,更多的是成为全市中医学科的中青年骨干。2003年,王晖被国家中医药管理局指定为第三批全国老中医药专家学术经验继承工作指导老师,2006年获中华中医药学会"全国首届中医药传承特别贡献奖",2011年国家中医药管理局又专门成立了王晖全国名老中医药专家传承工作室,通过师徒传带方式,将行医经验传授给年轻一代中医工作者。王晖学识深厚,功底扎实,深入浅出,诲人不倦，为培养中医事业接班人倾注了毕生心血。其思想之深邃、思路之独到、思维之活跃，堪称一代大师，令弟子钦佩。在他的带领下，团队建设日见成效，医疗科研全面开展，事业可望后继有人。可以说，他是一位国家中医药管理局着力建设的"名院、名科、名医"三名工程的优秀实践者。

上篇

诊病析理思路、
方法与特色

一、思想源流

（一）从"一、和、未、宜、简"的原创思维体悟中医世界观

中医之道，理邃技巧，内察阴阳，外审寒凉。一言蔽之，中医药学是以中华民族优秀文化为基础，以健康为中心，以整体恒动观为核心，注重科学与人文相融合，强调三才并重，身心合一，从整体角度、功能角度、动态角度来把握生命、健康、疾病的规律，是一门融合自然科学、哲学、人文等的复杂医学科学。

杏林之学，师传心悟，薪火相传，已逾千年，以其独有的"一、和、未、宜、简"的原创思维与实践，成为中国文化不可分割的部分，为中华民族的繁衍做出了巨大贡献。"一"，即天人合一、身心合一、精气神合一。《道德经》谓："道法自然，道生一，一生二，二生三，三生万物，万物负阳而抱阴，冲气以为和。"注重整体，大道归一，强调整体决定局部，局部服从整体，重视从人的整体、功能来把握生命、健康和疾病发生、发展、归宿。

"和"，即注重平和，和则生物。《儒家》曰："以和为贵，和而不同。"中医药学认为气血和调、阴阳平衡的状态是健康、长寿的表现，反之阴阳、气血失调的不平衡状态是亚健康、疾病的病理反应。"调和致中""以平为期"是保健养生、防病治病的根本法则，完全体现了中华民族"以和为贵，和而不同"的和谐文化底蕴。

"未"，即"未病先防""既病防变"和"瘥后防复"的动态应对疾病原则。强调治未病，认为养生保健是"治未病"的重要手段。

"宜"，即坚持关注个体，"三因制宜"辨证论治。着眼于应对"病的人"，强调"治病先治人"，病之于人，人是主体，病是客体，指出人具有自然生物与性情、文化、社会的属性，防治疾病要遵循"三因制宜"的个性化原则。

"简",即突出简便。在诊断上通过望、问、闻、切等方法进行综合判断,在干预中既有内服外用药物,又有针灸、按摩、拔罐等非药物干预方法,以简行繁。

生命是一个异常复杂,难以穷尽的系统,王晖从医40余载,深感人是"生命整体关联运变的生命思维模型",在不断变化的过程中,阴阳互交,天人同构,三宝齐聚。故而调体的根本在于"和养",天地人和,和则生物;精气神养,养以健身,即"药调科学、饮食合理、锻炼适度、宽容乐观、家庭和睦、生态和谐"。这正凸显了中医药学致力于推进生命科学研究,促进健康安全,渴望沟通与协作,提倡人与环境共荣共存的美好局面,承中医之根,兴中医之魂。

(二)从"恒、源、动、生、灭"浅谈中医气化理论

中国古代哲学认为,世界上的一切事物都是由"气"所构成的。中医学认为,"气"是构成自然界各种物质的本源,"气"是生命活动的物质基础。"气"的源头可追溯到《道德经》"万物负阴而抱阳,冲气以为和"。《庄子》认为气是构成天地万物的原始物质,故有"气变而有形,形变而有生"的记载。

气化理论是在气化哲学思想和自然科学研究方法的影响下,用以解释自然生命运动规律的理论体系,对中医基本概念与理论体系构建具有重要影响。在整个气学理论中,气化理论是其根本所在,因为有气化理论的存在,中医学理论才能吐故纳新、生生不息,在特征迥异的时代中始终屹立于文化之林,对后世的气学理论乃至中华文化产生了深远影响。"气化"一词首出《太始天元册》。气化是指气的运动变化,包括气的产生、运行、升降出入、凝聚弥散。狭义而言,一般指气、血、津、精的新陈代谢及其相互转化和脏腑的某些功能活动;广而言之,可指天地万物的气机变化、运动现象,如雨水、雾露、潮汐、树木生长、朝阳明月、地壳运动、四季交替等,无不可归为气化一途。由气而生、由气而灭,因气而化、因化而和、因和而稳。气化理论认为万物处于由气化驱动的多维时空动态模型和生命全息运变模型之中,气化

具有整体恒动性、本源性、普遍性、超前性和致中和性。《素问·天元纪大论》云："太虚寥廓，肇基化元，万物资始，五运终天，布气真灵……生生化化，品物咸彰。"《素问·六微旨大论》云："出入废则神机化灭，升降息则气立孤危。"万物由气化而生、由气化而灭，即气化具有本源性、普遍性；气化是有规律可循的，具有超前性，故《素问·四气调神大论》言"上工治未病"。气化无时不行，万物生生不息。气化是整体恒动的，气化模型同样是运动变化、动静有序的。此外，气化是天、地、人普遍存在的自调与调他的调控中和机制，也即气化的致中和性。在气化模型里，气化不仅决定了万物的生灭运变，还具有对模型的整体调控能力，从而使气化模型具有自稳功能，这也是中医治疗方法最重要的理论依据——气化具有调和功能，能够自调、调他。调气化则能稳气化，中医通过调整机体气化，激发、促进机体的自稳功能，从而使疾病向愈。"恒、源、动、生、灭"概括了气化的本质与内涵，包括了气化的普遍性、本源性、恒动性以及气化维持万物自稳的特征。

人体生命是气化构成的，认识人体的气化是开启人体这一全息运变动态之门的钥匙，有了这把钥匙才能真正抓住疾病的中医学本质，才能准确进行辨证。人体脏腑的气化具有特异模式和整体藏象模式，人体脏腑功能、气血津液代谢等均属气化表现，但其气化的模式各有不同。就脏腑而言，人体脏腑各有其特异气机，表现为不同的气化模型。

心藏神，其华在面，其充在血脉，心气宣出则血脉行盈，面色有华，神志清明；心气收敛则化赤生血，养神内守；心气降达则下温肾水，水火互济。

肺主气舍魄，通调水道，其华在毛，其充在皮，肺气升宣则发散卫气，水津四布，泽润皮毛；肺气肃降则津液润降，水道通利，下归于肾，膀胱气化，金水相生。肺气升降有序，则呼吸通畅，吐故纳新，化生精气，阴魄归舍，形体能安。

肝藏血舍魂，主疏泄，肝之气化有收敛和疏泄两端。肝气收敛，血有所藏，化生血气，则魂有所持；肝气疏泄，全身气机升发，助脾胃健运，资气血畅达，濡养筋脉。

脾之气化正常则能运化水谷，而成气血生化之源。脾气主升，散精于肺，奉心化赤为血，灌溉四旁，营养五脏六腑、四肢百骸、九窍。

　　肾藏先天、后天之精，纳肺脾水谷之清气而化肾精，肾精化而生肾气，肾气升则推动全身之气化。

　　此外，胃气气化正常能腐熟水谷、传化糟粕，小肠气化正常则能分清泌浊，膀胱气化正常而小便能行。凡此种种，每个脏腑的气化模式均有其特异性和规律性。可见脏腑特异之气的气化功能决定了脏腑各自的生理功能。而各个脏腑气化模式有机结合，承制相辅，构成了五脏六腑的整体藏象气化模式，即由精、气、神构成的活体生命模式，从而决定了机体全身的生理功能。

　　人体脏腑气化失常是致病之因，脏腑气化太过或不及、脏腑气机升降出入障碍都可导致机体局部或整体气化失常，产生种种病证。《素问·五脏别论》言："五脏者，藏精气而不泻也，故满而不能实。"《灵枢·本脏》又言："五脏者，所以藏精神血气魂魄者也。"五脏之本脏气化失常，多为气化不及。心之气化不及，则不能化营生血，血脉行盈不利，血不养心，神失所养则昏聩不明；血不养肝则肝失其藏，其体不柔，怒行于上；肾水不得心气温煦而上泛为害；肺之气化不及，精气难以化生，气魄不足而俯仰难安，肾精不得充养，金损及水；肝之气化不及，藏血不足，血气虚弱，则气血郁结，遇事优柔；肝之气化不及还表现为肝之疏泄不及，若肝失疏泄，血气内郁，则血气躁动，变生急怒；脾之气化不及则气血化生失源；肾之气化不及则精气难生，肾气不固，遗尿遗精，生长发育迟缓。同时，五脏气化失常还表现为本脏的气机升降出入失常，如寒、痰、瘀、饮等病理因素阻滞心脉则可见心气不利，变生胸痹、心悸等；外邪、痰湿等阻碍肺之气机，则肺气宣发肃降失常，作咳作喘；卫气不能宣散以固表，津液不能输布四旁而皮毛枯槁；水道不利，津液不能润降，小便不行随之可见；情志久郁、善怒或痰瘀互结或肝阴不足等因素均可导致肝之气机升降失常，可见头痛、眩晕、呕逆痞满等；饮食不节、劳倦过度则可损伤脾土而致脾气升降失常，脾土失其健运，水饮内生，而成满成泄，或致水肿；若受热邪、寒湿等外邪所困，肾气遏抑不发，不能上达而济于心，人体气化随之而弱，生理机能减退，阳痿早泄、困顿欲寐即见，在女子则冲任不调，月事不至。本脏气化不及可致本脏特异气机失常，本脏特异气机失常更可为本脏气化不及之因，两者可以单独存在，但更多为相伴而见。

人体气化模型以气化之道而构建、运行，包含了气、血、津液、精等客观生理因素和神、魂、魄、意、志等主观生理因素，气化失常即导致诸主、客观生理因素的改变，从而变生百病，即"气病为百病之先、诸病之变"。例如，表现在气与血、气与津的关系上，机体、五脏气化失常，则气血不和、营血亏虚、血运不利、瘀血内阻、血行妄动等随即相伴而生；气能生津、气能行津、气能摄津，气化失常则痰浊水饮等病理产物亦自为祸。再如人体心神、魂魄、意志等精神疾患也常因五脏气化失常而致。

总之，生命由真气气化而生，五脏气化而长。五脏气化失常为诸病之根本，所以调畅、推动气化是治疗的关键所在，故言"调理气机、推动气化为百病之要"。中医理论发展至今，形成了完善的脏腑辨证、五行辨证、六经辨证、卫气营血辨证、三焦辨证等辨证体系，但无论哪种辨证体系均是把人体看作一个动态变化的气化模型，疾病则是在这个模型中出现的局部或整体气化失常，各辨治方法也是采用不同的方法对人体气化失常予以调畅。可以认为，气化之道形成了中医理论基础和特色优势，它是中医学认知生命健康的原创思维，是中医理论的根和魂。

二、理论犀烛

（一）病因病机刍议

1.病因病机概念

病因，又称致病因素，是指通过破坏人体生理动态平衡，引发形态、功能、代谢的某些失调、障碍或损害，继而产生疾病的特定因素。它包括外感六淫、内伤七情、饮食劳倦、疠气、外伤、虫染、药邪、医过及先天禀赋等内容。《内经》云："正气存内，邪不可干"，"邪之所凑，其气必虚。"又云："风雨寒热，不得虚，邪不能独伤人。卒然逢疾风暴雨而不病者，亦无虚邪，不能独伤人。必因虚邪之风，与其身形，两虚相得，乃客其形。"疾病的发生，病因固不可少，但其与正气相互作用所产生的病理机制（病机）更为关键。

2. 病机分层理论

"类"，即很多相似事物和现象的综合。"证"，即病情的某一方面。"类证"，即很多相似病证的综合，引申为一类相似性很大的病证的概称。此处"证"的概念统领病、证、症、方、药、体的各个方面，是个广义的名词，因此，类证亦属广义范畴，无论《金匮要略》中以痉湿暍病、百合狐惑阴阳毒病、疟病、中风历节病、血痹虚劳病等以病归类的方法，还是《伤寒论》中桂枝汤类方、麻黄汤类方、白虎汤类方、大承气汤类方、小柴胡汤类方等以方归类的方法，抑或黄芪体质、当归体质、大黄体质、桂枝体质、柴胡体质等以体归类的方法，皆不出于类证范畴。类证概念的提出，为中医"异病同治"的方法提供了依据，因此，通过对相同类证进行归类，找出本质并应用于临床，将大有裨益。

（1）何为病机类证

病机是疾病发生、发展、转归的动态变化的病理状态。王晖根据疾病发展的连续性、动态性以及矛盾的主次原则，将病机进一步划分为基本病机、阶段病机、兼夹病机、即时病机、潜伏病机五大类，并在辨证论治中强调"牢牢把握基本病机，动态掌握阶段病机，精心梳理兼夹病机，细心挖掘潜伏病机，果断处理即时病机"的原则，扩大了病机理论使用范围。"病机类证"是根据病机理论将不同疾病但类似病机归为一类的概称，其为狭义的类证，为中医特有的治病方法。王晖通过临床发现，心肝血虚者多有失眠多梦、心悸健忘、头晕目眩、目糊干涩、肢体麻木、震颤拘挛、月经延期及量少色淡、面白无华、爪甲不荣、舌白脉细等症，多见于不寐、郁证、眩晕、癫狂、心悸、燥证、痹证等病证；阴虚湿热者多有面肤垢亮、发落稀疏、遍体疮疖、脚丫湿气、口舌糜烂、烦热汗出、脘腹痞闷、胸胁胀痛、尿黄浊臭、便黏不畅、会阴瘙痒、带黄味腥、舌质偏红、舌苔黄腻、脉细濡滑等症，多见于口疮、郁证、阳痿、尿浊、眩晕、痹证、不寐、盗汗、咳嗽、泄泻等病证；气阴（血）两虚多有神疲乏力、气短懒言、咽干口渴、心悸多汗、舌红少苔、脉细虚数等症，多见于肺岩、肝岩、瘰疬、肺胀、喘证、心悸、消渴、痹证等病证；肺脾两虚者多有神疲乏力、气短懒言、腹胀便溏、纳差肢肿、久咳不止、痰多稀薄、鼻咽瘙痒、嚏涕时作、舌淡苔滑、脉虚而细等症，多见于鼻鼽、喉痹、冻疮、咳嗽、痰饮等病证；脾肾两虚者多有神疲畏寒、四肢不温、泻痢不止、尿量异常、面浮身肿、腹胀如鼓、面色㿠白、舌淡苔滑、脉沉细虚等症，多见于泄泻、眩晕、子痛、不寐、腹痛等病证；肝肾阴虚者多有头晕目眩、耳鸣健忘、口咽干燥、失眠多梦、腰膝酸软、五心烦热、盗汗颧红、遗精经少、舌红少苔、脉细而数等症，多见于石淋、劳淋、尿浊、便秘、瘿病、耳鸣、眩晕、心悸、痹证等病证；肝脾失调者多有胸胁闷胀、郁而烦怒、腹痛便溏、肠鸣矢气、苔白脉弦等症，多见于便秘、泄泻、不寐、郁证、腹痛、乳岩、粉刺、劳淋等病证；脾胃不和者多有神疲乏力、少气肢倦、脘痞隐痛、纳呆嗳气、大便稀薄、面色萎黄、舌淡苔白、脉缓细弱等症，多见于胃痛、痞满、腹痛、泄泻、郁证、肝风、劳淋等病证；气虚血瘀者多有神疲短气、肢体不仁、肚腹胀大、舌质淡胖、舌下经脉蓝紫、脉滑或涩等，多见于鼾证、眩晕、水肿、便秘、不寐、肥胖、胸痹心痛等病证；阴阳两虚者多有月经紊乱、神疲健忘、头晕烦热、迎风畏寒、语言謇涩、肢废不用等症，多见于眩晕、月经后期、闭经、痴呆、中风、鼓胀等病证；阴阳不交者平素畏寒怕冷、丑寅卯时烦热失眠，多见于不寐、郁证、口糜等病证。因此，将具有相同基本病机，不同阶段病机、兼夹病机、即时病机、潜伏病机和或有或无的各种病症，归为同一类证病机，并确定了常见的十大类证病机，运用于临床，切实有用。

（2）病机类证的临床意义

同一疾病在不同机体中，可出现多种证型的演变。换而言之，不同疾病作用于人体，可出现同一种证型的演变，其内在必然联系，故病机演变具有一定规律性，病机类证使用当以"机"为体，以"活"为用，谨守基本病机，若基本病机趋于主位，则集中精力处理基本病机；若阶段病机趋于主位，则基本病机、阶段病机同治，但需根据病程阶段考虑主次问题；若兼夹病机趋于主位，当根据病情变化需要，或基本病机、兼夹病机同治，或先处理兼夹病机，再处理基本病机；若即时病机趋于主位，则必须先解决即时病机，方可处理基本病机。无论基本病机、阶段病机、兼夹病机、即时病机哪一方为主，均应考虑到潜伏病机的存在，并在治疗中谨防其变而成为主病机。此法可实现临床准而快的辨证效果，并可避免杂药杂方论治的弊端。

（3）病机类证的具体操作应用

病机类证操作不难，仅以心肝血虚为例加以说明。如心肝血虚为基本病机，气机不畅为阶段病机，并趋于主位，其中，气机不畅根据是否化火伤阴又分为两个阶段，未伤阴者，以养血宁心、疏气达郁为法，酸甘宁心汤（酸枣仁、淮小麦、青龙齿、野百合、麦冬、白茯苓）合越鞠丸出入；已伤阴者，以养血宁心、疏解郁火为法，酸甘宁心汤合五花汤（玫瑰花、绿萼梅、合欢花、佛手花、厚朴花）出入。不寐、郁证、头痛、眩晕皆可用之。如心肝血虚为基本病机，痰蒙神窍为阶段病机，并趋于主位，以酸甘养阴、涤痰醒神为法，酸甘宁心汤合生铁络饮出入。如心肝血虚为基本病机，胆胃失和、痰热内扰为兼夹病机，并趋于主位，以酸甘化阴、泄胆和胃为法，酸甘宁心汤合黄连温胆汤出入。如心肝血虚为基本病机，脾虚气陷为兼夹病机，并趋于主位，以养血宁心、疏气达郁、益气健脾、升阳举陷为法，酸甘宁心汤合补中益气汤出入。如心肝血虚为基本病机，肝郁血热为阶段病机，并趋于主位，以养血宁心、疏气达郁、泻火平肝为法，酸甘宁心汤合丹栀逍遥散出入。如心肝血虚为基本病机，燥热内盛为阶段病机，并趋于主位，以酸甘养阴、下肺润肠为法，酸甘宁心汤合当归润燥汤出入。如心肝血虚为基本病机，筋脉失养为阶段病机，并趋于主位，或以养血和营、通阳宣痹为法，酸甘宁心汤合当归四逆汤出入，或以养血柔肝、祛风宣痹、舒筋止痛为法，酸甘宁心汤合三藤一仙汤（夜交藤、鸡血藤、络石藤、威灵仙）出入。如心肝血虚为基本病机，肺阴亏耗为阶段病机，并趋于主位，以养血宁心、疏气达郁、清养肺胃、降逆下气为法，酸甘宁心汤合麦门冬汤出入。以上以心肝血虚为基本病机的种种变法皆可运用于与此病机相关的各种疾病。此外，阴虚湿热、气阴（血）两虚、肺脾两虚、脾肾两虚、肝肾阴虚、肝脾失调（胆胃不和）、脾胃不和、气虚血瘀、阴阳两虚（阴阳不交）等皆可如法治之。

（二）辨证论治探赜

龚自珍在《明良论四》中曰："庖丁之解牛，伯牙之操琴，羿之发羽，僚之弄丸，古之所谓神技也。"而如何能掌握如此神技，庖丁有云："臣之所好者，道也。"中医之道，理邃技巧，辨证论治作为中医学的特色与精华，是诊病过程中立法处方的主要依据，包括八纲辨证、病性辨证、脏腑辨证、六经辨证、卫气营血辨证、三焦辨证、经络辨证等。《内经》有云："阴阳者，天地之道也，万物之纲纪，变化之父母，生杀之本始，神明之府也，治病必求于本。"因此，在中医学理论的指导下，若能熟练运用辨证论治，融会贯通病机分层，则能攻坚克难。

1. 主症、兼症、夹杂症辨析

主症是指疾病基本病理变化表现于体表的主要征象，是一病或多病缠身最具特异性的症状，或能用同一病机解释的若干个症状的组合，是治病求本的重要诊断依据。如《伤寒论》中"脉浮，头项强痛而恶寒""胃家实""口苦，咽干，目眩"分别为太阳病、阳明病、少阳病的提纲症，亦为太阳病、阳明病、少阳病的主症。诸如"太阳病，发热、汗出、恶风、脉缓"之中风证及"太阳病，或已发热，或未发热，必恶寒、体痛、呕逆，脉阴阳俱紧"之伤寒证均以太阳病"脉浮，头项强痛而恶寒"之主纲进行扩展阐析；又如阳明经证、阳明腑证、阳明热证、阳明寒证亦以"胃家实"为主纲进行阐析。

兼症是指与主症病理相一致的兼有症状，虽无特异性的表现，然亦能体现疾病的基本病理变化，作为主症的进一步补充。如"伤寒五六日，中风，往来寒热，胸胁苦满，嘿嘿不欲饮食，心烦喜呕，或胸中烦而不呕，或渴，或腹中痛，或胁下痞硬，或心下悸、小便不利，或不渴、身有微热，或咳者，小柴胡汤主之"，文中"往来寒热，胸胁苦满，嘿嘿不欲饮食，心烦喜呕"为小柴胡汤证的主症，"胸中烦而不呕，或渴，或腹中痛，或胁下痞硬，或心下悸、小便不利，或不渴、身有微热，或咳"等任一症状或几个症状如与上述四症同时出现，则可认为是小柴胡汤证的兼症。通过对主症与兼症的辨析，基本可以确定疾病的病位、病性，为进一步辨证论治提供依据。

夹杂症是指与主症及兼症病理不相关的另一种疾病的症状或证候。如"太阳中风，阳浮而阴弱，阳浮者，热自发，阴弱者，汗自出，啬啬恶寒，淅淅恶风，翕翕发热，鼻鸣干呕者，桂枝汤主之"，同时兼有"胸中烦而不呕，或渴，或腹中痛，或胁下痞硬，或心下悸、小便不利，或不渴、身有微热，或咳"等小柴胡汤证症状中任一种或几种者，均可认为是桂枝汤证的夹杂症。

在主症及兼症处于主要地位的疾病发展过程中，夹杂症始终处于从属地位。但经治疗，当现有主症及兼症消失，部分夹杂症可随之上升为主症或兼症。因此，主症、兼症、夹杂症并非一成不变，可随着疾病病理变化而改变。主症、兼症、夹杂症三者中，主症最为关键，其相应的病理改变反映了疾病的发展方向。因此，如何去伪存真、抓住主症尤为重要。辨析主症的方法在于以主诉为线索，有目的地进行观察、询问、检测、分析，并把与多种疾病表现有关的主症进行比较、分析，充分考虑，然后来判断其中有否吻合与不符，最终确定当前主症。

医案举隅

徐某，女，53岁，某集团董事长。近月来，自觉头晕目眩，步履不稳，恶心呕泛，先后至本市多家综合性医院神经内科、心血管科、耳鼻咽喉科等处就诊，并做各项检查，均无异常，遍服西药，症状如故。听闻中医可治此疾，遂来王晖处就诊。刻诊：颧色浮红，目光少神，语言初先上扬，须臾音低而抬肩短气，头额冒汗，眼睑欲闭。详询病因，得知长期夜以继日，思虑操劳，超负荷工作达3年之久，以致失眠、纳呆、语言无力，逐渐自觉头重脚轻，终成头晕昏重，耳窍如塞，恶心呕泛，喉似痰梗，步如踩棉，卧床难起。查体：舌苔白黄滑腻，舌边尖红，脉象细数。

综观诸症，王晖认为头晕而眩、恶心呕泛、舌苔滑腻为当前主症，步履艰难、耳窍如塞、喉如痰梗、语音不扬、神萎纳呆、失眠健忘、舌边尖红、脉象细数等为兼症。主症者，湿邪中阻，清阳不升之机也；兼症者，心肝血虚，脑络失荣之理也。后者虽为基本病机，贯穿于疾病之始终，然当前主要矛盾为湿邪中阻，清阳不升，并反映于主症。故先以通阳化气、升清降浊为法，予五苓散、清震汤、六一散、生葛根之辈治之。

处方：桂枝 8g，苍术 15g，炒白术 15g，泽泻 15g，茯苓 15g，猪苓 15g，荷叶半张，升麻 6g，葛根 30g，滑石（包煎）10g，生甘草 3g。

药服周余，自觉头昏重减，耳闷塞轻，呕泛顿消，思食，唯独神疲乏力依然，舌苔由黄滑腻转为薄滑，舌质偏红。此乃中焦气机斡旋，湿邪已化之象，若再续前方，恐阴伤液竭，乃易清心温胆、调和脾胃之法，予以十味温胆汤加减。又服 1 周，患者已能起床、步行。此时，夜卧不安、健忘上升为主症，心肝血虚，脑络失养为当前主要病机，故予自拟酸甘宁心汤法善后。随访十年，上症至今未发。

按语：本案经神经内科、心血管科、耳鼻咽喉科等检查，已排除高血压、颈椎病、脑血管意外、心律失常及梅尼埃病等。初诊以眩晕伴步履艰难、恶心呕泛为主诉，而主症通过进一步询问、比较、分析，排除常见疾病后得出，由此归纳出湿邪中阻，清阳不升为当前主病机。因主症、兼症分析正确，病机推理准确，故治疗方为应手，五苓散、清震汤、六一散、葛根辈服之即效。二诊时以神疲乏力、夜寐不佳为主症，归纳为痰热中阻，心神失养，故投以十味温胆汤亦能见效。三诊后失眠、健忘，思虑不安趋于主位，心肝血虚，气郁不达为主机，故以酸甘宁心法善后。本案通过洞察主症变化，随证施治，故而取效快捷。

2.脏腑经络定位

病位是指疾病发生的部位。如肝（胆）、心（小肠）、脾（胃）、肺（大肠）、肾（膀胱）、心包（三焦），太阳经、少阳经、阳明经、太阴经、少阴经、厥阴经，卫、气、营、血，上焦、中焦、下焦等。常见的病位定位法以脏腑经络为多见。脏腑经络定位是指根据中医学脏腑学说、经络学说的相关内容，结合患者临床症状、体征，以及部分检测指标，经过分析，对疾病进行定位，以明确发病的脏腑、经络。病位辨析为辨证论治第一步，它指导着对病性、病因、病机、治则、处方、用药及预后的判断，故至为关键，尤须谨慎。

病位的辨析方法，大致可以归纳为以下几个方面：①从发病季节、时辰来进行定位：其中时辰定位方法有经络学说和运气学说两种，中医常以运气学说多见。如风疹多发于春季，与肝风有关；湿疹多发于长夏，与脾湿有关。又如丑寅卯时相关疾病发生于凌晨1~7时，为枢机不利，阴阳之气不相顺接而成，属厥阴经范畴。②从脏腑功用来进行定位：如肝主疏泄、易动、藏魂等特点决定其与月经不调、失眠多梦等症状有关；依据肝主筋的特性，可将老年、孩童肢体异常运动定位于肝。③从体征特点来进行定位：如肝木其华在爪、开窍于目、在志为怒、在味为酸、色青脉弦等特点决定爪甲干瘪、目干涩糊、运动障碍、情绪波动、嗳吐酸水、面青脉弦等均可定位于肝。④从发病原因来进行定位：如发病前有明显的暴怒病史多与肝有关，而发病前有暴饮暴食或饮食不洁史则与脾胃有关。⑤从经络循行来进行定位：如根据肝经循喉系、布胁肋、绕阴器的特点，认为胁肋、少腹胀痛，颈侧、腋下瘰疬，偏疝坠痛等，均与肝经有关。

医案举隅

案1 赵某，男，27岁，交警，长期户外工作。10年来，口腔糜烂、面肤疮疖反复发作，中西医并治，其效乏乏。近日上症日甚，新添脘腹痞满、动则汗出、尿黄浊臭、大便黏腻不畅。平素性格外向，易受激惹，长期栉风沐雨，又喜饮冷。身高178cm，体重88kg，体重指数27.77kg/m²。体检除偶有谷丙转氨酶偏高外，余项检查均无殊。查体：形体肥胖，腹部肥厚，面肤垢亮，舌苔薄黄腻，舌质偏红，脉细滑。

综观诸症，王晖认为病在肝脾，涉及三焦。当前以肝胃阴虚，脾阳受遏，三焦湿热为主证。治仿"透湿于热外，渗湿于热下"之法，予以三仁汤加味。

处方：杏仁 10g，豆蔻粉（后入）6g，薏苡仁 30g，姜半夏 10g，厚朴 15g，淡竹叶 15g，焦栀子 12g，通草 6g，荷叶 15g，蚕沙（包煎）30g，青黛（包煎）10g，滑石粉（包煎）10g，生甘草 5g。

服药 40 余剂，口腔糜烂，面肤疮疖显减，但现肠鸣腹痛、大便稀溏。此时病位仍在肝脾，唯三焦湿热渐退，脾阳不振，肝木横逆，湿热内郁渐趋主位。故改服四逆散、异功散、痛泻要方、香连丸之辈。

处方：柴胡 12g，炒白芍 20g，枳壳 12g，生甘草 5g，陈皮 12g，太子参 20g，炒白术 30g，茯苓 15g，防风 12g，木香 10g，黄连 7g，豆蔻粉（后入）6g。

服药半月余，诸症渐瘥，再以知柏地黄丸改丸为汤药出入善后。

按语：本案患者长期饮食不节，复又栉风沐雨，平昔易受激惹，症见脘腹痞满，腹部肥厚，口腔糜烂，面肤疮疖、垢亮，动则汗出，尿黄浊臭，大便黏腻不畅等。王晖根据病因、症状、体征分析认为，该病病位主在肝脾，久而牵涉三焦，以肝阴不足，脾阳受遏，升降失常，三焦湿热为主要病机，故投三仁汤月余即见显效。其后三焦湿热渐退，肝脾诸症趋于主位，故改以四逆散、异功散等调治。待肝脾调和，终以滋阴清热化湿善后。

案 2 陈某，女，56 岁。半年以来，夜寐不佳，初时尚能依靠服用舒乐安定、黛力新等入眠。近日辗转反侧，乱梦纷纭，多于丑寅时分醒后再难入眠，服用西药无效，遂改投中医。前医曾予酸枣仁汤、百合地黄汤、甘麦大枣汤等方给服，然收效甚微。新添晨起头昏而胀，神疲欲寐，目糊干涩难睁，畏寒怕冷，腰膝为甚，内心惶惶，急诊于此。详询病史，得知患者女儿嫁人，朝思暮想，夜寐渐差，初起寐中梦扰，继而丑寅时分醒而难眠，时觉悸动不安。胃纳可，二便调。查体：舌苔薄白，舌质淡红，脉弦细。

综观诸症，王晖认为病在心肝，牵涉厥阴经脉，以心肝血虚，肝阳偏旺，阳不入阴为主证。前医仅见心肝，未及厥阴，故收效不著。今予酸甘宁心汤合乌梅丸出入，养血宁心、引阳入阴为法，心肝、厥阴并治。

处方： 枣仁20g，生龙齿（先煎）30g，淮小麦30g，茯苓15g，百合30g，麦冬15g，乌梅15g，黄连6g，五味子10g，党参20g，干姜6g，生甘草6g，桂枝6g。

上方连进月余，睡眠大为改善。

按语： 心藏神，肝藏魂；心主血脉，肝主藏血，神魂失舍，心肝失养，则夜寐不宁，或卧而难眠，或睡而易醒，甚则彻夜不寐，故王晖认为，本案病位在心肝。然为何每于丑寅时分醒而难眠？此为手厥阴心包经、足厥阴肝经当令之故。"厥阴者，阴之尽也"，三阴之气衰于丑时，尽于寅时；寤寐者，阴阳转换之果也，阳入于阴，方可入眠。今阳不入阴，阴阳之气不相顺接，故难眠也。遂从心肝入手，结合时辰用药，月余而安。

3. 阴阳、气血、虚实、表里、寒热及相关病理因素定性

病性是指病理改变的性质，也就是病理变化的本质属性。由于病性是导致疾病当前证候的本质性原因，故也称其为"病因"。然而病因与病性亦有不同之处。一般"病因"是致病因素，如外感六淫、内伤七情、外伤劳倦等，均与疾病发生性质有关。"病性"则是当前证候的性质，如气虚、阴虚、湿热、痰浊等。而如何定病性，即是结合患者临床症状、体征，以及部分检测指标，通过分析，以判断疾病当前的八纲属性及病理性质。病性辨析为辨证第二步，是脏腑经络定位的补充，亦为论治的前提，如何确定阴阳、气血、虚实、表里、寒热的属性，以及风、寒、暑、湿、燥、火、痰、食、瘀等病理因素，成为了解疾病发展方向的关键。由于单一的疾病性质、病理因素相当局限，而且临床中也发现很多疾病可以兼杂多种病理因素同时出现，因此，对其加以分析、判断、归纳、整理，了解病理层次至为关键，它为辨证论治先后顺序提供依据。临证时亦常可发现病性病位相关，如肝阴不足、肝阳偏旺、脾气虚弱、心血暗耗，又如肝风、心火、脾湿、肺燥、肾寒等，如此辨证更为

迅速、准确。此以崔某之胁痛案来分析病位病性合参辨证方法。

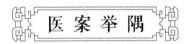
医 案 举 隅

崔某，男，56岁。10年来，左胁胀痛，时隐时作，夜寐欠安，不以为意，未予治疗。近日左胁胀痛日甚，夜寐浅短，梦扰连连，遂前来求诊。详问病史，患者工作繁忙，长期熬夜，精神紧张，幸得纳便无殊。查体：苔薄微黄，舌质稍红，脉弦细滑。

综观诸症，王晖认为，病位在心肝，病性属虚实夹杂，气血失和。总属心肝血虚，气机不畅，肝络失养之证。当前脉象为实不虚，故治当疏肝理气为主，少佐养血和血，予以柴胡疏肝散加味。

处方：柴胡12g，炒白芍30g，川芎10g，枳壳12g，郁金12g，陈皮10g，香附10g，甘草6g，延胡索30g，酸枣仁15g，夜交藤30g，鸡血藤30g。

上方断续服用3个月，胁痛大为改善，脉象亦渐转细弦，遂从虚证入手，以酸甘宁心汤合越鞠丸善后。

按语：心藏神，肝藏魂；足厥阴肝经布胁肋。长期熬夜、紧张，营血渐亏，血不养肝，肝体失养，肝气不畅，而成夜寐梦扰、左胁胀痛等症。本案病位在心肝，总属血虚气滞之象。由于初诊脉象为实，且以左胁胀痛为主症，故治疗以疏肝为主，和血为辅。待断续服药3个月，肝气渐平，脉象渐和，再以虚象为主善后。

4. 衷中参西的交汇发展

现代中医临床诊疗思路，在诊断中存在宏观病体与微观病名如何处理、中医病机与西医病理如何定性等矛盾；在治疗上存在中药药性与现代药理的关系如何结合，面对治从证转，或治从理化，或治随人转如何取舍等矛盾。这正是因为中医学脱胎于中国传统文化和古代哲学，对生命、健康、疾病的认知思维，是以健康为中心，以整体恒动观为核心，注重把科学与人文相融合，强调三才合一，身心合一，从整体角度、功能角度、运动变化角度来把握生命、健康、疾病的规律，重在看"病的人"，而不是只看"人的病"，体现了中华民族的智慧，是一门交融"象数观—形神观——元观"的原创思维特色和优势的科学人文医学。为此，诊疗思路可归纳为以下九点：第一，病证结合，双重诊断，治从中医。第二，辨病为主，辨证为辅，治以西医关键病理为主，结合中医病机。第三，辨证为主，辨病为辅，治以中医病机为主，兼顾西医病理。第四，无证可辨，参考西医检查指标，结合病史、体质、综合治疗。第五，无证可辨，检查无殊，治从中医体质。第六，舍证从病，舍病从证，突破一点，攻其一点，急则治标。第七，病症结合，病证结合，中西同治，取长补短，减少药物副作用。第八，立足于人，舍病弃证，从活体生命整体角度、功能角度、运变角度，探求人的自然属性、生物属性、性情属性、社会属性，找出规律，综合论治，即治病先治人，从病的人论治，也就是人文与科学相结合。第九，细致分析药后反应思路。药后症状无进退，多见于久病体虚或多病缠身，病机复杂，方药难效或速效，当拟徐图缓进，再守本方，静后消息，欲速不达，临床上往往选用和法、和方、和药；药后症稍减，继守原方，随证化裁；药后症显减，随证化裁，各个击破，终则调理脾胃善后；药后症加重，首先分析病因、病机、病位、病性、病势，梳理出本质所在，从本论治；其次舍病弃证，从人论治；期间注重调理脾胃，从胃以喜为本入手。

医 案 举 隅

案 1 董某，女，53岁。1个月以前，行右肺腺癌手术。术后咳嗽痰少，胸闷气急，夜眠不佳，神疲乏力，遂来求诊。平素胃纳可，二便调。查体：面色萎黄，色素沉着，舌苔薄白，舌质暗淡，脉细。胸片：右下肺切除术后，右侧少量包裹性液气积液。辨证：肺脾气虚，心肝阴虚，痰瘀搏结，气机怫郁。治拟：益气养阴，化痰散瘀，清热解毒。

处方：生晒参9g，北沙参15g，天冬15g，麦冬15g，五味子6g，象贝

12g，川贝粉（冲服）3g，半枝莲 30g，白花蛇舌草 30g，猫爪草 15g，山海螺 20g，橘叶 12g，7 剂。

上方加减数月，神振，咳嗽罢，胸闷气急瘥，续以原法出入徐图缓求。

按语： 本案乃右肺腺癌患者，西医病理诊断较为明确，中医属于虚劳范畴。王晖认为，患者已行手术切除肿块，正气大伤，邪毒内恋为目前主病机，尊"治病留人"的原则，以中医辨证为主，辨病为辅，治以中医病机为主，兼顾西医病理的方法。方中生晒参、北沙参、天冬、麦冬之属益气养阴、扶助正气，川象贝、半枝莲、白花蛇舌草、猫爪草、山海螺清热解毒、软坚散结，且经现代药理研究均有抗癌作用。服药 4 个月，症状大为改善，且同时行化疗治疗，亦未见明显不适，说明扶正药物对于减少西药毒副作用很有帮助。

案 2 范某，男，66 岁。4 年前发现血糖增高，无规律服药，故血糖控制欠佳。近日血糖波动尤甚，口干欲饮，目干涩糊，下肢关节作痛，皮肤瘙痒，大便黏腻不畅，尿浊而臭，遂急来求诊。查体：面肤油光垢亮，舌苔黄腻，舌质红而中裂，脉弦细滑。近测空腹血糖 10.16mmol/L。辨证：气阴两虚，胃经燥热，湿热痹阻。治拟：益气养阴，清胃润燥，宣痹和络。

处方： 黄连 9g，黄芩 15g，玄参 20g，苍术 20g，石膏（先煎）30g，知母 12g，生地黄 30g，桑叶 20g，天花粉 30g，茵陈 30g，土茯苓 20g，夏枯草 20g，威灵仙 15g，7 剂。

以自拟方消渴降糖饮出入断续服用年余，配合西药治疗，血糖渐趋平稳。

按语： 糖尿病属于中医消渴范畴，传统观点认为，糖尿病主要分为上消、中消、下消，王晖根据糖尿病的进展程度，独辟蹊径地将其归纳为原始期、前驱期、消渴期、逆归期。本案患者血糖控制较差，且一直伴有口渴欲饮等症状，目前属于消渴期。王晖临床研究发现，黄连、黄芩、玄参、苍术、石膏、知母、生地黄、桑叶等药均有良好的降糖作用，且现代药理研究亦支持它们的降糖作用，故常用于糖尿病消渴期的治疗。案中茵陈、土茯苓、夏枯草、威灵仙等药为阴虚湿热证而设。本案辨病为主，辨证为辅，治以西医关键病理为主，结合中医病机，故而疗效肯定。

案3 周某，男，42岁。6年以来，大便不畅，未予重视。近日上症加剧，神疲日增，新添尿黄浊臭。患者常年饮酒，罹患高血压病、高脂血症、2型糖尿病。查体：体形肥胖，呈土水形体质；舌苔薄白，舌质暗红，舌下静脉淡紫，脉细滑。血生化检查提示：谷丙转氨酶84 IU/L，谷草转氨酶51 IU/L，谷酰转肽酶164 IU/L，血糖10.54mmol/L，甘油三酯3.71 mmol/L。辨证：脾气虚弱，痰浊瘀阻。治拟：益气健脾，分清别浊。

处方：茵陈20g，泽泻15g，决明子30g，生蒲黄粉（包煎）10g，黄芪30g，葛根30g，玄参20g，苍术20g，黄芩15g，桑寄生15g，石决明（先煎）30g，天麻9g，虎杖根30g，7剂。

上方连服3个月，辅以戒酒锻炼，复查生化，肝功能诸项指标已正常，空腹血糖7.1mmol/L，甘油三酯1.92 mmol/L。

按语：本案患者罹患高血压病、高脂血症、2型糖尿病，又见肝功能异常，可谓诸病缠身，尽管就诊时诉有神疲、大便不畅、尿黄浊臭等症，但王晖综合辨病及实验室检查认为，目前控制疾病，减少并发症比处理当前主要症状更为重要，故选用自拟方三降汤为主，随证出入。服用3个月，结合戒酒锻炼，诸项指标渐趋正常。

案4 戴某，男，62岁。10年来，夜寐鼾声，大便秘结，中西医并治，其效乏乏，遂求诊于此。查体：面色暗滞，体形肥胖，腹壁脂肪肥厚，呈木土形体质。舌苔薄黄腻，舌质稍红，脉弦细。辨证：气虚痰浊，清窍失养。治拟：益气升清，化痰泄浊。

处方：丹参30g，苍术20g，葛根30g，黄芪30g，白扁豆30g，生麦芽30g，生山楂30g，生内金20g，生薏苡仁30g，绞股蓝30g，决明子30g，橘络18g，山药30g，7剂。

上方连服2月余，大便通畅，夜寐鼾声大为缓解。

按语：本案患者以夜寐鼾声、大便秘结为主诉，余无其他症状，实验室检查亦无阳性指标，王晖认为，此类患者当从体质入手。本案，根据望诊面色暗滞、体形肥胖、腹壁脂肪肥厚的特点，可以判断为木土形体质，而土形体质由阴虚痰浊兼夹而成，故投用自拟方降浊合剂升清别浊而能缓解症状。

案5　干某，女，57岁。2个月前，行宫颈癌手术，放疗25次。近日神疲日增，新添尿频急短，其色黄浊，少腹灼痛，然无畏寒发热，亦无尿中砂石，西医考虑单纯尿路感染，先后予抗生素及八正散、导赤散治疗而未有小愈，今听闻中医可治此疾，故前来求诊。详问病史，昔日身体虚馁，平素头晕耳鸣，夜寐噩梦，大便黏滞，努力脱肛。查体：面色㿠白，眼睑虚浮，舌苔薄白腻，舌质淡红，脉细虚。辨证：肝脾失调，枢机不利。治拟：利肝脾，和枢机，清湿热。

处方：柴胡15g，黄芩15g，制半夏15g，党参20g，生甘草6g，生黄芪30g，当归20g，茯苓15g，萹蓄20g，瞿麦20g，车前子（包煎）30g，木香12g，川连7g，7剂。

上方连服月余，尿频急大为改善。

按语：本案患者虽然罹患宫颈癌，且已做手术切除并行化疗治疗，可谓正气已伤，邪毒未尽除，然目前尿频急难忍，且予中西药治疗均无满意疗效。王晖认为，此时少阳枢机不利趋于主位，当以和解为法，从中医证入手治疗，遂给予小柴胡汤加味，由于药证合拍，故疗效卓著。

5. 预后转归思考

在正常生理活动中，人体总是保持阴阳平衡、气血充盈、脏腑协调的状态；而在疾病的发生发展中，稳态结构被破坏。在中医学理论的指导下，"症、病、证"是一个诊断疾病不断深化的过程，通过辨证论治，立法处方后，病情转移和发展出现三种不同态势。其一，病情好转者，正胜邪退，则固本培元，予以善后。其二，病情所期之效不应者，若证候如故，病机主位无变化，前方对因对证，无一虚设，则守方继服；若枢机转动，病形相抵，如潜伏病机无所察，主位病机无所断，则细审其证，方随证转。其三，病情反重，平添他症者，重新考虑病因病机，是否存在辨证有误，是否出现即时病机，是否转换主位病机等，遣方用药，可主次易位，可量动味不动，可味动（少数药味）余量不动，可味动(少数药味)余量动，可更方易药，当谨守病机，方证合一。

医案举隅

案1 陈某，女，60岁。3个月以来，前额胀痛，鼻流清涕，起于感冒发热之后，迁延不愈，中西医并治，其效乏乏。近日症著，新添咽干涩痛、喉如物塞、溲浮泡沫，遂求诊于此。详问病史，素有慢性咽炎、慢性鼻炎史。查体：苔薄黄，舌质稍红，脉滑。辨证：肺经风热，清窍不利。治拟：疏风清肺，利咽通窍。

处方： 苍耳子12g，望春花12g，薄荷叶（后入）3g，蒲公英30g，鱼腥草30g，桑叶12g，菊花12g，鸭跖草6g，鹅不食草6g，蝉蜕6g，蛇蜕9g，蔓荆子10g，7剂。

服上方半月，前额胀痛、鼻流清涕、泡沫尿显减，唯觉咽痛有痰依然。苔薄白，质稍红，脉滑。药证合拍，遂以原方加玄参15g，继进半月，诸症次第渐安。

按语：《医宗金鉴》有云："望以目察，闻以耳占，问以言审，切以指参。明斯诊道，识病根源，能合色脉，可以万全。"本案患者素有慢性鼻炎、慢性咽炎，属于特禀体质。其前额胀痛、鼻流清涕、咽干涩痛、喉如物塞之症，病起感冒发热之后，迁延3个月不愈，病源体质特禀。王晖认为此乃肺经风热，清窍不利之证，故前后二诊，皆以疏风清肺、利咽通窍为法，以苍耳子散加味贯穿始终，药证相符，诸症若失。

案2 殷某，女，51岁。1年以来，夜寐盗汗，以上半身为甚，不以为意，未及就诊。近来夜寐辗转，盗汗频作，神疲日甚，新添畏寒怕冷、心悸胆怯，遂来求诊。平素迎风鼻塞，反复易感，脘痞肠鸣，已及更年，月经乱而未断。素有慢性鼻炎史。查体：苔薄白，舌质暗淡，脉细。辨证：阴阳失调，营卫失和。治拟：调阴阳，和营卫。

处方: 柴胡10g, 黄芩15g, 党参15g, 半夏10g, 桂枝6g, 炒白芍15g, 黄芪20g, 炒白术12g, 防风10g, 甘草5g, 生龙骨(先煎)30g, 酸枣仁20g, 当归15g, 百合20g, 生姜(自备)3片, 红枣(自备)6枚, 7剂。

药后, 症无进退, 药证合拍, 继进月余, 喜见诸症若失, 神清色润。

按语:《素问·上古天真论》云:"(女子)七七, 任脉虚, 太冲脉衰少, 天癸竭, 地道不通, 故形坏而无子也。"患者已逾更年, 一体多病, 既涉气血, 又及阴阳, 若紧抱水火不知气血者, 恐有气机逆乱之势。王晖遂以三和汤加味, 原为伤寒太阳少阳合病而设, 既有和解少阳、清热安神之功, 又有外和营卫、内调气血之效。药后虽症无进退, 考虑患者一体多病, 病程长、病机杂, 气血失调、阴阳失济, 因方证相符, 故徐图缓求, 细水长流, 从本论治, 方投月余, 药到病除。

案3 庄某, 女, 52岁。两年以来, 咳嗽咯痰, 晨起色白, 午后转黄, 中西医并治, 收效甚微。近来症著, 喘促短气, 甚有痰中夹血之势, 血色鲜红, 心悸胸闷, 身热烦渴, 内心惶惶, 急来求诊。素有支气管扩张症、重症肌无力史。查体:苔薄微黄, 舌质稍红, 脉细滑。辨证:气阴两虚, 虚火上炎, 灼伤肺络。治拟:益气养阴, 清肺宁络, 平喘化痰。

处方: 黄芪20g, 太子参20g, 北沙参15g, 麦冬15g, 五味子10g, 浙贝母12g, 川贝粉(吞服)3g, 青黛9g, 蛤壳(先煎)10g, 羊乳30g, 桑白皮20g, 百合15g, 黄芩12g, 7剂。

药后, 痰中带血罢, 喘促咯痰一度减轻, 因夜起受风, 而致咳嗽咯痰加剧, 新添喘息咳逆, 呼吸急促, 形寒身热。苔薄白微黄, 舌质稍红, 脉细滑。此乃寒邪束表, 热郁于肺, 肺气上逆之证。改以解表清里、化痰平喘为法。

处方: 炙麻黄6g, 杏仁10g, 石膏(先煎)30g, 甘草6g, 黄芩15g, 桑白皮20g, 芦根30g, 三叶青15g, 枳壳15g, 地龙15g, 苏子10g, 白芥子10g, 莱菔子30g, 7剂。

药后, 咳嗽气喘显减, 心悸短气、身热烦渴依然, 遂复投初诊之方去黛蛤散, 继投月余, 诸症次第渐安。

按语：《丹溪心法·喘》有云："肺以清阳上升之气，居五脏之上，通荣卫，合阴阳，升降往来，无过不及，六淫七情之所感伤，饱食动作，脏气不和，呼吸之息，不得宣畅而为喘急。亦有脾肾俱虚，体弱之人，皆能发喘。又或调摄失宜，为风寒暑湿邪气相干，则肺气胀满，发而为喘。又因痰气皆能令人发喘。治疗之法，当究其源。如感邪气，则驱散之，气郁则调顺之，脾肾虚者温理之，又当于各类而求。"本案患者前后皆以喘促咯痰为主诉投诊，然初诊为虚喘，气阴两虚为基本病机，虚火上炎、灼伤肺络为阶段病机，故治拟益气养阴、清肺宁络、平喘化痰为法，标本兼备，方取黄芪生脉饮合黛蛤散加味。药后，诸症一度减轻，即药证相合之印证。然患者夜起受风，此时寒邪束表、热郁于肺、肺气上逆为即时病机，当前趋于主位，遂以解表清里、化痰平喘为法，急解其标，待即时病机化解，复投益气养阴、清补相合之法，诸机层次分明，故其效佳也。

（三）五行体质展延

《灵枢·阴阳二十五人》云："先立五形，金、木、水、火、土，别其五色，异其五形之人，而二十五人具矣。"此为首次提出"五形人"的概念。王晖在此基础上，谨遵《内经》"有诸内，必形诸外""以常衡变"的宗旨，历经40余载的理论分析和临床研究，结合王琦教授等制定的体质分类标准，将体质学说、阴阳五行、易理洛书等引入五行体质，形成了五行体质观，使察形观色辨体之法成为明察疾病发生、发展、转归的关键点、敏感点和靶向点，赋予其极为重要的临床意义。

1. 木形体质

一般而言，形体细瘦或高长，头小面长，肤白带苍，肩背阔达，长身而立，曲直如木。东木为肝，《洛书》后天八卦位属震卦（☳），肝为刚脏，将军之官，内寄相火，刚强躁动，势如雷震，为阴中之阳。王晖认为，木形体质多惠于木，故精力充沛，手足灵活，自信热情，聪慧有才，勤劳负责；亦伤于木，病位多在心、肝、肾。

幼年时期，体属纯阳，稚阳初生，肝常有余，易从热化，故以肝阳偏旺、肝风易动之证多见，临床表现为面红目赤、烦躁易怒、夜啼不安、惊惕抽搐等，方选龙胆泻肝汤、泻青丸等泻肝清热、定惊安神之剂；成年时期，忧思劳心，阴液亏损，肝失疏泄，气机郁滞，故以心肝阴虚，气机怫郁之证多见，临床表现为两颧潮红、五心烦热、情志抑郁、喜长太息、两胁胀满、头痛阵发、肩颈酸痛、夜寐多梦等，方选柴胡疏肝散、越鞠丸、逍遥散等养血宁心、疏肝达郁之剂；老年时期，天癸衰竭，熬伤阴液，肝失濡养，阴不制阳，虚热内扰，故以肝肾阴虚之证多见，临床表现为视物昏花、发疏稀落、爪甲不荣、肌肉痉挛、肢体震颤、夜寐易醒等，方选滋水清肝饮（地黄、山茱萸、茯苓、当归、山药、壮丹皮、泽泻、白芍、柴胡、山栀、大枣）等滋阴清热、补益肝肾之剂。

2. 火形体质

一般而言，形体精壮，锐面小头，肤色偏赤，肌肉丰厚，肩背宽广，髀腹匀称，手足偏小，大步流星，性如炎火。南火为心，《洛书》后天八卦位属离卦（　　），心为阳脏，而主通明，为阳中之阳。王晖认为，火形体质多惠于火，故才思敏捷，善学易受，注重细节，认知清晰；亦伤于火，病位多在心、肝、肾。

幼年时期，知觉未开，见闻易动，心常有余，故以心火亢盛，热扰心神之证多见，临床表现为面红好动、易喜易惊、心神怯弱、悸动不安、舌破生疮、溲黄便干等，方选白虎汤、导赤清心汤等清心导赤、宁心安神之剂；成年时期，重义轻财，心直性躁，内炽于心，子病及母，循经灼肝，故以心肝火旺之证多见，临床表现为烦躁易怒、失眠心悸、关节酸痛、头痛头胀、牙痛便秘等，方选竹叶石膏汤、导赤散等清心泻肝、平心定志之剂；老年时期，肾阴亏虚，水不济火，虚阳妄动，故以心肾阴虚之证多见，临床表现为视物不清、头晕耳鸣、心慌惊悸、腰酸腿软、夜寐多梦、五心烦热、潮热盗汗等，方选天王补心丹、地黄饮子、交泰丸等育阴潜阳、交通心肾之剂。

3. 土形体质

一般而言，形体敦实，面圆头大，肤色偏黄，肩背丰满，手足多肉，腹壁肥厚，两腿壮实，步履稳重，性静利人，如土稼穑。中土为脾，《洛书》后天八卦位属正中（╬），脾为孤脏，中央土以灌四傍，为阴中之至阴。王晖认为，土形体质多惠于土，故内心安定，待人真诚，善助喜朋，不喜权势，行事专注，想象力丰富；亦伤于土，病位多在脾、胃、心。

幼年时期，五脏六腑，成而未全，全而未壮，谷气未充，脾常不足，易伤乳食，故以脾胃虚弱，气化失运之证多见，临床表现为恶心呕吐、胃纳不香、腹痛便溏、完谷不化等，方选保和丸、参苓白术散、七味白术散、小建中汤等健脾消食、和胃温中之剂；成年时期，一则性达体胖，形厚气虚，周流难行，升降失司，则水湿潴留，久而化火生瘀，故以脾气虚弱，湿热痰瘀之证多见，临床表现为胃纳不香、脘腹痞满、困重肢肿，甚则面肤垢亮、皮肤湿疹、脚丫湿气、溲黄异臭等，方选降浊合剂（生黄芪、决明子、生薏苡仁、生扁豆、鸡内金、生山楂、生麦芽、苍术、丹参、绞股蓝、怀山药、生葛根）、三仁汤等健脾化湿、清热化瘀之剂；二则脾虚失运，输布失常，后天失养，化源不足，故以气血两虚之证多见，临床表现为神疲乏力、面色少泽、肌肉松弛等，方选八珍汤、十全大补汤等益气养血、滋养化源之剂；老年时期，化源亏乏，心失所养，脾气衰弱，升举无力，清阳不升，气坠于下，故以心脾两虚，中气下陷之证多见，临床表现为头目失华、气短懒言、神倦肢困、脘腹坠胀、失眠心慌、大便溏薄等，方选归脾汤、补中益气汤、人参养荣丸等补益心脾、补中益气之剂。

4. 金形体质

一般而言，形体瘦小，面方鼻直，唇薄口阔，肤色偏白，肩背较宽，四肢清瘦，腹小足小，金性坚硬，亦可从革。西金为肺，《洛书》后天八卦位属兑卦（☱），肺主行水，输布水泽，通调水道，若雾露之溉，为阳中之阴。王晖认为，金形体质多惠于金，故人多机智，动作敏捷，富有远见，善于表达，行事谨慎，条理清晰，乐观好奇，接受力强；亦伤于金，病位多在肺、脾、肾。

幼年时期，肺脏娇嫩，腠理未固，易感外邪，故以肺卫不固，外感时邪之证多见，临床表现为鼻塞流涕、咽干涩痛、咳嗽咯痰、自汗畏寒等，方选桑菊饮、银翘散、补肺汤（人参、黄芪、桑白皮、紫菀、熟地黄、五味子）、玉屏风散、加味苍耳子散（苍耳子、望春花、白芷、蒲公英、鱼腥草、薄荷）等补肺益气、祛邪固表之剂；成年时期，工作投入，行事谨慎，忧思伤脾，母病及子，肺气亏少，故以肺脾气虚之证多见，临床表现为易感时邪、胸闷喘咳、短气乏力、食欲不振、面白无华、皮肤风疹等，方选六君子汤、参苓白术散等健脾助运、补土生金之剂；老年时期，呼吸功能衰退，肺为气之主，肾为气之根，肺气亏虚，影响肾气，不主摄纳，气不归元，故以肺肾两虚之证多见，临床表现为咳嗽无力、呼多吸少，动则尤甚，腰膝酸软、下肢浮肿等，方选肾气丸、金水六君煎、生脉散合六味地黄丸等补肾益肺、纳气归元之剂。

5. 水形体质

一般而言，形体矮胖，头大腮宽，肤色偏黑，小肩大腹，腰臀稍大，指短发密，喜动多变，若水润下。北水为肾，《洛书》后天八卦位属坎卦（坎 ☵），肾者水脏，主津液，为阴中之阴。王晖认为水形体质多惠于水，故机智灵巧，善辩好动，富有灵感，酷爱自由；亦伤于水，病位多在肾、肝、脾、肺。

幼年时期，气血未充，肾气未固，筋骨难成，故以肾精不足，肾气不固之证多见，临床表现为毛发枯黄、稀疏易脱、齿久不固、肌瘦形瘠、夜间遗尿等，方选六味地黄丸、菟丝子散（菟丝子、鸡内金、肉苁蓉、牡蛎、附子、五味子）、缩泉丸等补肾益精、填精壮髓之剂；成年时期，一水不胜二火，阴液亏虚，虚热内扰，故以肝肾阴虚之证多见，临床表现为头晕目眩、腰酸耳鸣、五心烦热、口渴咽干等，方选酸甘宁心汤加减、一贯煎、三甲复脉汤等酸甘化阴、滋水涵木之剂；老年时期，年老肾亏，温煦无力，气化失常，虚寒内生，故以肺脾气虚、脾肾阳虚之证多见，临床表现为畏寒怕冷、腰膝冷痛、久泻久痢、全身水肿、小便不利等，方选右归丸、金匮肾气丸、济生肾气丸等健脾益肾、温阳益气之剂。

王晖认为，人体是具有一定形态、结构、生理功能的巨系统，具有强大的稳定性和变异性，临床上单一型体质较为少见，复杂型体质较为多见，即包括两种甚至两种以上的体质类型。详者穿凿难尽，简者阙略极疏，法如太极，其大无外，其小无内，故体质辨识是宏观把握健康状况，主观性较强，当遵循"自然—生物—心理—社会"四维医学模式，结合现代医学检查，综合辨识，防误杜漏，把握方向。实际应用中，王晖以五行体质为基础，结合具体病情证候，提炼出更具实用价值的几大常见特殊体质，对临床诊疗起到了指导性作用，如基于木土形体质的阴虚湿热质，基于土水形体质的气虚痰浊质，基于木火形体质的血虚气郁质，基于金形体质的营卫失和质等，将在后续体质辨证的临床应用中详叙。

附：五行体质辨证论治医案举隅

　　张某，男，76岁，渔民。就诊号：00195。2011年9月14日初诊。

　　主诉：反复下肢浮肿，伴腹胀半年。病史：半年前无明显诱因下，患者出现下肢浮肿，按之没指，曾至宁波市某医院肾内科就诊，予以抗炎利尿药物治疗（具体用药不详），未见明显改善，故至宁波市中医院求中药治疗。患者自述有高血压病史9年，平时口服安博维，血压控制尚可。另有前列腺肥大史，平素服用前列康，控制理想。饮食嗜咸。刻下：下肢浮肿，按之凹陷，暮重昼轻，腹大胀满，按摩则舒，神疲乏力，四肢畏寒，腰酸冷痛，口渴不欲饮，胃纳尚可，便干如栗而努力难解，尿量减少，夜寐口角流涎。查体：形体矮胖，头大腮宽，发白肤黑，肩窄腹大，臀塌腰壮，为水形体质。舌苔薄白，舌质淡胖，脉沉迟。尿常规：白细胞（++），蛋白（++）。肾功能、B超无明显异常。

　　中医诊断：水肿。

　　辨证：脾肾阳衰，水气不化。

　　治则：考虑患者属水形体质，年老发白，脾肾阳衰，予以温肾助阳、化气行水。方用济生肾气丸合黄芪防己汤加减。

　　处方：附子（先煎）6g，桂枝10g，生地黄30g，山药30g，山茱萸12g，茯苓 12g，牡丹皮 10g，泽泻 10g，车前子（包煎）30g，怀牛膝 20g，生黄芪 30g，防己 15g，肉苁蓉 30g。水煎服 7 剂。

二诊（2011 年 9 月 21 日）：服用上方 7 剂后，神稍振，大便稍软，腹胀稍缓。下肢浮肿，夜寐流涎，腰酸冷痛依然。自觉偶有胸闷心悸，胃纳可，尿短无力。舌苔薄白，舌质淡胖，脉象沉细滑。考虑白露已过，鸿雁南飞，天气转凉，华盖居上，娇嫩易袭，恐患者脾肾阳虚日久，水气上犯，出现水邪凌心犯肺之重证。治宜泻肺纳肾、通阳利水、宁心安神。方用苓桂术甘汤合济生肾气丸加减。

处方：桂枝 10g，茯苓 15g，白术 30g，甘草 8g，生地黄 30g，山药 30g，山茱萸 12g，牡丹皮 10g，泽泻 10g，车前子（包煎）30g，怀牛膝 20g，生黄芪 30g，防己 15g，柏子仁 30g。水煎服 7 剂。

三诊（2011 年 9 月 28 日）：服用上方 7 剂后，精神渐爽，胸闷心悸、夜寐流涎罢，下肢浮肿、腹胀显减，大便转畅，尿量增多。舌苔薄白，舌质淡红，脉沉细。考虑秋分已过，肺金渐亢，肺为脾之子、肾之母，恐燥邪伤肺灼津，肺失通调，脾失转输，肾失开阖。治宜润肺健脾、温阳利水。方用生脉散合济生肾气丸加减。

处方：北沙参 15g，麦冬 20g，五味子 7g，桂枝 10g，生地黄 30g，山药 30g，山茱萸 12g，茯苓 12g，牡丹皮 10g，泽泻 10g，车前子（包煎）30g，怀牛膝 20g，柏子仁 30g。水煎服 7 剂。

四诊（2011 年 10 月 5 日）：药后诸症悉减，神振寐安。舌苔薄白，舌质淡红，脉细。寒露将近，秋意渐浓，西金当道，药证合拍，治法得当，守方继服，以固其效。随访 3 个月，诸症均未见反复。

按语：《灵枢·通天》云："天地之间，六合之内，不离于五，人亦应之，非徒一阴一阳而已也。"王晖认为"五行体质"属于生物全息律的范畴，概而论之，是涵盖天人相应理论、藏象学说、中医诊断等多学科的自发全息律，这与国内诸多知名学者提出的《内经》全息论""人是全息元"等观点有异曲同工之妙。"五行体质"自古医家多有涉猎，王晖将其辑简舍繁，分龄而治，阶段用药，屡试屡验。

《素问·异法方宜论》曰："其民食鱼而嗜咸，鱼者使人热中，盐者胜血，故其民皆黑色疏理……"本例患者生于海边，作业于水上，地势低平，海风凛冽，夹冷夹湿，禀受水气，食鱼嗜咸，久成水形体质；年逾古稀，此体质素易脾肾亏损，又常居傍水，水乃阴邪，脾为阴土，足系三阴，阴邪客于阴经，则神疲乏力、四肢畏寒、下肢浮肿、按之凹陷、暮重昼轻、腰酸冷痛、脉象沉迟；脾失健运，气化不利，升降失司，则腹大胀满、按摩则舒；水停中焦，无以下达，则口渴不欲饮、夜寐口角流涎；嗜咸好盐，咸走血入肾，过则耗阴伤血，肠道失润，故便干如栗、努力难解；肾失开阖，脾失健运，而致膀胱气化无权，则尿量减少。综其症状，此乃脾肾阳虚，水气不化之证。予以蒸动肾阳，温补脾阳，以助化气行水之功。二诊因秋分日近，燥邪伤肺，翁病日久，脾肾衰微，金水俱损，而致水失其道，上犯心肺，故出现胸闷心悸。予以泻肺纳肾、通阳利水、宁心安神之剂，以期上安心肺，下洁净府之效。三诊时值西金渐浓，凉燥当季，予以润肺健脾、温阳利水之剂，以寓源足流长，标本兼顾之意。四诊虽诸症悉减，神振寐安，然水湿久留，真阳久遏，虽迭进温补之品，浊阴已消，然肾气久伤，恐诸症反复，继服上方，以固其效。

三、师传心悟

王晖业医四旬，仍不忘岐黄，今年逾古稀，尤恐德行不够，临渊履薄，笔耕未息。岐黄之道，别无捷径，医海浮沉，唯勤而已。中医之道，非一家一言之说，然薪火相传，不免师说之俗。禀赋灵性，尤为可期，审微物于缥缈，察细微于毫末，见一知百，以一思十。

灵性分为灵智性和灵感流。灵智性，即人所具有的聪明智慧，对事物的感受和理解能力。《晋书·文苑传·李充》有云："夫极灵智之妙、总会通之和者，莫尚乎圣人。"心有灵智，可见岐黄之墙，尚不得其门。灵感流，即拥有灵智性后，从医过程中，由于刻苦学习和长期实践积累了经验、知识而突然产生的灵感点，在灵感点基础上延伸出富有创造性的不同思路分支。早在《素问·八正神明论》已有"昭然独明""慧然独悟"的灵感记载。灵感流来去无影，无踪可寻不代表不存在，无法言明不代表没道理，无法重复不代表没规律，它的形成离不开理论、经验、直觉、联想、通化等因素，正是自明性体验、直觉知识的实践智慧。虚怀灵感，圆机活法，方能得其门径，登堂入室。

中医学脱胎于中国传统文化和古代哲学，对生命、健康、疾病的认知思维，是以健康为中心，以整体恒动观为核心，注重把科学与人文相融合，强调三才合一、身心合一，从整体角度、功能角度、运动变化角度来把握生命、健康、疾病的规律，重在看"病的人"，而不是只看"人的病"，体现了中华民族的智慧底蕴，是一门交融"象数观—形神观——元观"的原创思维特色和优势的科学人文医学。周光召先生曾指出："中医学有理论，中医理论是现象理论，一是指导实践，二是原创思维。"

灵性的培育正是将原创思维和指导实践有机结合，把人看成是"宇宙生命规律的生命动态符号模型"，或是"生命整体关联运变的生命思维模型"。在不断变化的过程中，以实践经验为基础，注重学生和患者的个体差异，以人为本，因人制宜，采用多线灵感流模式，最终形成自身独有的综合性、创造性思维，以达到临棋注目，妙计层出的目的。

培育灵性，不离五要。其一，志恒心仁，磨而不磷。《大学》有云："知止而后有定，定而后能静，静而后能安，安而后能虑，虑而后能得。"培育灵性，过程漫长，动心忍性，方为志人。其二，熟读经典，温故知新。唐·孙思邈《大医精诚》有云："故学者必须博极医源，精勤不倦，不得道听途说，而言医道已了，深自误哉。"若无扎实的理论基础，灵性如无根之木、无源之水，安能存活？其三，跟随名师，继承经验。临证带教，通过案例，引经据典，活用理论，引人入胜。人有百态，性格各异，当因材施教，相机点拨，启发式教育，既要提出要领，提出问题，提出难点，更要善于汇总，温故知新，促其思考、表述、决断。其四，博学广涉，触类旁通。古有李时珍闭门读书十年，搜罗百氏，凡子史、经传、声韵、农圃、医卜、星相、乐府诸家，无一不览，知识渊博，终著《本草纲目》流传百世；秦伯未被誉为诗、书、医三绝，他的医学成就得力于多方面的修养。今人不逊先贤，陈可冀院士从小接受良好的国学教育，文史、诗歌均有涉及；王晖向来读书发愤忘食，对易经易理、中西哲学、兵法韬略颇有心得。故而博览群书，拓宽视野，学科间融会贯通，再由博返约，才能形成独特的个性化、多线态灵感流。其五，深入临床，感悟通化。点滴积累，系统整理，继承创新，通达化升。

然而，在较长一段时间里，中医临床思维模式偏于单一狭隘，每遇一病，自发罗列书中诸证，生搬硬套，照本宣科。外不思四时五节、观天识地，内不思三才人道、形色各异；前不思来因，后不思去果者不乏其人。面对复杂疾病证候则束手无策、顾此失彼，恰如一潭死水，无法多角度切入，进行创造性、流动性思维，这种现象屡见不鲜。

那么，如何将灵性融入临床思维中呢？

首先，观天识地，察行观色，捕捉灵感，区别体质，圈选范围，心中有定。即以阴阳为体，天地人为象，仰观天文，俯察地理，近取诸身，候始而道生。以夏季土形体质为例。一般而言，形体敦实，面圆头大，肤色偏黄，肩背丰满，手足多肉，腹壁肥厚，两腿壮实，步履稳重，性静利人。上述信息皆为灵感点，当迅速捕捉，展开思维。土形体质幼年时期，五脏六腑，成而未全，全而未壮，谷气未充，脾常不足，南方潮湿，沿海更甚，时值暑湿逼人，累及脾胃，易伤乳食，多以健脾消食、和胃温中为法，方选保和丸、参苓白术散、七味白术散、小建中汤等。成年时期，土形体质有虚实之分，虚性体质，适逢炎暑当空，动辄汗出，易耗气伤阴，或饮冷贪冰，复损脾胃，当以益气养阴、健脾补土为法，方选异功散、参苓白术散、升清益气汤（荷叶、藿香、杭白菊、太子参、炒白术、白茯苓、新会皮、生甘草）等；实性体质适逢天暑下迫，地湿上蒸，合为湿热，当以清热利湿、升清降浊为法，方选降浊合剂（北黄芪、决明子、生薏苡仁、生扁豆、生鸡内金、生山楂、生麦芽、茅苍术、紫丹参、绞股蓝、怀山药、粉葛根）、三仁汤、六一散、蒿芩清胆汤、甘露消毒丹、八正散、二妙丸等。老年时期，化源亏乏，心失所养，脾气衰弱，升举无力，清阳不升，气坠于下，多以补益心脾、补中益气为法，方选归脾汤、补中益气汤、人参养荣丸等。以此类推，五行体质，抑或九种体质，对应四季、晴雨、昼夜、地域、水土等均可细分，汇聚成不同灵感流，在此不一一列举。此法偏重望诊，取象运数，形神一体，一会即觉，灵感顿现，应用较广，用作临床辨证初步筛选较为适宜，对健康、亚健康以及慢性病缓解期有良好的临床指导意义。

其次，气化万变，把握病机，四诊合参，病证结合，勾画灵感，多方取舍。宇宙万物皆由"气"生，事物变化发展均因此产生，故而病机即为"气"运动变化的产物。病机肇源于《内经》，即各种致病因素与人体相互作用所引起的疾病发生、发展与变化的机理。不同层次、不同特性、不同组合的病机要素即为灵感点，分别构成处理两个层次十大病机的灵感流。病机第一层次可分为基本病机、系统病机、类病病机、病证病机、症状病机；第二层次可分为基本病机、阶段病机、即时病机、兼夹病机、潜伏病机。第一层次多有记载，在此不做赘述。第二层次的病机处理以一体多病为例。身患多病，病损五脏，累及六腑，寒热虚实交错，气血阴阳失调，病因多端，病机复杂，治疗困难。需要医者身具灵性，一般在始终把握基本病机的基础上，先果断处理即时病机，再动态分析兼夹病机与阶段病机的关系。若兼夹病机趋于主位，则精细梳理兼夹病机；若阶段病机趋于主位，则动态处理阶段病机。在此基础上当结合四诊，设法挖掘潜伏病机。最后回归处理基本病机。据此二法，适用于一般临床常见疾病，然而在处理病机的过程中，灵感点较为密集，需要医者分清主次，详辨层次，步步有序，则可拨云见日。

再次，面对疑难，循藤摸瓜，捕捉本质，衷中参西，广开思路，醍醐灌顶。疑难病，凡目前中医理论不能圆满解释其病因病理，认识其传变规律，或虽能解释，但使用现有中医常用治法缺乏治疗效果的疾病，包括怪病奇症、宿疾顽症、杂病中病情错综复杂者、因症状奇怪而古往今来尚无病名症名者。具有杂、隐、变、悖、敏的特点，众多古今医者常常无所适从。面对疑难，一则必要穷追细问，四诊加查，捕风捉影，吹毛求疵，寻求灵感点，把握疾病本质信息。二则抓住病因病机，从痰、瘀、郁、虚四者治之。三则广开思路，形成不同灵感流，切忌"见病医病"，攻其一点，不及其余；诸邪相并，分而击之；久病不愈，可思其反；治法难定，首选和法；出奇制胜，声东击西。四则不囿西医病名，据证而辨。五则培护正气，调补脾胃，贯穿始终。六则细水长流，缓慢收功。七则吸纳单方验方、专病专方。八则中西常融，彼此借鉴成果，交换灵感。九则倡导返本与创新结合点，气化与灵性结合，辟求治疗疑难病崭新光点。十则心理治疗不容忽视。总而言之，拥有科学、清晰、敏捷、活跃的灵智性，善于捕捉灵感点信息，明察秋毫，去伪存真，并拥有多学科治疗手段，则疑难不难。

最后，执方谓器，通变谓道，灵感应机，瓜剖棋布，操纵得法，全局在胸。方药治病，当至精至当，至真至确，若按照上述思维，一招开棋，方药得当，方证悉合，亦不可守一方而终也。落子无悔，当详辨病机，洞察转归，做到步步踩点，无一虚设。病有转归，病情的转移和发展亦为灵感点。一则病情好转者，正胜邪退，则固本培元，予以善后。二则病情所期之效不应者，若证候无变化，前方对因对证，灵感点不变，则灵感流不变，守方继服；若枢机转动，病形相抵，则细审其证，方随证转。三则病情反重，变增他症者，遣方用药，可主次易位，或量动味不动，或味动量不动，或味动量亦动，此更方易药，当谨守病机，方证合一，把握灵感，胸有成竹。

何谓师承之教？验方相传，数日即得；专病相承，数月即得；辨证同工，数年即得。此为终耳？非也。引苏轼之言"在平地，滔滔汩汩，虽一日千里无难，及其与山石曲折，随物赋形，而不可知也"。只有在师承过程中，培养灵性、捕捉灵性、汇聚灵性、形成灵性、勾画灵性，最终达到表述灵性、运用灵性，才能圆机活法，悟有所得，举一反三，方算出师。此传承中之启悟也。

四、四诊发挥

（一）望诊阐幽

望诊，即在"有诸内，必形诸外"和"以常衡变"基础上，视其外应，知其内脏，推所病矣。《难经·六十一难》有云："望而知之谓之神，闻而知之谓之圣，问而知之谓之工，切脉而知之谓之巧。"作为"四诊"之首，足见其要。

王晖尝叹，望虽一字，谈何容易，所涵者森罗万象。一会即觉，全身望诊，包括望神、望色、望形、望态；细心诊查，局部望诊，包括望头面、观五官、察舌、验口齿、审躯体、视四肢、探爪甲、看二阴、相皮肤、瞧排出物等。望诊之要，论其时，当阴阳中正，候气平章，平旦为贵；论其境，当光线充足，室温和煦，避免干扰；论其人，当心志定静，气息调匀，坐卧和洽。

王晖尝言，夫病有万变，色有五殊，形象于外，有有定者，有无定者，经文深奥，当如琢如磨，勤勉至终，积累经验，以千变万化之法，应千变万化之证。还应结合四时五方，昼夜阴晴，三才相参；禀赋体质，望闻问切，四诊同观，方不负望诊之深意也。

1. 望神

神，"生之来谓之精，两精相搏谓之神"，即生命活动总称，是对人体生命现象的高度概括。《素问·移精变气论》云："得神者昌，失神者亡。"故观人神之盛衰，可推精气之盈亏，脏腑之荣败，病之轻重、转归、预后等。望神之法，分为望神气、望神志。

望神气，是指望脏腑功能活动的外在表现；望神志，是指望人的思维、意识和情志活动。"神藏于心，外候在目"，目有五轮，睛有八廓。王晖认为，诊查眼神的变化，是望神之重。清代石寿棠《医原·望神须察神气论》在此颇有妙用，提出"以神会神"之说，其曰："望而知之谓之神，既称之曰神，必能以我之神，会彼之神……人之神气，在有意无意之间流露最真，医者静心凝神，一会即觉，不宜过泥，泥则私意一起，医者与病者神气相混，反觉疑似，难以捉摸。此又以神会神之妙理也。"因此，为病者当放松心情，不予掩饰；为医者当心神合一，一会即觉。清澈灵活即为得神，晦滞暗淡即为少神，晦暗无光即为失神，浮光外露即为假神，神志错乱即为神乱，见微知著，洞察机枢。

王晖认为，除了望眼神，还需结合神在其他方面的表现，如色泽（面部皮肤为主）、体态、呼吸、语音、舌脉等，综合辨识，防误杜漏。

2. 望色

天有六气，化为五谷，降生五味，发为五色，五色分五行，五官分五脏。《医门法律·明望色之法》："凡诊病不知察色之要，如舟子不识风汛，动罹复溺，鲁莽粗疏，医之过也。"善用诊色之法，师尝言，可辨阴阳之别，参精气之化，察九窍之变，探脏腑之动，其中面色望诊尤为重要，容后续述。

其一，望颜色，即青、赤、黄、白、黑，五色也。以色应脏，青为肝，病在筋，主寒证、痛证、惊风、瘀血；赤为心，病在脉，主热证、戴阳证；黄为脾，病在肉，主湿证、脾虚证；白为肺，病在皮，主虚证、寒证、失血证；黑为肾，病在骨，主肾虚、血瘀、痛证、寒证、水饮。色分主客，客胜主善，主胜客恶。

其二，望光泽度，即肤色明度变化，荣润为善色，枯槁为恶色。《内经》论色，分平、病、死三等。平者，有色有泽，精气内敛，脏腑未衰；病者，有色无泽，精气泄露，脏腑始衰；死者，无色无泽，精气衰竭，脏腑衰败。

此外，清·汪宏《望诊遵经》提出"望色十法"，即"浮沉、清浊、微甚、散抟、泽夭"是也，对疾病之表里、阴阳、虚实、久近、成败，做了细致分析，在此不予赘述。

王晖认为，色诊虽重要，然以医者主观判断为主，应谨遵五色生克、顺逆善恶之法，四诊合参，知常达变，累积经验，排除干扰，辨别真假。

3. 望面色

头为五体之尊，百骸之长，合为容貌，分作五官，应以五脏。欲观面色，先辨部分。面部分候脏腑，有《灵枢·五色》分候法、《素问·刺热论》分候法，在此做详表。

望胞睑色：睑者，眼弦也。《脉经》云："脾之候在睑。"王晖认为，若胞睑色淡、松弛者，多为脾肾气虚，痰湿浊瘀；胞睑色暗、下垂者，多为肝血不足，肾精不足，房劳带下；胞睑红肿、灼热瘙痒者，多为外感热毒，脾胃蕴热；胞睑色黄、内眦出现黄色瘤者，多为痰浊瘀阻（如血脂异常等）之候也。

望鼻色：鼻者，肺之官，面中之王也，居中央而灌溉四旁。《望诊遵经》云："首面上于阙庭，王宫在于下极，五脏次于中央，六腑挟其两侧。"足阳明胃经起于此，夹手阳明大肠经支部。王晖认为，若鼻色淡红而泽者，多为气血两虚；鼻色淡黄而泽者，多为心肝血虚；鼻色浮红而泽者，多为阴虚阳旺；鼻色红而毛细血管充血，呈蟹爪状或蚯蚓状者，多为肝肾阴虚阳旺，或血虚肝旺，或肝胃火旺（酒糟鼻）；鼻色红而毛细血管色暗努张者，多为血虚痰瘀；鼻色淡暗失泽者，多为肝血不足，肝胃郁滞；鼻色暗沉而少泽者，多为肝肾精亏，肾气不发之候。

望颧色：颧者，太阳之脉荣也。王晖认为，若颧色潮红而泽者，多为肝肾阴虚阳旺；颧色嫩红如妆，面色㿠白带青，四肢厥冷者，多为真寒假热；颧色㿠白少泽者，多为气血两虚，心阳不振；颧色暗淡少泽者，多为肾气不发；颧色暗滞少泽，色素沉着者，多为肝气郁滞，痰瘀互结，风湿痹阻；颧色黑而无泽者，多为肾精耗尽。

望耳色：耳者，肾之官也。王晖认为，若耳轮淡白，耳背静脉淡而细者，多为气血两虚；耳轮红肿，耳背静脉红紫迂曲者，多为热毒邪实，肝胆湿热；耳轮青黑，耳背静脉青紫者，多为阴寒瘀阻，或疼痛难忍；耳轮干枯色暗，耳背静脉淡紫者，多为肾精不足，精不上荣；耳轮干焦甲错，耳背静脉暗淡，耳郭上吊，耳垂淡白者，多为肾精衰危之候也。

望唇色：唇者，齿之垣，脾之官也。王晖认为，若唇色淡白无泽，多为气血两虚；唇色青黑，晦而不明者，多为寒邪太多，或疼痛不堪；唇色深红干燥，甚有裂纹者，多为热盛伤阴；唇色红肿，糜烂生疮者，多为心脾积热；唇色暗滞，有瘀斑瘀点者，多为血瘀阻络之候也。

此皆诊面色之要也。尝聆师诲，分而观之，合而断之，四时宜分，五色交错，六部合参，推之无穷也。

4. 望形

望形，即观其勇怯，度其肥瘦，别其体质，察其异状。故望形之法，可分为望形气、望形体。

望形气，以精气盛衰，推脏腑强弱。《望诊遵经》云："形者生之舍，气者生之元。形无气则坏，气无形则散。形气也者，相须而不可离者也。"若精神饱满，目光明亮，骨骼匀称，胸廓宽厚，肌肉结实，皮肤润泽，动作敏捷者，则多为形气充足，体魄强健；若精神萎靡，双眼呆滞，骨骼细小，胸廓狭窄，肌肉弱削，皮肤枯槁，动作迟缓者，则多为形气不足，脏腑衰弱。若有形无气，则抵抗力弱，容易患病；若有气无形，虽病易治，预后较好。

望形体，以形体胖瘦高矮之别，测体质阴阳寒热之性。王晖认为，一般而言：①形体细瘦或高长，头小面长，肤白带苍，肩背阔达者，多为肝、心、肾型体质。幼年时期，以肝阳偏旺，肝风易动之证多见；成年时期，以心肝阴虚，气机怫郁之证多见；老年时期，以肝肾阴虚之证多见。②形体精壮，锐面小头，肤色偏赤，肌肉丰厚，肩背宽广，髀腹匀称，手足偏小者，多为心、肝、肾型体质。幼年时期，以心火亢盛，热扰心神之证多见；成年时期，以心肝火旺之证多见；老年时期，以心肾阴虚之证多见。③形体敦实，面圆头大，肤色偏黄，肩背丰满，手足多肉，腹壁肥厚，两腿壮实者，多为脾、胃、心型体质。幼年时期，以脾胃虚弱，气化失运之证多见；成年时期，一则以脾气虚弱，湿热痰瘀之证多见，二则以气血两虚之证多见；老年时期，以心脾两虚，中气下陷之证多见。④形体瘦小，面方鼻直，唇薄口阔，肤色偏白，肩背较宽，四肢清瘦，腹小足小者，多为肺、脾、肾型体质。幼年时期，以肺卫不固，外感时邪之证多见；成年时期，以肺脾气虚之证多见；老年时期，以肺肾两虚之证多见。⑤形体矮胖，头大腮宽，肤色偏黑，小肩大腹，腰臀稍大，指短发密者，多为肾、肝、脾、肺型体质。幼年时期，以肾精不足，肾气不固之证多见；成年时期，以肝肾阴虚之证多见；老年时期，以肺脾气虚，脾肾阳虚之证多见。

王晖尝言，善诊者，望形之法，当结合三因制宜，四诊合参，整体把握，推而极之，变而通之，应之无穷。当信而诚其然。

5. 望态

望态，又称为望姿态。王晖认为，观其动静，察其衰惫，审其异常，可达辨别机体阴阳寒热、脏腑盛衰，从而推断疾病转归预后的目的。

望动静之态，观动静之常，审动静之变，可断虚实、辨寒热。《望诊遵经》曰："体态异焉，总而言之，其要有八：曰动、曰静、曰强、曰弱、曰俯、曰仰、曰屈、曰伸。八法交参，则虽行住坐卧之际，作止语默之间，不外乎此。"即"望诊八法"：动者、强者、仰者、伸者，多属表证、阳证、热证、实证；静者、弱者、俯者、屈者，多属里证、阴证、寒证、虚证。此为望动静之要也。

望衰惫之态，可知脏腑病变程度、疾病转归预后。《素问·脉要精微论》有云："头者精明之府，头倾视深，精神将夺矣。背者胸中之府，背曲肩随，府将坏矣。腰者肾之府，转摇不能，肾将惫矣。膝者筋之府，屈伸不能，行则偻附，筋将惫矣。骨者髓之府，不能久立，行则振掉，骨将惫矣。得强则生，失强则死。"凡此种种，皆为衰惫之重症也。

望异常之态，可有助于相应疾病的诊断。异常之态内容在《中医诊断学》中有较为详细的介绍，在此仅以肢体抖动为例。若伴有高热神昏者，多见于外感热病，动风先兆；若伴有心烦眩晕、口干少饮、手足心热者，多见于虚风内动，水不制火；若手足震颤，安静时作，则多见于帕金森病等；若手部震颤，运动时作，则多见于脑神经和上肢神经的病变等。

王晖谓人有万殊，体无定态，为医者当心无旁骛，虽一动一静，一盛一衰，一异一常，变在毫发，察其一隅，导夫先路，莫有不昭著者。

6. 望舌

心者，生之本，主血脉，主通明。舌者，心之苗，手少阴之脉系舌本，足少阴之脉夹舌本，足厥阴之脉络舌本，足太阴之脉连于舌本、散舌下。是以望舌之法，《望诊遵经》有云："大纲有五：一曰形容，二曰气色，三曰苔垢，四曰津液，五曰部位。"王晖认为，五者合纲，可推脏腑之虚实，气血之盈亏，病势之顺逆。

舌面候脏腑，分法有二：一则以胃经划分，舌尖属上脘，舌中属中脘，舌根属下脘；二则以五脏划分，各家学说略有出入，舌根属肾，中心属胃，四畔属脾，舌尖属心肺，两边属肝胆。

望舌质：舌有形容，色有深浅。凡病属虚者，其舌质必浮胖而娇嫩；病属实者，其舌质必坚敛而苍老。病在气者其病轻浅，病在血者其病深重。若舌质如常，舌苔秽浊，此正气未伤，仅病邪为患，驱邪可以安正；若舌质既变，舌体枯萎，舌质干晦，是脏气受伤，即属临床重症。舌质不同，辨证用药，随之而异。对此，《中医诊断学》介绍详细，在此不做赘述。

望舌苔：夫苔由胃气所生，邪气上升，饮食积滞而成。分为望苔垢、审津液二法，可探病邪之浅深、胃气之存去、津液之润燥。以急性热病为例，发作时期，舌苔变化以苔白、边红口干或白燥为主，病情轻浅，病邪在表；病重时期，舌苔变化以黄厚腻边红或黄燥为主，病情较重，病邪入里；极期，舌苔变化以灰黄燥、边尖绛为主，病情深重，里热邪盛津伤；恢复时期，舌苔变化以舌尖剥、根薄黄、质淡红为主，病情好转，此乃余邪未尽，正虚待恢复之象也。

除上述舌质舌苔变化外，还需注重舌下脉络（舌下静脉）之形色，以推脏腑的虚实寒热，人体血液黏稠度的变化及心脑血管病的预后。舌下静脉淡红细小而短者，多为气血两虚之证；淡紫努张而长者，多为痰、浊、瘀证；淡紫紧束而短者，多为寒气凝滞夹瘀证；紫红而粗长者，多为热壅血瘀证，在五脏多与心、肝、脾病证有关。

王晖谓凡此种种，或因部位，或因舌质，或因苔垢，或因津液，或因舌下脉络，当合之六法，参之四时，详推虚实，谨察阴阳，圆机活法，施之无穷。

（二）闻诊探赜

闻诊，清代王秉衡有云："闻字虽从耳，但四诊之闻，不专主于听声也。"通过听声辨味的方式，可探查脏腑生理病理的变化，以达到诊查疾病的目的。

听声音，即听辨病人语声高低、语音清浊、语速缓急、气息强弱以及呼吸、咳嗽、呃逆、肠鸣等异常声响，从而协助判断疾病的寒热虚实。

王晖认为，一般而言，①语声：发声洪亮，语音重浊，多属实证；发声细弱，语音轻清，多属虚证。成人发声惊呼，表情恐惧，多属剧痛、惊恐或精神失常所致；小儿阵发惊呼，其声尖锐，多属惊风所致。②语音及语速：声高有力，前轻后重，多属外感病；声音低怯，前重后轻，多属内伤。言多而声音有力，多属实热；言少而声音低微，或说话断续不接，多属虚寒。发音有力，神志不清，语无伦次，为谵语属实证；发音低弱模糊，时断时续，神志不清，语言重复，为郑声属虚证；自言自语，喃喃不休，见人语止，首尾不续，为独语属阴证；精神错乱，语无伦次，狂叫骂詈，为狂言属阳证；神识清楚，言语错乱，语后自悔，为错语，证分虚实；语言謇涩，思维正常，为言謇，除自身习惯而成之外，多属中风先兆或后遗症。③呼吸：呼吸气粗，疾出疾入，多属热属实；呼吸气微，徐出徐入，多属寒属虚。若形病气未病，脏腑未衰，预后较好；若形气俱病，损及脏腑，预后较差。④咳嗽：咳声粗，音重浊，多属实证；咳声低，音轻清，多属虚证；咳嗽气粗，痰出黄稠，咽痛口渴，多属热证；咳声重浊，痰出白稀，鼻流清涕，多属寒证。干咳阵阵而无痰为燥咳；痰声辘辘而易出为痰湿咳嗽。⑤呃逆：呃声高短，响亮有力，多属实热；呃声低长，微弱无力，多属虚寒。窥斑知豹，不做详表。

辨气味，即嗅辨病体气味和病室气味，从而了解疾病的虚实寒热。主要包括病人口气、汗气、痰涕之气、二便之气、经带之气、恶露之气、呕吐之气以及病室之气。王晖认为，一般气味酸腐臭秽者，多属实热；气味偏淡或微有腥臭者，所属虚寒。所涵万象，当详各门，粗举一隅，来导先路。

王晖教言，闻诊一词，位于四诊之二，源远流长，历代医者，无不重视非常，当合二法而察之，参四诊而治之，可变通矣。

（三）问诊拾遗

问诊，医者通过询问患者或陪诊者，以了解病情的方法。综观万病形情，所出征象，问占重席。明·张景岳认为问诊为"诊病之要领，临证之首务"，更将其归纳为"十问歌"，言简意赅，流传后世。今人以此推衍，结合现代医学，总结问诊内容，包括一般情况、主诉、现病史、既往史、个人生活史、家族史等。王晖认为，问诊方式，论其境，当重视隐私，安静适宜，以免干扰；论其人，当亲切认真，问者不烦，病者不厌；论其语，当通俗易懂，避免套问，不可暗示。

一般情况，即患者姓名、性别、年龄、婚否、民族、职业、籍贯、工作单位、现住址等。一则或男或女，或老或幼、形之肥瘦、位之高低等可有不同的生理状态和病理特点；二则，方便医者进行联系和随访，对诊治负责。

主诉，即病人就诊时最感痛苦的症状、体征及持续时间。主诉通常是患者就诊的主要原因，是疾病的主要矛盾所在。询问时，抓住主诉，思维清晰，可帮助判断疾病的范畴和类别、病情的轻重缓解；记录时，文字简洁，准确明了，自然无饰，可高度浓缩现病史，直观反映第一诊断。

现病史，即病人从起病到此次就诊时疾病的发生、发展及其诊治经过，包括发病情况、病变过程、诊治经过、现在症状，是疾病现阶段病理情况的客观反映，更是医者诊病、辨证的主要依据。圣人之法，所操者约，所及者广，容后续述。

既往史，即患者平素身体健康状况及过去患病情况，特别是与目前所患疾病有密切关系的情况。如特禀体质之人，当注意询问过敏情况；小儿患者，当注意询问预防接种、传染接触等。

个人生活史，包括患者生活经历、精神情志、饮食起居、婚姻生育等。如阴虚湿热体质之人，当注意询问饮食嗜好、烟酒习惯；成年男女，当注意询问是否结婚、配偶状况；育龄女性，当注意询问经带胎产、足早留存；小儿患者，当注意询问先天因素、出生过程、喂养方式。

家族史，即患者的家庭成员，包括父母、兄弟姐妹、爱人、子女等健康和患病情况。必要时应注意询问直系亲属的死亡原因。

问现在症，即询问病人就诊时所感受到的痛苦和不适，以及与病情相关的全身情况，包括问寒热、问汗、问疼痛、问头身胸腹、问耳目、问睡眠、问饮食、问二便、问经带等，师言所涉广泛，是问诊的中心环节。

问寒热，即询问患者有无怕冷或发热的感觉，包括新久时间、轻重程度、所及部位、持续时间长短、缓解因素等。问内外之寒热，以辨病位之表里、病性之寒热、邪正之盛衰。

问汗，即询问患者汗出的情况，包括汗出时间、多少、部位及其兼症等。《素问·阴阳别论》云："阳加于阴谓之汗。"辨别有汗无汗、特殊汗出、局部汗出，对于判断病邪性质和机体阴阳盛衰有重要意义。

问疼痛，即询问患者疼痛的感觉，包括疼痛性质、部位、程度、时间及喜恶等。疼痛有虚有实，各有病因，性质特征显异，反映了不同的病变本质，涉及面广，在《中医诊断学》中有专门讨论。

问头身胸腹，即询问患者头身胸腹除疼痛外的其他不适或异常，包括头晕、胸闷、心悸、胁胀、脘痞、腹胀、身重、麻木、阳痿、遗精，以及恶心、神疲、乏力、气坠、心烦、胆怯、身痒等症。凡此诸症，各有因果，入五脏，决六腑，具有重要的诊断价值。

问耳目，即询问患者耳目的感觉，包括异常变化的性质、持续时间、缓解条件等。肾开窍于耳，手足少阳经脉分布于耳，耳为宗脉所聚；肝开窍于目，五脏六腑之精气上注于目。因此，问耳目不仅能够了解局部情况，更可以了解肝、胆、肾、三焦等相关脏腑情况。

问睡眠，即询问患者睡眠状况，包括睡眠多少、深浅及伴随症状。心主脉藏神，肝统血舍魂，神魂不安，夜寐不宁。王晖认为，若难以入睡，睡而易醒多梦者，多属心肝阴虚；夜睡不安，心烦易醒，口舌生疮，舌尖红赤者，多属心火亢盛；热性病患者昏睡，多属热入心包。此外，人之寤寐还与脾、肾相关。

问饮食，即询问患者饮食口味情况，包括口渴与饮水、食欲与食量、口味与偏嗜等。问口渴与饮水，可推体内津液的盈亏、输布情况，以及证候的寒热虚实；问食欲与食量，可知脾胃之荣败，测疾病轻重和预后善恶；问口味与偏嗜，可知脏气之顺逆、脏腑之盛衰。

问二便，即询问患者大、小便状况，包括排便次数、排便数量、排便时间、二便性状、排便感觉以及伴随症状。《景岳全书·传忠录·十问篇》云："二便为一身之门户，无论内伤外感，皆当察此，以辨其寒热虚实。"故详细询问二便，不仅可以了解消化功能、水液盈亏、代谢情况，更是判断脏腑荣败、疾病寒热虚实的重要依据。

问经带，即询问女性月经、带下、妊娠、产育等生理特点及异常状况。其中问月经，应问月经初潮时间、经量色质、行经天数、月经周期以及伴随症状。若是已婚女性，则要在此基础上问避孕措施及其对月经有无影响；若是围绝经期女性，月经已断，则要问停经年龄等。问带下，应问带下的量、色、质、味以及伴随症状、妇科检查、实验室检查等。问妊娠，应问末次月经日期，有无恶心呕吐、浮肿、胎动、阴道出血、腰酸腰痛等伴随症状。问产育，应问足、早、流、存，产后有无大出血史，以及采取何种计划生育措施等。

中医十问，言简意深，具有一定的临床指导意义，因篇幅有限，点到即止，有如管中窥豹。王晖尝言，临证问诊，更应根据病人具体病情，灵活运用，主次分明，谨记万象森罗，不离阴阳五行，百法纷凑，不越四诊八纲，应作如是观。

（四）切诊抉微

切诊，即医者用手指对患者身体的某些特定部位动脉进行切按，体验脉动应指的形象，以了解健康或病情，辨别疾病的一种诊查方法。

王晖谓脉史悠久，扁鹊言脉，《内经》载法，难经取寸，仲景论平，《濒湖脉学》掇菁撷华，《四诊心法》博采众长，凡此种种，汇辨百味，论述甚详。执简驭繁，脉贯周身，内连脏腑，外达肌表。先生认为，论其理，脉管通利，循而往复，心气为鼓，宗气为助；周流不休，气血盈亏，心血为养，阴阳为资。论其法，一定脉位，二别速率，三分节律，四辨脉势，五识形态。

脉位再分，则为诊脉部位及运指轻重位置。其一，切诊有部，部中有候，从古至今，多有记载。三部九候，遍诊之法，人参天地，以察疾病；人迎寸口，两部合参，相较遍诊，简单灵便；仲景三部，寸口脏腑，趺阳候胃，太溪候肾；寸口诊法，沿用已久，精华浓缩，经验丰富。其二，运指轻重，体察脉象。重按方得谓之沉，轻按即得谓之浮，超越三部谓之长，不及寸尺谓之短。脉之速率，正常成人，脉搏频率约每分钟 72~80 次。搏动快速，一息五至以上，谓之数；搏动缓慢，一息不足四至，谓之迟；脉来和缓，不快不慢，一息四至，应指均匀，谓之缓。脉之节律，正常成人，节律均匀，没有歇止。脉来快速，时有中止，止无定数，谓之促；脉来缓慢，时有中止，止无定数，谓之结；脉律不齐，快慢不一，止有定数，谓之代。脉之来势，应指强弱，轴向为标，径向为尺。脉势充实，波涛汹涌，来盛去衰，谓之洪；来势较盛，外强中干，按如葱管，谓之芤；浮而无力，形细而软，如絮随水，谓之濡；来势软弱，形细如线，应指明显，谓之细。

脉之形态，与脉管充盈，搏动幅度及紧张度息息相关。往来流利，应指圆滑，如盘走珠，谓之滑；往来艰涩，形细行迟，如轻刀刮竹，谓之涩；绷急弹指，坚搏抗指，如牵绳转索，谓之紧；端直以长，从中直过，如按琴弦，谓之弦。

脉证顺逆难料，决定从舍不易。脉证相符为顺，证候典型，便可确诊。脉证不符为逆，其一，两者均为真象，即疾病本身虚实夹杂，当四诊合参，邪实正虚，权衡轻重，或舍脉从证，先攻后补，或舍证从脉，先补后攻，亦可攻补兼施；其二，一真一假，当细析其异，脉证释疑，去伪存真。

王晖尝叹，人云中医诊脉，如神似仙，三指决死生，举按处百病，谚曰："心中了了，指下难明。"切诊之艰难，若不得法，如坠万里云雾。故临证之际，当审微物于缥缈之中，察细微于秋毫之末，脉证不可随意取舍，四诊合参，全面探查，不拘其法，审常达变，方可拨云见日，识得本质。

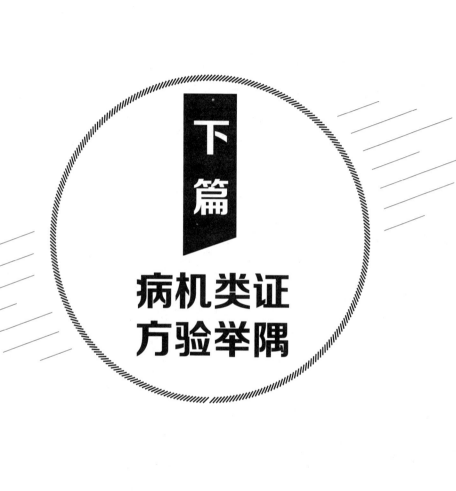

下篇

病机类证
方验举隅

一、心肝血虚

（一）概况

心肝血虚证是指由心肝两脏营血不足，脏腑失养，神魂不安所致的证候。肝为刚脏，常血不足而气有余，故心肝血虚多与气机怫郁并见。其中，心肝血虚为基本病机，气机怫郁为阶段病机。失眠多梦，心悸健忘，头晕目眩，目糊干涩，肢体麻木、震颤拘挛，月经延期、量少色淡，面白无华，爪甲不荣，舌白脉细等为心肝血虚证主要临床表现，多见于不寐、郁证、眩晕、癫狂、心悸、燥证、痹证等病症。

（二）常用处方

1.酸甘宁心汤

（1）药物组成：酸枣仁，淮小麦，青龙齿，野百合，麦冬，白茯苓。

（2）基础配伍：全方六味，味酸甘、性寒凉。适用于以心肝血虚为基本病机的不寐、郁证、眩晕、咳嗽、癫狂、心悸、燥证、痹证、嘈杂、月经紊乱等急慢性疾病。该方以酸枣仁和淮小麦为君药，枣仁清肝胆之客热，淮小麦补心肝之燥虚。二药伍用，酸甘化阴，以安五脏。臣以百合、麦冬滋阴清心，佐以龙齿、茯苓定惊安神。

（3）据机配伍：根据病机变化，选药亦有侧重。如：①选择青龙齿、白茯苓为君药。龙齿质重下坠，镇心安魄；茯苓升清化源，下降利水。二药伍用，升降相合，安魂定魄。佐以枣仁、麦冬、百合、淮小麦，可用于治疗心肝血虚为基本病机，痰蒙神窍、脾胃失和为兼夹病机，兼夹病机趋于半卡位的病证。②选择白茯苓和麦冬为君药。茯苓渗健生痰之源，麦冬清润贮痰之器。二药伍用，甘则能补、淡则能渗、苦寒能清，既可扶正，又可祛邪。佐以枣仁、百合、龙齿、小麦，可用于治疗心肝血虚为基本病机，胆胃失和、痰热内扰为兼夹病机，兼夹病机趋于主位的病证。③选择酸枣仁、麦冬、野百合为君药。枣仁、麦冬、百合，三药合用，酸甘化阴，益脏养血，若与温经散寒之药相配伍，可达到温而不燥、通而不烈，标本兼备的目的。可用于治疗心肝血虚为基本病机，阳虚湿阻、筋脉不畅为阶段病机，阶段病机趋于主位的病证。④选择野百合、麦冬为君药。百合、麦冬均属百合科，百合偏于润补，麦冬偏于清补，二药伍用，一润一清，入肺以养肺阴，入胃以滋胃津，入心以清心热。佐以枣仁、龙齿、茯苓、小麦，可用于治疗心肝血虚为基本病机，肺胃阴亏，肺失肃降；或温病之后，余热未清为兼夹病机，兼夹病机趋于主位的病证。

（4）主治：①心肝血虚为基本病机、气机怫郁为阶段病机，当前趋于主位，症见夜寐浅短、易醒多梦；若兼六郁未伤津者，在此基础上加越鞠丸（香附、苍术、川芎、神曲、栀子）出入；若郁火明显，耗气伤津者，在此基础上，加五花汤（玫瑰花、绿萼梅、合欢花、佛手花、厚朴花）出入；若水火不济者，在此基础上，加交泰丸（黄连、肉桂粉）出入。②心肝血虚为基本病机，痰蒙神窍为兼夹病机，症见举止失常，时而狂躁、时而静默。若兼夹病机趋于主位，在此基础上加生铁落饮（生铁落、天冬、麦冬、贝母、胆星、橘红、远志、石菖蒲、连翘、茯苓、茯神、玄参、钩藤、丹参、辰砂）出入。③心肝血虚为基本病机，胆胃失和、痰热内扰为兼夹病机，症见胃脘痞胀、嗳气返酸、夜寐不宁。若兼夹病机趋于主位，在此基础上加黄连温胆汤（黄连、半夏、竹茹、枳壳、陈皮、茯苓、甘草、姜、枣）。④心肝血虚为基本病机，脾虚气陷为兼夹病机，症见情绪不宁、心悸烦热、神疲脘痞。若兼夹病机趋于主位，在此基础上加补中益气汤（黄芪、白术、陈皮、升麻、柴胡、人参、甘草、当归）出入。⑤心肝血虚为基本病机，肝郁血热为阶段病机，症见月经先期、量少质稠。若时处月经期，在此基础上加逍遥散（柴胡、当归、芍药、薄荷、茯苓、白术、甘草、姜、枣）或丹栀逍遥散出入；若时处卵泡期，在此基础上加四君子汤（人参、白术、茯苓、甘草）出入；若时处黄体期，在此基础上加青橘叶、蒲公英、小青皮等疏肝理气之品。⑥心肝血虚为基本病机，燥热内盛为阶段病机，症见肤干目涩、心烦郁怒、夜寐盗汗。若阶段病机趋于主位，在此基础上加当归润燥汤（当归、芍药、川芎、桃仁、生地黄、熟地黄、火麻仁）出入。⑦心肝血虚为基本病机，筋脉失养为阶段病机，症见颈项拘紧、背脊酸痛、关节不利。若阳虚湿阻趋于主位，在此基础上加当归四逆汤（当归、桂枝、芍药、细辛、通草、甘草、大枣）出入；若风湿痹阻趋于主位，在此基础上加三藤一仙汤（夜交藤、鸡血藤、络石藤、威灵仙）出入。⑧心肝血虚为基本病机，肺阴亏耗为阶段病机，症见咳嗽少痰、咽干烘热、夜不能寐。若阶段病机趋于主位，在此基础上加麦门冬汤（麦冬、半夏、人参、甘草、粳米、大枣）出入。

（三）医案举隅

1. 心肝血虚，气机怫郁

（1）酸甘宁心汤合越鞠丸加味治疗不寐

周某，女，45岁。2012年8月15日初诊。

主诉：夜寐不佳3年余。

病史：3年以来，夜间不易入睡，睡而多梦易醒，醒后难以再眠，虽予西药治疗，其效乏乏。今年入夏至今，夜寐甚差，即使偶得浅寐，亦即梦魂颠倒，晨起头重神疲，无力工作。近日胸闷脘痞，口苦吞酸，情绪波动尤甚。平素月经先期，经前乳胀，经来量少，时有腰酸、焦躁。纳可，尿常，大便秘结。素有乳腺小叶增生史。

查体：面部色素沉着，两颧尤甚。舌质暗淡，苔薄黄略腻，脉弦细。

中医诊断：不寐。

辨证立法：心肝血虚为基本病机，气机怫郁为阶段病机。治以养血宁心、疏气达郁，基本病机、阶段病机标本兼顾。

处方：酸甘宁心汤合越鞠丸加味。

酸枣仁20g，淮小麦30g，青龙齿（先煎）30g，白茯苓15g，麦冬15g，野百合30g，大川芎12g，茅苍术15g，制香附10g，焦栀子12g，六神曲10g，紫丹参 20g，杭白芍 18g。水煎服，7 剂。

二诊：2012 年 8 月 22 日。服药 1 周，口苦吞酸、胸闷脘痞显减，然夜半、黎明易醒难寐，大便秘结依然。此乃气机虽复，阴血未充之象，当予原方加姜半夏 15g，夏枯草 18g，柏子仁 20g，以达交通阴阳、安神通便之效。

三诊：2012 年 9 月 5 日。上方连服 2 周，夜能入睡，余症皆减，胃纳可，二便调。药证合拍，原方去柏子仁，继服月余。

按语：本案患者长期操劳辛苦，夜以继日，以致营血渐乏，神失所养，酿成失眠。病初夜间不易入睡，睡而多梦易醒，醒后难以再眠，日久即使偶得浅寐，亦即梦魂颠倒，晨起头重神疲，无力工作。血不养肝，肝气横逆，气机不畅，则月经先期，经前乳胀，经来量少，焦躁不安；胸闷脘痞，口苦吞酸，情绪波动尤甚，大便秘结。总之，心肝血虚为基本病机，气机怫郁为阶段病机，故予养血宁心、疏气达郁之法，缓缓取效。服药期间，增损姜半夏、夏枯草、柏子仁等交通阴阳、安神通便之药为主病兼夹病机而设，标本同治，故能服药 2 个月，诸症皆减。

（2）酸甘宁心汤合五花汤加味治疗不寐

崔某，女，66 岁。2013 年 11 月 6 日初诊。

主诉：夜寐不佳 10 年余。

病史：10 年来，夜寐浅短，乱梦纷纭，午夜盗汗。近 3 个月来，彻夜难眠，即使偶得浅寐，亦常蓦然惊醒，心悸烘热，移时方定。同时，懒于饮食，食则痞胀，咽喉肿痛，牙龈出血，大便燥结。素有抑郁症、焦虑症、中风史。

查体：舌质干红，苔薄黄燥，脉弦细涩。

中医诊断：不寐。

辨证立法：心肝血虚为基本病机，郁火伤阴为阶段病机。治以养血宁心、疏解郁火，基本病机、阶段病机标本兼顾。

处方：酸甘宁心汤合五花汤加味。

酸枣仁 20g，淮小麦 30g，青龙齿（先煎）30g，白茯苓 15g，麦冬 15g，野百合 30g，玫瑰花 9g，绿萼梅 9g，合欢花 9g，佛手花 9g，厚朴花 9g，女贞子 20g，旱莲草 12g。水煎服，14 剂。

二诊： 2013 年 11 月 20 日。服药半月，咽痛、牙龈出血罢，胃纳稍开，然失眠多梦、烘热心悸、大便秘结依然。此乃郁火虽减，营阴未复之象，当以原方去女贞子、旱莲草，加紫丹参 20g，生白芍 18g，柏子仁 20g，以达养血宁心、益阴除烦、润肠通便之效。

三诊： 2013 年 12 月 4 日。上方连进半月，稍能安睡，心悸未作，烘热显减，大便转畅。虽病程日久，虚实交杂，终守得云开，营血渐复，气机转畅。药证合拍，原方去柏子仁，继服月余。

按语： 本案患者形体消瘦，呈木形质。自中风后，唯恐复发危及生命，日日愁烦不节，终年吊胆提心，以致心肝虚损，心神失养，夜寐浅短，乱梦纷纭，午夜盗汗。10 年来，医药杂投，或投"龙胆泻肝汤"辈疏肝泻火，或投"六味地黄合交泰丸"辈交通心肾，因药证不符而终无小效。营阴虚，则气火易升；肝木横，则脾土受侮，故又彻夜难眠，即使偶得浅寐，亦常蓦然惊醒，心悸烘热，移时方定；同时，懒于饮食，食则痞胀，咽喉肿痛，牙龈出血，大便燥结。总之，心肝血虚为基本病机，郁火伤阴为阶段病机，故予养血宁心、疏解郁火之法，以酸甘宁心汤养心肝阴血而宁心安神，五花汤药性芳香清灵，理气而不伤阴。服药期间，根据郁火增损，营血虚衰之变而有女贞子、旱莲草、柏子仁、生白芍、紫丹参之增减，亦为病机变化而设。

（3）酸甘宁心汤合逍遥散加味治疗月经先期

王某，女，45 岁。2012 年 5 月 30 日初诊。

主诉： 月经先期 1 年余。

病史： 1 年以来，每次月经先期 1 周而至，量少质稠，时有异味，经前乳胀，经时腹痛，经后头晕，神疲乏力。本次月经适来 2 天。平日夜寐浅短，心悸烦躁。素有乳腺小叶增生史。

查体： 舌质红，苔薄黄，脉弦细虚。

中医诊断： 月经先期。

辨证立法： 心肝血虚为基本病机，气郁化火为阶段病机。治以养血宁心、疏气达郁，佐以泻火平肝，基本病机、阶段病机标本兼顾。

处方：酸甘宁心汤合逍遥散加味。

酸枣仁 30g，淮小麦 30g，青龙齿（先煎）20g，白茯苓 15g，麦冬 12g，野百合 15g，牡丹皮 12g，焦栀子 15g，全当归 15g，净赤芍 15g，北柴胡 12g，炒白术 12g，薄荷叶（后入）5g，生甘草 5g。水煎服，7 剂。

二诊：2012 年 6 月 6 日。服用上方 3 剂，经量略增，异味稍减，烦躁稍平，夜寐渐安，然月经过后，神疲复作，心悸偶发。此乃月经方净，阴尽阳初，血海不充之时，应以养调为主。治拟养血宁心、补益气血，以调冲任。

处方：酸枣仁 20g，淮小麦 30g，青龙齿（先煎）20g，白茯苓 15g，麦冬 12g，野百合 12g，潞党参 15g，炒白术 15g，生甘草 5g，北黄芪 20g，全当归 15g。水煎服，14 剂。

三诊：2012 年 6 月 20 日。连进上方半月，神振寐安，唯觉双乳作胀依然。时值黄体期，阴盛阳旺，月经将潮，当以平为法，上方去四君子汤，加青橘叶 15g，蒲公英 20g，小青皮 12g，继服 7 剂，以期平衡阴阳、和调气血。

四诊：2012 年 6 月 27 日。服药 1 周，适逢月经来潮，量中色红，异味消失，自觉神振心宁，夜能安卧。此乃冲任渐趋流利，气血渐至调和之兆，当以酸甘宁心合逍遥散出入，轻养疏解，理气达郁，以善其后。

处方：酸枣仁 20g，淮小麦 30g，青龙齿（先煎）20g，白茯苓 15g，麦冬 12g，野百合 12g，全当归 15g，炒白芍 15g，北柴胡 12g，炒白术 12g，薄荷叶（后入）5g，炙甘草 5g，鲜生姜 3 片，大红枣 6 枚。水煎服，7 剂。

按语：本案患者职场艰辛，苦于思虑；家务繁杂，多于恼怒，以致心血暗耗，肝气郁结。病久则肝郁化火，故月经先期、量少质稠、时有异味，经前乳胀、经时腹痛、经后头晕、神疲乏力，平日夜寐浅短、心悸烦躁。综观诸象，心肝血虚为基本病机，肝郁化火为阶段病机，故前后四诊，皆予养血宁心、疏气达郁之法贯穿治疗始终。其中，初诊时肝火旺动明显，故佐以丹栀逍遥散泻火平肝；二诊、三诊、四诊根据月经周期变化分别佐以归芪四君、归芪二青、逍遥散等养调、平调、疏调之法，此为即时病机所设。方随机转，因时制宜，药证相符，故能服药月余而冲任调和，诸症若失。

2. 心肝血虚，心肾不交

酸甘宁心汤合交泰丸加味治疗不寐

忻某，女，51岁。2015年1月15日初诊。

主诉： 夜寐不佳10年余。

病史： 10余年前冬月某日，暴怒之后始见昼夜不寐，心悸烦热，腰酸耳鸣。虽辗转求医，中西并用，然病情反复，缠绵不息。近年又添健忘神疲、头晕目涩、发落稀疏。素有冠心病史。

查体： 面色晦暗，舌质红，苔少，脉细无力。

中医诊断： 不寐。

辨证立法： 心肝血虚为基本病机，心肾不交为兼夹病机。治以养血宁心、交通心肾，基本病机、兼夹病机标本兼顾。

处方： 酸甘宁心汤合交泰丸加味。

酸枣仁20g，淮小麦30g，青龙齿（先煎）30g，白茯苓15g，麦冬15g，野百合30g，小川连5g，肉桂粉（冲入）3g，全当归15g，紫丹参20g，五味子9g，炙远志7g。水煎服，7剂。

二诊： 2015年1月22日。药后，夜稍得眠，头晕亦减，然入暮仍烦热难忍，腰酸耳鸣、健忘神乏等症依然。此乃心血渐充，肾水仍枯之象，当守原法，徐图缓求，欲速不达。

三诊： 2015年2月26日。连服上方月余，面晦转华，夜能入睡，烦热显减，头晕未作，唯腰酸耳鸣、五心烦热依然。此乃气血趋平，水火显露之象，遂投六味地黄合交泰丸出入，以善其后。

处方： 生地黄30g，怀山药30g，山茱萸15g，牡丹皮15g，白茯苓15g，建泽泻15g，小川连5g，肉桂粉（冲入）3g，酸枣仁20g，淮小麦30g，肥知母10g，厚杜仲15g。水煎服，21剂。

按语： 本案患者素体营血不足，肝体失养，却又失于保摄，终因一次动怒而致肝木横逆，引发昼夜不寐、心悸烦热、腰酸耳鸣。虽经治疗，然药不中机，故始终无效。适值经断前后之年，心肾不交、阴阳失调、水火不济，故而加剧上症，且伴健忘神疲、头晕目涩、发落稀疏。总之，心肝血虚为基本病机，心肾不交为兼夹病机，故先予养血宁心、交通心肾之法以缓基本病机之急，继予滋肝益肾、宁心安神之法以颓兼夹病机之势。治疗先后有序，主次分明，故而药到病除。

3. 心肝血虚，痰蒙神窍

酸甘宁心汤合生铁落饮加味治疗癫狂

周某，男，23 岁。2013 年 3 月 20 日初诊。

主诉：反复狂躁不安 10 年余。

病史：10 余年前，因琐事暴怒后，始见举止失常，狂躁不安，骂人毁物，不避亲疏，辗转多位名医，或曰因木生风，风木易升而投以龙胆泻肝汤，或曰因风生火，风火交煽而投以牛黄清心丸，或曰因火生痰，痰火相搏而投以当归龙荟丸，诸方种种，服药虽可缓一时之急，然多有反复，迁延不愈。去冬又添疲惫之象，对影喃喃，寝不安寐，怒则高呼，毁人伤物，终日游走，家人惶惶，携至于此。

查体：形体肥胖，面色潮红，言辞狂悖。舌质稍红，苔白腻、中剥裂，脉弦细滑。

中医诊断：癫狂。

辨证立法：心肝血虚为基本病机，痰蒙神窍为兼夹病机。治以酸甘养阴、涤痰醒神，基本病机、兼夹病机标本兼顾。

处方：酸甘宁心汤合生铁落饮加味。

青龙齿（先煎代水）30g，生铁落（先煎代水）60g，白茯苓 20g，酸枣仁 15g，麦冬 15g，野百合 15g，淮小麦 30g，胆南星 10g，淡竹茹 10g，石菖蒲 10g，炙远志 10g，广郁金 12g。水煎服，7 剂。

二诊：2013 年 3 月 27 日。服药 1 周，可得片刻安睡，醒亦喜怒稍定。病已多载，不可一药而愈，故当遵守原法，徐图缓求，欲速不达。上方继进 14 剂。

三诊：2013年4月10日。连进上方3周，面色转缓，神渐清明，语言有序，夜能入睡，然夜间时有燥热之象。此乃痰热久羁，耗津伤液之谓，当以前方加大生地20g，紫丹参20g，以达养阴生津、凉血散瘀之效。

　　四诊：2013年4月24日。连投上方半月，神清语正，睡卧安然，脉来平调，偶有心烦心悸，休息即止。此乃痰火已清，阴虚血少趋于主位之理，当拟酸甘宁心汤合百合地黄汤出入，徐图缓求，细水长流，以治其本。继服月余。

　　随访三月，诸症未见反复，嘱以北秫米30g，粳米30g，枣仁粉15g，鲜百合20g，铁棍山药20g，大红枣6枚，新会皮10g，煮粥代餐调养，不劳药饵矣。

　　按语：本案患者病已10年，迭服龙胆泻肝、牛黄清心、当归龙荟之辈，未有小效，乃方不中机也。其素禀薄弱，心肝血虚、神失所养为基本病机，饮食肥腻、脾虚痰浊、化火蒙窍为兼夹病机，二者互为因果，复受情志波动刺激，而有举止失常、狂躁不安、骂人毁物、不避亲疏、神疲倦怠、对影喃喃、寝不安寐、怒则高呼、毁人伤物、终日游走诸症，故当酸甘养阴、涤痰醒神，基本病机、兼夹病机标本兼顾，方为正治之法。三诊时，因痰热化火劫阴见燥热之象，故随证入大生地、紫丹参之品，此乃因兼夹病机变化而设也。四诊时，痰火已清，营阴未复趋于主位，故予酸甘宁心汤合百合地黄汤以复其本，终以药膳心脾同治善后。

4. 心肝阴虚，痰热内扰

酸甘宁心汤合黄连温胆汤加味治疗嘈杂

陈某，男，45岁。2013年9月25日初诊。

主诉：反复胃脘嘈杂5年余。

病史：5年来，胃脘嘈杂，似饥非饥，口苦呕泛，反复发作，虽已中西同治，其效乏乏。今年入夏至今，胃脘隐痛，夜不安寐，胸膈懊侬，心烦易怒，莫可名状，未有休止。平素神疲乏力、头昏胸闷。素有抑郁症、反流性食管炎史。

查体： 舌质红、中裂，苔黄腻，脉弦滑数。

中医诊断： 嘈杂。

辨证立法： 心肝阴虚为基本病机，痰热内扰为兼夹病机。治以酸甘化阴、泄胆和胃，基本病机、兼夹病机标本兼顾。

处方： 酸甘宁心汤合黄连温胆汤加味。

白茯苓 20g，麦冬 18g，酸枣仁 15g，野百合 15g，青龙齿（先煎）30g，淮小麦 30g，小川连 7g，制半夏 15g，淡竹茹 10g，炒枳壳 12g，广陈皮 10g，生甘草 6g，石菖蒲 12g，广郁金 15g。水煎服，7 剂。

二诊： 2013 年 10 月 2 日。服上方后，心烦易怒、胸膈懊恼日瘥，嘈杂脘痛、头昏失眠依然。此病缠绵五载，终见痰热渐化之机，肝木亦稍得平。药证合拍，继投 14 剂。

三诊： 2013 年 10 月 16 日。连进上方 3 周，嘈杂脘痛、头昏胸闷显减，稍能入睡，寐浅依然，纳谷不香，新添寐中流涎。《素问·逆调论》云："胃不和则卧不安。"当拟扶持中气、清热化痰，继参涵木。前方去菖蒲、郁金，加北秫米 30g，继投 14 剂。

四诊： 2013 年 10 月 30 日。服上方后，诸症显减，胃纳渐增，夜寐转安，二便尚调，唯觉神疲时作。此痰热祛除，阴液得复，阴阳趋衡之佳兆。然病经多年，耗伤阴血，复损脾胃，中运失权，四旁失溉，故转投酸甘宁心汤合六君子汤、半夏秫米汤出入，随机加减，继服月余。

按语： 本案患者乃私企经营者，长期操持心烦，内损营阴，兼之饮食失节，宿滞痰火，日久"两虚相得"，母病及子，而致胃脘嘈杂，似饥非饥，口苦呕泛，时作时休，神疲乏力，头昏胸闷，夜不安寐，胸膈懊恼，心烦易怒，莫可名状。前医不明因机证治，故药后其效乏乏。其心肝阴虚为基本病机，痰热内扰为兼夹病机，故以酸甘化阴、泄胆和胃，基本病机、兼夹病机标本兼顾之法方能取效。此后随证去菖蒲、郁金，加秫米，以酸甘宁心汤合六君子汤、半夏秫米汤善后，亦紧随病机变化而投治，故其效显著矣。

5.心肝血虚，脾虚气陷

酸甘宁心汤合补中益气汤加减治疗郁证

史某，女，53岁。2013年5月29日初诊。

主诉：忧郁脘痞，夜寐不佳5年余。

病史：5年来，情绪不宁，彻夜苦思，心悸烦热，无事嚣争，夜寐浅短，易醒难寐，胃脘痞胀，久立而作，卧躺则减，肠鸣矢气，便努难出，口干不欲多饮。素有抑郁症、胃下垂史。

查体：形体瘦削，精神抑郁，面白色萎，两颧潮红，舌根、上腭、牙龈红肿。舌质淡胖，苔薄白、微黄，脉弦细虚。

中医诊断：郁证。

辨证立法：心肝血虚为基本病机，脾虚气陷为兼夹病机。治以养血宁心、疏气达郁、益气健脾、升阳举陷，基本病机、兼夹病机标本兼顾。

处方：酸甘宁心汤合补中益气汤加减。

酸枣仁20g，淮小麦30g，青龙齿（先煎）30g，白茯苓15g，麦冬15g，野百合30g，北黄芪30g，太子参20g，生白术15g，炙甘草5g，北柴胡6g，全当归15g，升麻6g，小川连5g。水煎服，14剂。

二诊：2013年6月12日。服上方后，舌根、上腭、牙龈红肿罢，胃脘痞胀减，余症依然。虽阴火渐平，然阴虚气弱日久，气机斡旋不足，升陷尚需时日，当以守方继服。上方继进14剂。

三诊：2013年6月26日。连投上方4周，胃脘痞胀显减，寐得稍安，心绪渐宁，大便转顺，然神倦如故。此阴阳趋衡，君相归位之佳兆，当拟原方去黄连、太子参、生白术，加潞党参20g，炒白术15g，继服月余。

四诊：2013年7月31日。投服上方，神振面华，声有中气，寐可纳香，脉来平顺。此时大暑已过，湿热当空，唯恐中州失运，故原方加佩兰叶12g，芳香化湿、醒脾开胃。

随访半年，据机增减，诸症见安，次第收功。

按语：本案患者素有抑郁症及胃下垂史，此起病之源也。长期苦恼，心烦不畅，暗损营血；食后即步，少有停歇，徒伤中气，日久心悸烦热，无事嚣争，夜寐浅短，易醒难寐，胃脘痞胀，久立而作，卧躺则减，肠鸣矢气，便努难出，口干不欲多饮诸症起矣。其中心肝血虚为基本病机，脾虚气陷为兼夹病机，故忧郁寐差著于脘痞而胀矣。治当养血宁心、疏气达郁、益气健脾、升阳举陷之法，标本同治，缓缓取效。服药期间，增减黄连、佩兰乃分别为阴火上冲、暑湿当空而设，前者为兼夹病机，后者为即时病机，药证合拍，故随证增减亦能取效也。

6. 心肝阴虚，气郁内燥

酸甘宁心汤合当归润燥汤加减治疗内燥

王某，女，52岁。2015年3月18日初诊。

主诉：肤干目涩3年余。

病史：3年来，肤干目涩，频频饮水，神疲乏力，夜寐盗汗，虽经中西医调治，其症如故。去冬至今，液干涎竭，皮肤干痒，夜寐烦躁，五心潮热，便干如栗，两胁作胀。已逾更年，断经4年，育2子，流5胎。素有干燥综合征及乳小叶增生史。

查体：颧面潮红，皮瘪色枯，舌质红、中裂，苔黄燥，脉弦细虚数。

中医诊断：内燥。

辨证立法：心肝阴虚为基本病机，气郁内燥为阶段病机。治以酸甘养阴、下肺润肠，基本病机、阶段病机标本兼顾。

处方：酸甘宁心汤合当归润燥汤加减。

酸枣仁20g，淮小麦15g，麦冬15g，野百合30g，青龙齿（先煎）30g，白茯苓15g，全当归20g，生白芍15g，大川芎10g，桃仁泥10g，火麻仁30g，生地黄15g，熟地黄15g，肥知母10g。水煎服，7剂。

二诊：2015年3月25日。服药1周，烦热略减，大便渐畅，余症依然。药证合拍，原方继服14剂。

三诊：2015年4月8日。连服上方3周，神振面润，肤干痒瘪，潮热显减，大便已畅，然夜寐浅短，时夜间口渴盗汗。此乃内燥渐退，肝气渐平之象，然血海久涸，滋阴充脉非一日之功，遂原方去当归润燥汤，加女贞子30g，桑椹子30g，枸杞子30g，制首乌30g，共奏滋补肝肾、填精充脉之功。继服月余。

按语：本案患者育2子，流5胎，已呈营阴不足之体，又历更年，阴阳失调，而致阴血枯竭，尤以心肝为甚，故见肤干目涩、频频饮水、神疲乏力、夜寐烦躁。肝者，将军之官，喜条达、恶抑郁。心肝阴血不足，必致肝体失养，内生横逆之患，然其内郁日久复又伤津耗气，故见液干涎竭、肌肤干痒、夜寐烦躁、五心潮热、便干如栗、两胁作胀。总之，心肝阴虚为基本病机，气郁内燥为阶段病机，遂以酸甘养阴、滋肺润肠之法缓缓图治，服药2个月而有效矣。服药期间，当归润燥汤、女贞子、桑椹子、枸杞子、制首乌等增减均为阶段病机变化而设，药证合拍，故而神振面润，肤干痒瘥，潮热显减，大便通畅。

7. 心肝血虚，筋脉失养

（1）酸甘宁心汤合当归四逆汤加减治疗痹证

翁某，女，60岁。2014年6月18日初诊。

主诉：颈项拘紧，背脊冷痛1年。

病史：1年来，颈项拘紧，背脊冷痛，手指欠温，如浸水中，劳后神疲，夜无睡意，虽辗转求医，中西并用，却病情缠绵，少有疗效。详问病史，时近夏至，遍体无汗，畏寒怕冷，自觉口苦，咽干喜饮。素有腰椎间盘突出症及抑郁症史。

查体：形体消瘦，面白颧红。舌质暗淡、中裂，苔薄白、微黄，脉弦细滑。

中医诊断：痹证。

辨证立法：心肝血虚为基本病机，寒湿阻络，筋脉失养为阶段病机。治以养血和营、通阳宣痹，基本病机、阶段病机标本兼顾。

处方：酸甘宁心汤合当归四逆汤加减。

酸枣仁20g，麦冬15g，野百合30g，淮小麦15g，青龙齿（先煎）30g，白茯苓 15g，全当归 15g，川桂枝 8g，炒白芍 20g，北细辛 5g，白通草 8g，炙甘草 6g，大红枣 6 枚。水煎服，14 剂。

二诊：2014 年 7 月 2 日。服药 2 周，颈项拘紧减，背脊冷痛瘥，手指稍温，余症依然。此乃阴血复而未全，筋脉通而未畅之证，仍当固守原方，徐图缓求，欲速不达。

三诊：2014 年 7 月 16 日。连进上方 4 周，周身微有汗出，夜能入睡，纳可便调，唯觉寐中多梦。再予原方加紫丹参 30g，以达养血活血、除烦安神之效。

按语：本案患者夫妻不和，情怀郁结，以致营阴内亏；同时，田间涉水，湿袭阴络，复致脾肾俱伤，故见颈项拘紧，背脊冷痛，手指欠温，如浸水中，劳后神疲，夜无睡意，时近夏至，遍体无汗，畏寒怕冷，自觉口苦，咽干喜饮。其中，血虚则寒为主因，湿袭阴络为诱因，故心肝血虚为基本病机，寒湿阻络，筋脉失养为阶段病机，遂以养血和营、通阳宣痹，酸甘宁心汤合当归四逆汤加减缓缓取效。三诊时，增紫丹参乃为提高养血和营之效而设之矣。

（2）酸甘宁心汤合三藤一仙汤加味治疗痹证

庄某，男，45 岁。2013 年 3 月 13 日初诊。

主诉：背脊酸痛、关节游走作痛 10 余年。

病史：10 余年来，背脊酸痛，关节游走作痛，头部、四肢震颤，每于静态或紧张焦虑后发作，运动后或情志舒畅时稍有缓解，经骨科、疼痛科、风湿免疫科、心理科等诊治，其效乏乏。今年又见夜寐浅短，易醒多梦，五心烦热，不甚烦苦。素有腰椎间盘突出史。

查体：体弱瘦小，舌质稍红，苔薄白，脉弦细虚。

中医诊断：痹证。

辨证立法：心肝阴虚为基本病机，风湿痹阻，筋脉失养为阶段病机。治以养血柔肝、祛风宣痹、舒筋止痛，基本病机、阶段病机标本兼顾。

处方：酸甘宁心汤合三藤一仙汤加减。

酸枣仁 30g，淮小麦 30g，麦冬 15g，野百合 15g，青龙齿（先煎）30g，白茯苓 15g，夜交藤 30g，鸡血藤 30g，络石藤 20g，威灵仙 30g，延胡索 30g，徐长卿 30g（后入）。水煎服，14 剂。

二诊：2013 年 3 月 27 日。服药半月，背脊酸痛、五心烦热瘥，关节趋利，夜稍能寐，然头部、四肢震颤依然。药中病机，然病日已久，非短期可除，故宜守方继服。

三诊：2013 年 4 月 24 日。诸痛次第见安，震颤皆止，夜能安睡。当拟原方去延胡索、徐长卿，加合欢花 12g，紫丹参 20g，解郁安神善后。

按语：本案患者背脊酸痛，关节游走作痛 10 余年，经骨科、疼痛科、风湿免疫科、心理科等诊治，其效乏乏，故不同于一般痹证。详询病史，告知长期紧张、焦虑，情郁不舒，此乃起病之缘由也，心肝血虚，则夜寐浅短，易醒多梦，五心烦热，不甚烦苦；血虚受风，湿阻经络，筋脉失养，气机不畅，则背脊酸痛，关节游走作痛，头部、四肢震颤，每于静态或紧张焦虑后发作，运动后或情志舒畅时稍有缓解。前者为基本病机，后者为阶段病机，故当两者兼顾治之，即养血柔肝、祛风宣痹、舒筋止痛并用也。方中增减延胡索、徐长卿、合欢花、丹参等，乃为病机变化而设。

8. 心肝血虚，肺胃阴虚

酸甘宁心汤合麦门冬汤加减治疗内伤咳嗽

葛某，女，49 岁。2014 年 10 月 1 日初诊。

主诉：反复咳嗽 1 年余。

病史：自 1 年前感冒后出现反复咳嗽，每于酉时始作，至寅时方罢。曾求治于西医，予以抗炎止咳药物治疗，具体用药自诉不详，未见明显改善。刻诊：神疲懒言，短气喘促，浊唾痰稠，夜寐辗转，咽干烘热，性善忧思，动则气怒。嗜喜辛辣，恣食火锅。素有桥本甲状腺炎及抑郁症史，现口服优甲乐，甲状腺疾病控制尚可。

查体：形瘦颧红，声音嘶哑。舌质红，苔黄燥，脉细虚数。

中医诊断：咳嗽。

辨证立法：心肝血虚为基本病机，肺胃阴虚为阶段病机。治以养血宁心、疏气达郁，佐以清养肺胃、降逆下气，基本病机、兼夹病机标本兼顾。

处方：酸甘宁心汤合麦门冬汤加减。

野百合30g，麦冬18g，酸枣仁15g，青龙齿（先煎）30g，白茯苓12g，淮小麦30g，制半夏12g，太子参15g，北沙参15g，肥玉竹15g，生甘草6g，粳米30g，大红枣6枚。水煎服，14剂。

二诊：2014年10月15日。药后，咳嗽咽干显减，浊痰易咯，短气渐平。药证合拍，原方继服，以观后效。

三诊：2014年11月19日。连进上方月余，诸症次第渐安，唯气短偶作，以长吸为快。此乃心肺久虚累及肾水之兆，当拟补水生金为法，遂改方为六味地黄汤合玉屏风散、生脉散出入。

处方：生地黄30g，怀山药30g，山茱萸15g，牡丹皮12g，建泽泻12g，白茯苓12g，生黄芪30g，炒白术15g，北防风10g，太子参20g，麦冬15g，五味子10g。水煎服，7剂。

按语：本案患者反复咳嗽年余，迭经抗炎止咳药物徒劳无功，故非常法可效。详询病史，咳嗽之余，兼及夜寐辗转，咽干烘热，性善忧思，动则气怒，此乃心肝血虚，气郁化火之证。郁火久而不除，上冲肺胃，灼伤阴液，内损脾气，而致肺失宣肃，胃失和降，故见短气喘促、浊唾痰稠、神疲懒言。因此，心肝血虚为基本病机，肺胃阴虚为阶段病机，当以养血宁心、疏气达郁，清养肺胃、降逆下气，基本病机、阶段病机两者兼顾方可取效。服药月余，心肺之病大解，然又牵涉于肾，肺肾金水不足趋于主位，遂以生脉地黄汤及玉屏风散善后。

二、阴虚湿热

（一）概况

《素问·通评虚实论》云："邪气盛则实，精气夺则虚。"阴虚湿热证是指由阴液亏虚，脾虚不运，贼火湿浊胶结不化，游走周身所致的证候。阴虚多在心、肝、肾，湿热多在脾胃、肝胆、膀胱。阴虚湿热证根据病位不同，又以素体阴虚而兼胃经燥热、脾湿阳遏和阴虚湿热、气化不利两种变化为主。临床主要表现为面肤垢亮，发落稀疏，遍体疮疖，脚丫湿气，口舌糜烂，烦热汗出，脘腹痞闷，胸胁胀痛，尿黄浊臭，便黏不畅，会阴瘙痒，带黄味腥，舌质偏红，舌苔黄腻，脉细濡滑等。此证多见于口疮、郁证、阳痿、尿浊、眩晕、痹证、不寐、盗汗、咳嗽、泄泻等病症。

（二）常用处方

1. 口疮十三味

（1）药物组成：肥知母，生石膏，淡竹叶，焦山栀，小川连，升麻，广藿香，北防风，大生地，粉丹皮，太子参，全当归，生甘草。

（2）基础配伍：全方13味，以泻黄散、清胃散、竹叶石膏汤、白虎加人参汤、玉女煎等化裁而成，适用于阴虚燥热、脾湿阳遏为基本病机的口疮、燥证、瘾疹、不寐、郁证等急慢性疾病。该方选择肥知母、生石膏、广藿香、北防风共为君药。知母甘苦而寒，质润多液，既升又降，上清肺热、中清胃火、下泻相火；石膏甘辛而寒，体重而降、气浮而升，其性大寒，善清肺胃之热，且又偏走气分而清气分实热。二药相伍，升降结合，清润兼具，共为白虎汤之主药。藿香芳香而不嫌其猛烈，温煦而不偏于燥热，既散表邪，又化里湿；防风气味俱升，性温而润，乃"风药中之润剂"，善走上焦而治上焦之风，又走气分而祛周身之风，风胜湿除，亦能燥湿。二药相伍，湿去脾健，阳遏可解。知母、石膏、藿香、防风四药相得，寒温并用，燥湿互兼，共奏润燥化湿之功。臣以淡竹叶、焦山栀、黄连、升麻清热泻火，生地黄、牡丹皮凉血散血；佐以太子参、当归益气养血，扶正达邪；使以甘草，清解之中兼具调方之能。

（3）据机配伍：根据病机变化，选药亦有侧重。如：①选择生地黄、牡丹皮为君药。生地黄清热凉血、养阴生津，牡丹皮清热凉血、活血散血。二药伍用，既清热养阴，又助清营凉血，共为主药。佐以淡竹叶、焦栀子、知母、石膏、黄连、升麻、藿香、防风、太子参、当归，可用于治疗阴虚燥热、脾湿阳遏为基本病机，血热生风为阶段病机，阶段病机趋于主位的病证。②选择黄连、升麻为君药。黄连苦寒，祛中焦湿热，泻心经实火，降胃浊以泄热；升麻辛凉，透脾胃伏邪，清阳明火热，升脾气而助运。二药相伍，一升一降，一辛一苦，辛苦通降，斡旋气机，共为主药。佐以生地黄、牡丹皮、知母、生石膏、淡竹叶、焦栀子、藿香、防风、太子参、当归、生甘草，可用于治疗阴虚燥热、脾湿阳遏为基本病机，心肝血虚、气郁不达为兼夹病机，兼夹病机趋于主位的病证。

（4）主治：①阴虚燥热、脾湿阳遏为基本病机，当前趋于主位，症见口舌生疮，游走不定、灼痛难耐，劳后加剧。若燥热偏盛伤阴者，在此基础上加蒲公英、鲜石斛之属；若脾湿较盛伤阳者，在此基础上加炒白术、白茯苓之辈。②阴虚燥热、脾湿阳遏为基本病机，血热生风为阶段病机，症见眼睑、口唇红肿、瘙痒，昼轻夜甚。若阶段病机趋于主位，在此基础上加犀角地黄汤（水牛角、大生地、赤芍药、粉丹皮）出入。③阴虚燥热、脾湿阳遏为基本病机，心肝血虚、气郁不达为兼夹病机，症见夜寐不宁、多思心烦、口舌生疮、低热时作。若兼夹病机趋于主位，在此基础上加酸甘宁心汤（枣仁、百合、麦冬、龙骨、茯苓、淮小麦）出入。

2. 茵陈五苓散

（1）药物组成：绵茵陈，柳桂枝，炒白术，猪苓，白茯苓，建泽泻。

（2）基础配伍：出自《金匮要略》卷中，全方六味，由绵茵陈加五苓散而成，适用于阴虚湿热，气化不利为基本病机的黄疸、胁痛、阳痿、眩晕、痹证、不寐等急慢性疾病。该方以绵茵陈为君药。茵陈苦寒，苦能燥湿，寒能清热，其气清芬，善于渗湿而利小便。臣以建泽泻、白茯苓、猪苓，取其甘淡渗利之性，辅以君药，加强利水之功，且水散热亦消也。叶天士谓"渗湿于热下，不与热相搏"即乃此意。佐以炒白术健脾利湿，柳桂枝助阳化气，俾土实气行，则水湿化矣。

（3）主治：①阴虚湿热为基本病机，阳气不伸为阶段病机，当前趋于主位，症见肢重腰酸、神疲头昏、尿黄浊臭、大便溏滞。在此基础上加淡竹叶、焦栀子、滑石粉、生甘草等。②阴虚湿热为基本病机，肝络不畅为阶段病机，当前趋于主位，症见右胁隐痛、尿黄苔腻。若湿热偏盛者，在此基础上加夏枯草、垂盆草、虎杖根、白花蛇舌草；若阴虚偏甚者，在此基础上加女贞子、桑椹子。③阴虚湿热为基本病机，脾肾阳遏为阶段病机，症见性欲减退、阳痿不举、畏寒肢冷、大便不化。若兼夹病机趋于主位，在此基础上加茵陈术附汤（茵陈、白术、附子）及二仙汤（仙茅、淫羊藿）出入。④阴虚湿热为基本病机，风痰瘀阻为兼夹病机，症见形体肥胖、头晕欲仆、胸闷少气、肢体不仁。若兼夹病机趋于主位，以风气甚者，在此基础上加降压四味（桑寄生、明天麻、石决明、夏枯草）出入；以痰瘀甚者，在此基础上加降脂四味（生蒲黄、决明子、建泽泻、绵茵陈）出入。⑤阴虚湿热为基本病机，脑络不畅为阶段病机，症见头晕困乏、神疲肢倦、颈项不舒、尿黄便黏。若阶段病机趋于主位，在此基础上加紫丹参、生葛根、大川芎等。⑥阴虚湿热为基本病机，经脉闭阻为阶段病机，症见诸大关节红肿热痛、屈伸不利。若兼夹病机趋于主位，在此基础上加桂枝芍药知母汤（桂枝、赤芍、知母、甘草、麻黄、生姜、白术、防风、附子）出入。⑦阴虚湿热为基本病机，心肝血虚为兼夹病机，症见夜寐不宁、心悸难平、肤亮油垢、尿黄浊臭。若兼夹病机趋于主位，在此基础上加酸甘宁心汤（枣仁、龙齿、茯苓、麦冬、百合、淮小麦）出入。

此外，秦艽鳖甲汤、龙胆泻肝汤、知柏地黄汤、当归六黄汤、茵陈术附汤、暑湿气化汤、导赤散、三仁汤、猪苓汤等方亦为常用的治疗阴虚湿热的主方。

（三）医案举隅

1. 口疮十三味治验

（1）阴虚燥热，脾湿阳遏

①口疮十三味加味治疗复发性口疮

杨某，女，47岁。2015年6月26日初诊。

主诉：反复唇周、舌中、牙龈溃烂、灼痛 5 年余。

病史：5 年来，唇周、舌中、牙龈溃烂、灼痛，游走不定，反复发作。病始常予锡类散、西瓜霜外涂可解，然久治无效。遂辗转求医，先后服用清胃散、封髓丹、甘草泻心汤、知柏地黄汤等方，似海底捞月，其效乏乏。前症缠绵，疲劳则作，寐差则剧，平素神疲乏力，烘热汗出，头晕目糊，口干而苦，燥渴多饮，腰腿酸软，胸闷心烦，夜寐不安，大便干稀不调。其人性格内向，多思善虑，未及更年，经断 4 年。

查体：舌尖、上腭各有一溃烂小浓点，中红边黄，边界清晰。舌质偏红，苔薄黄略腻，脉细虚。

中医诊断：复发性口疮。

辨证立法：阴虚燥热，脾湿阳遏为基本病机，肝肾阴虚，心肝郁火为兼夹病机。治以清热润燥、化湿醒脾，先解基本病机之急。

处方：口疮十三味加味。

广藿香 10g，北防风 10g，肥知母 12g，生石膏（先煎）30g，淡竹叶 15g，焦山栀 12g，小川连 6g，升麻 6g，大生地 15g，粉丹皮 12g，太子参 15g，全当归 12g，生甘草 6g，蒲公英 30g，鲜石斛 12g。水煎服，7 剂。

二诊：2015 年 7 月 3 日。服药 1 周，舌尖、上腭疮面缩小，灼痛大减，口干而苦、燥渴多饮亦缓，唯头晕目糊、烘热汗出、腰腿酸软、胸闷心烦、夜寐不安如故，舌苔由薄黄腻转为薄黄。新添大便稀溏、肠鸣时作。此脾湿阳遏较阴虚燥热为重之故，遂上方去蒲公英、鲜石斛，加炒白术 15g，白茯苓 15g，以达健脾渗湿之效。

三诊：2015 年 7 月 31 日。上方连服月余，口腔内诸疮面悉平，灼痛亦除，烘热汗出、腰腿酸软、头晕目糊大减，唯觉夜寐不安、胸闷心烦。此心肝血虚，气机怫郁趋于主位，当改养血宁心、疏气达郁之剂善后。

处方：酸枣仁 20g，淮小麦 30g，青龙齿（先煎）30g，白茯苓 15g，麦冬 15g，野百合 20g，大川芎 10g，茅苍术 15g，制香附 10g，焦栀子 12g，六神曲 10g，紫丹参 20g，炒白芍 20g。水煎服，14 剂。

上方连服月余，诸症若失。随访半年，除偶因饮食不节而致口疮小发外，余时诸恙悉除。

按语： 经云："脾主口……在窍为口"，"口唇者，脾之官也"，"足太阴之正……贯舌中"。因此，脾胃疾病易循经上炎而引发口部诸疾。本案患者素体阴虚，饮食偏嗜，对烤麸煎炸、虾蟹海贝尤为钟情，以致燥热伤胃，湿浊伤脾，故舌尖、上腭灼痛，游走不定，口干而苦，燥渴多饮，神疲乏力，大便干稀不调。其人年近更年，真水不足，心肝失养，郁火上冲，则头晕目糊、烘热汗出、腰腿酸软、胸闷心烦、夜寐不安。其中，阴虚燥热，脾湿阳遏为基本病机，心肝郁火为兼夹病机。故初诊、二诊均以口疮十三味清热润燥、化湿醒脾，先解基本病机。时据阴虚燥热、脾湿阳遏偏甚而有蒲公英、鲜石斛、白术、茯苓增损。三诊，主症消失，心肝血虚，气机怫郁趋于主位，遂转以酸甘宁心汤合越鞠丸出入善后。

②口疮十三味加味治疗燥证

乐某，女，41 岁。2015 年 7 月 16 日初诊。

主诉： 咽喉干燥，唇周多沫 1 年余。

病史： 1 年来，咽喉干燥灼痛，唇周多沫，张口黏滞，与昼夜变化、季节转换等无关，经血糖、免疫组套等检查，未见异常。期间医药杂投，或投"竹叶石膏汤""白虎汤"辈清热生津，或投"玉女煎"辈清胃滋肾，略无寸效。平素神疲乏力，头颈多汗，胃脘嘈杂，时有肠鸣，夜寐欠佳。未及更年，经断 4 年，育有 1 女。素有慢性浅表性胃炎及胆汁反流性胃炎史。

查体： 两颧潮红，舌质稍红，苔薄净，脉细虚。

中医诊断： 燥证。

辨证立法： 阴虚燥热，脾湿阳遏为基本病机，肝胃郁热为兼夹病机。治以养阴润燥、健脾化湿为主，先缓基本病机之急。

处方： 口疮十三味加味。

广藿香 10g，北防风 10g，肥知母 10g，生石膏（先煎）30g，淡竹叶 12g，焦栀子 10g，小川连 6g，升麻 6g，粉丹皮 10g，大生地 15g，太子参 15g，全当归 10g，生甘草 6g，酸枣仁 15g。水煎服，7 剂。

二诊：2015 年 7 月 23 日。服药 1 周，口燥干渴、唇周多沫减，神疲乏力、烘热面红、脘痞肠鸣、夜寐不佳依然。此脾湿渐化，胃津渐润之候矣，当拟原法续服，以增其效。上方继进 14 剂。

三诊：2015 年 8 月 20 日。上方服完，续服半月，口干灼痛大减，唇周多沫未止。近来脘痞嘈杂，肠鸣便泄较剧。此土虚木乘，肝脾失调之潜伏病机作祟，当予调肝理脾，以缓肝脾之急。

处方：北柴胡 12g，炒白芍 20g，江枳壳 10g，生甘草 5g，广陈皮 10g，潞党参 20g，炒白术 15g，白茯苓 15g，条黄芩 12g，淡干姜 10g，北防风 12g，广木香 10g。水煎服，14 剂。

药后，脘痞肠鸣止，唇周多沫瘥，改以健脾养肝益肾之剂善后。

按语：《临证指南医案·脾胃》谓："太阴湿土，得阳始运；阳明燥土，得阴自安。以脾喜刚燥，胃喜柔润也。"本案患者长期恣啖煎炸烤烹之品，入夏而又畅饮冰镇冷饮，以致脾胃两伤，润燥失常，故口燥干渴，饮水不解，唇周多沫，张口黏滞。同时，肝肾阴虚，虚阳上扰，则颧面潮红、烘热汗出、夜寐欠香；肝胃郁热，肝脾失和，则胃脘嘈杂、时有肠鸣、神疲乏力。故阴虚燥热，脾湿阳遏为基本病机，肝胃郁热为兼夹病机。初诊、二诊，基本病机趋于主位，故先予口疮十三味清热润燥、化湿醒脾，以缓主病之急。服药 2 周，口燥干渴瘥，然脘痞嘈杂，肠鸣便泄有加重之势，此土虚木乘，肝脾失调之潜伏病机趋于主位之候，故三诊改服四逆异功散出入调治。服药 2 周，肝胃和、脾湿散，终以健脾养肝益肾之剂收功。本案治疗先后有序，主次分明，故前后服药 2 个月而诸症悉罢。

（2）阴虚血热，胃燥脾湿

口疮十三味加减治疗瘾疹

黄某，女，59 岁。2015 年 1 月 15 日初诊。

主诉：反复眼睑、口唇肿痒半年余。

病史：半年以来，眼睑、口唇起疹，扪之糙手，痒彻入心，每饮食不慎作，服抗过敏药止，入夜症著，昼日轻减。3日以前，贪食龙虾之后，眼睑、唇周肿痒复作，虽服西药，其效乏乏。平素大便干枯，间日一行，胃纳可，夜寐安。

查体：舌质偏红，苔薄净，脉细滑。

中医诊断：瘾疹。

辨证立法：患者一体多病，阴虚血热，胃燥脾湿，融基本病机、阶段病机于一体，以病程长、主诉繁、疑心重、病机杂、用药滥、疗效差为特点，属疑难病范畴。治以清热润燥、化湿醒脾、凉血祛风，基本病机、阶段病机标本兼顾。

处方：口疮十三味加减。

大生地30g，粉丹皮15g，淡竹叶15g，焦栀子12g，生石膏（先煎）30g，肥知母12g，广藿香10g，北防风10g，小川连6g，升麻7g，全当归12g，生甘草6g，蝉蜕6g。水煎服，7剂。

二诊：2015年1月22日。药后如醍醐灌顶，内府得宽，唇周红肿、瘙痒消退，眼睑之恙亦减，大便通畅。药证相符，其效较著，故当再守原方，巩固疗效。

三诊：2015年3月5日。服用前方，诸症若失。近因饮食不甚，而致前症又作。验之于舌则红润少苔，切之于脉则细滑偏数。此胃燥脾湿，血热生风复作矣，故当再以前方继进，以求康复。

按语：瘾疹是一种皮肤出现红色或苍白色风团，时隐时现的瘙痒性、过敏性皮肤病。本案发病特点与其相似，归为"瘾疹"范畴。患者素体胃津不足，无以下润肠道，故平日大便干枯，间日一行。复因饮食不节，内损脾胃，从阳化热，热入营血，故眼睑、口唇红肿、瘙痒，昼轻夜剧。集阴虚血热，胃燥脾湿于一体，故仿口疮十三味法治之。其方去人子参，加蝉蜕以增祛风通络之效。本案每服药则症减，饮食不慎则症增，故服药仅为权宜之法，仍当从饮食入手，方可解起病之患。

（3）阴虚胃热，脾湿郁火

①口疮十三味加味治疗郁证

陈某，女，47岁。2016年6月15日初诊。

主诉：夜寐不佳1年余。

病史：1年以来，初苦入睡困难，不过数日偶作，尚可安睡5~6小时，待诸事平顺，则心宽症减，故延医未治。时至焦躁日甚，彻夜难眠，心悸而烦，口舌溃烂，咽干喜饮，方病急求医，无功效乏。近与儿女相争，暴怒面赤，嗳噫频频，新添胃脘痞满，喉如痰塞，颧面、下肢浮肿，朝轻暮重，神萎疲倦，少气懒言。

查体：舌质淡红，苔黄腻，脉弦细滑。

中医诊断：郁证。

辨证立法：此融阴虚胃热、脾湿郁火、水火失济、虚实夹杂，基本病机、阶段病机、兼夹病机等于一体，以病程长、主诉繁、疑心重、病机杂、用药滥、疗效无为特点，属疑难病范畴。当拟滋阴清胃、温脾化湿为主，养血宁心、交通阴阳为辅，以寒热并调、虚实相兼之剂，长期守方，徐缓图之，尚可获取一效。

处方：口疮十三味加味。

小川连7g，升麻6g，大生地15g，粉丹皮12g，肥知母12g，生石膏（先煎）30g，淡竹叶12g，焦栀子12g，广藿香10g，北防风10g，太子参15g，全当归12g，生甘草6g，炒枣仁15g。水煎服，7剂。

二诊：2016年6月22日。投上方后，神稍振，寐稍宁，余恙依然。《本草经疏》谓："乌梅味酸，能敛浮热，能吸气归元，故主下气，除热烦满及安心也。"今遵此意，仍守原方，并加乌梅肉15g，以达引阳入阴之效。

三诊：2016年6月29日。药后，喜闻神振音扬，乐见面润气清，口舌疮面平，咽中热痛消，夜能安睡4~5小时。舌苔转淡，脉细带弦。此阴液来复，湿浊渐退，火苗平熄，气机舒展，阴阳得通，水火既济之佳兆。嘱其继服原方，徐图缓求，细水长流，不可见症易方，诸药杂投，影响药效。

上方连服3个月，夜寐转安，烦怒平息，口疮消失，神萎亦罢。然体质之调非一朝一夕，故仍守原意，间断服药，以巩固疗效。

按语：《古今医统大全·郁证门》云："郁为七情不舒，遂成郁结，既郁之久，变病多端。"本案患者在当地经营一小店，平素操持过度，夜卧较晚，渐而暗耗营血，渐至阴虚；兼之饮食偏嗜，尤好海贝、油炸之类，前者兼夹湿气，后者兼夹燥气，久而服之，脾胃受损，而致胃经燥热、脾湿阳遏。"气有余便是火"，胃热脾湿兼夹肝气上冲，扰乱心神，则夜卧难熟，渐而加重，心烦悸动，难以平息；牵及咽喉，则口舌溃烂，咽中热痛，干渴喜饮，喉如痰塞。胃热脾湿，纳运失职，故胃脘痞满，颜面、下肢浮肿，朝轻暮重，神萎疲倦，少气懒言。此融阴虚胃热、脾湿郁火、水火失济、虚实夹杂等诸多病机于一体，颇为难治，故服药4个月，虽夜寐转安，烦怒平息，口疮消失，神疲亦罢，然仍需固守原法，随证加减，间断服药。

②口疮十三味加减治疗内伤发热

余某，女，42岁。2014年11月12日初诊。

主诉：反复低热3月余。

病史：3个月来，频频低热，体温游走于37.5~37.9℃之间，每于发作之时伴有神疲头晕、四肢乏力、口角糜烂、牙龈肿胀，痛苦莫名，求诊于此。详问病史，去夏曾因罹患亚急性甲状腺炎而服用强的松4月余。平素胃脘痞满，时有呃逆嗳气，夜寐浅短，易醒难熟，苦于健忘，易于烦怒，末次月经10月23日来潮。

查体：舌质暗淡，苔薄白，脉细弦。

辅检：血沉36mm/h。免疫生化、甲状腺功能指标无殊。

中医诊断：内伤发热。

辨证立法：阴虚胃热为基本病机，脾湿郁火为兼夹病机。治以清热润燥、化湿醒脾、滋阴疏解，基本病机、兼夹病机标本兼顾。

处方：口疮十三味加减。

小川连5g，升麻6g，生石膏（先煎）30g，肥知母12g，焦栀子10g，淡竹叶15g，广藿香9g，北防风9g，太子参15g，生甘草5g，生葛根30g，炒枣仁15g，蒲公英30g，紫苏梗10g。水煎服，7剂。

二诊：2014年11月19日。服药1周，神振，头晕、寐差皆减，余症如故。本次月经先期1周而至，目前月经将净。此药虽已中机，然尚需守方继进方可解之矣。上方去太子参、生葛根，加净连翘20g，7剂。

三诊：2014年11月26日。前进滋阴润燥、化湿醒脾之剂2周，头晕、低热未作，口角糜烂、牙龈肿胀显减，脘痞嗳逆、寐差健忘未净。当守上方继进。

四诊：2014年12月31日。上方出入连服月余，脘痞嗳逆、夜寐梦扰未罢，余症次第消失。此心肝血虚，肝胃失和趋于主位之候矣，故拟养血疏肝之法善后。

按语：《景岳全书·寒热》："阴虚之热者，宜壮水以平之；无根之热者，宜益火以培之。"本案患者素体较差，易染受不正之气而罹患诸疾。本次起病于夏日炎暑之时，且未经图治，久而呈现阴虚胃热，脾湿郁火之象，故频频低热，神疲乏力，口角糜烂，牙龈肿痛，胃脘痞满，呃逆嗳气。另外，心肝阴虚，郁火不达，则头晕健忘，夜寐不佳，易于烦怒。其中，阴虚胃热为基本病机，脾湿郁火为兼夹病机，故治当清热润燥、化湿醒脾、滋阴疏解，标本兼顾。因本病虽久，然未及血分，故口疮十三味中去牡丹皮、生地黄、当归；同时，清气不得上升，心神不得安宁，胃热又为较著，则入葛根、枣仁、苏梗、蒲公英之属。因药证合拍，故二诊诸症即已缓解，此时，胃热盛于脾湿，则又去太子参、葛根，再入连翘之类。以后以上方出入月余而尽显全效。

本案特点为味多不乱，药杂理明，层次分明，丝丝入扣，把握分寸，适中其的，而致中和，机圆法活，正如徐灵胎所云"医者之学问，全在明《伤寒》之理，则万事皆通"，也即张仲景"有是症，用是药，但见一症，不必悉具"之谓也。故王晖常云："据症析机，因机立法，以法组方。"亦同其理也。

2.茵陈五苓散治验

（1）阴虚湿热，气化无权

茵陈五苓散加味治疗湿阻

陈某，男，38岁。2016年3月23日初诊。

主诉： 肢重腰酸半年余。

病史： 半年以来，渐起肢体困重、腰背酸楚之恙，尤以晨起为甚，每于敲打、抬手、伸腿后可缓解。平素神疲头昏，尿黄浊臭，大便溏黏，日行3次，口干不喜多饮。

查体： 面肤红疹，舌质暗红，苔薄黄，脉弦细滑。

中医诊断： 湿阻。

辨证立法： 阴虚湿热为基本病机，气化无权为阶段病机。治以滋阴清热、升清利湿，基本病机、阶段病机标本兼顾。

处方： 茵陈五苓散加味。

绵茵陈20g，建泽泻10g，白茯苓15g，猪苓10g，炒白术15g，柳桂枝8g，广木香12g，小川连7g，生甘草6g，滑石粉（包煎）20g，淡竹叶12g，焦栀子12g。水煎服，7剂。

二诊： 2016年4月20日。服药1周，诸症皆减，复服3周，除尿黄、泡沫未罢外，余症皆失。此乃阴虚复，湿热除，气化渐振之象，当守原法继进，巩固疗效。上方7剂。

三诊： 2016年5月11日。连进滋阴清热利湿之品40余剂，诸恙若失，遂以健脾生津之品善后。

按语： 《温病条辨·中焦》："湿之人中焦，有寒湿，有湿热，有自表传来，有水谷内蕴，有内外相合，其中伤也，有伤脾阳，有伤脾阴，有伤胃阳，有伤胃阴，有两伤脾胃。伤脾胃之阳者十常八九，伤脾胃之阴者十居二，彼此混淆，治不中窍，遗患无穷，临证细推，不可泛论。"本案患者长年居于底层，易于染受湿浊之邪；况工作辛劳，频思设计而暗耗阴液，久之而有阴虚湿热之患。湿性重浊，缠绵难解，气化无权，升降失司，终致肢重腰酸，神疲头昏，尿黄浊臭，大便溏黏，日行 3 次，口干不喜多饮诸症。其中，阴虚湿热为基本病机，气化无权为阶段病机，故拟滋阴清热利湿之法方为合拍。是方唯以桂枝其性升腾，余皆药性趋下，其乃反佐之中而蕴化气升阳之理，既除基本病机，又解阶段病机，故而药后疗效较著。王晖认为，阴虚复，湿热除，以防复作，当以健脾生津法善后，切忌过服香燥、滋腻之品。

（2）阴虚湿热，肝络不畅

茵陈四苓汤加味治疗胁痛

金某，男，28 岁。2015 年 2 月 12 日初诊。

主诉：反复右胁隐痛半年余。

病史：半年以来，右肋下缘外侧隐隐作痛，时作时止，经检查后发现脂肪肝、肝功能异常，中西医并治，效果不佳。平素尿黄，大便隔日一行，腰腿酸重，脚丫湿气。

查体：面肤垢亮，舌质淡红，边齿印，苔黄腻，脉弦细。

中医诊断：胁痛。

辨证立法：阴虚湿热为基本病机，肝络不畅为阶段病机。治以滋阴清热、利湿和络，基本病机、阶段病机标本兼顾。

处方：茵陈四苓散加味。

绵茵陈 20g，建泽泻 15g，猪苓 12g，白茯苓 15g，生白术 15g，夏枯草 15g，垂盆草 30g，白花蛇舌草 30g，虎杖根 30g，桑椹子 20g，女贞子 30g。水煎服，7 剂。

二诊：2015 年 2 月 26 日。服药 2 周，右胁隐痛稍减，尿黄转清，腻苔转薄，余症如故。此乃湿热虽去，去而未净之候，当守原意再进，上方继服。

三诊：2015 年 3 月 19 日。药后，右胁隐痛大减，大便日行 1 次，近来夜寐易醒，醒而难续。当拟清热利湿之中，再入养肝宁心之剂，上方加酸枣仁 15g，淮小麦 30g，7 剂。

上方连进 4 周，诸症悉减，遂以诸药小制丸剂，每日 1 次，巩固疗效。

按语：本案患者嗜好烟酒，作息无律，阴虚湿热渐而生矣，故面肤垢亮，脚丫湿气，腰腿酸重，尿黄，大便隔日一行。湿热窜于肝络，气浊既阻，安能旋运，则右侧胁肋隐隐而痛，时作时休。故阴虚湿热为基本病机，肝络不畅为阶段病机，遂以滋阴清热利湿之法使之宣畅。因其湿热较甚，故加夏枯草、垂盆草、白花蛇舌草、虎杖根；伤阴明显，则加桑椹子、女贞子。三诊时，见夜寐易醒，醒而难续，再加酸枣仁、淮小麦。因药证合拍，故其效较捷。

（3）阴虚湿热，脾肾阳遏

茵陈五苓散合六一散加味治疗阳痿

熊某，男，35 岁。2016 年 4 月 6 日初诊。

主诉：性欲减退半年。

病史：半年以来，性欲渐减，茎软难举，举而不坚，畏寒肢冷，下肢为甚，自服补肾壮阳之品，其效平平。平素夜卧烘热，汗出透身，尿黄而浊，余沥难净，脚丫湿气，瘙痒难忍。

查体：颧面油光而亮，舌质淡红，苔薄白、中微黄，脉细滑。

中医诊断：阳痿。

辨证立法：阴虚湿热为基本病机，脾肾阳遏为阶段病机。治以滋阴清热、健脾温肾，基本病机、阶段病机标本兼顾。

处方：茵陈五苓散合六一散加味。

绵茵陈 20g，建泽泻 10g，猪苓 10g，白茯苓 15g，炒白术 20g，柳桂枝 8g，淡附片（先煎）3g，淡竹叶 15g，焦栀子 10g，滑石粉（包煎）20g，生甘草 3g。水煎服，7 剂。

二诊：2016 年 4 月 13 日。服药 1 周，症无进退。考虑患者病程日久，虚实夹杂，加之阴雨连日，内忧外患之际，仍当续守原法，徐图缓求。上方继进 14 剂。

三诊：2016 年 4 月 27 日。服前方 3 周，寐中汗出、脚丫湿气显减，性欲低下、下肢不温如故。此乃湿热渐解，阳用未复之候，仍以滋阴清热利湿为主，并佐潞党参、绞股蓝、仙茅、淫羊藿，以达益气泄浊、温肾散湿之效。

处方：柳桂枝10g，炒白术20g，白茯苓15g，绵茵陈20g，建泽泻10g，猪苓10g，淡附片（先煎）6g，绞股蓝30g，潞党参20g，仙茅15g，淫羊藿30g。水煎服，14剂。

四诊：2016年5月11日。药后，阳事渐举，尿亦转清。此湿热去，阳用复之佳兆，然病久气血两伤之势未尽全复，故近来双手肤痒、皮损干裂，大腿前侧肌肉酸痛。治以益气养血、清利余湿，缓缓收功。

处方：孩儿参30g，炒白术12g，白茯苓15g，生甘草5g，北黄芪30g，全当归15g，制黄精15g，制玉竹15g，青黛（包煎）10g，滑石粉（包煎）20g。水煎服，14剂。

按语：经云："酒入于胃，则络脉满而经脉虚；脾主为胃行其津液者也，阴气虚则阳气入，阳气入则胃不和，胃不和则精气竭，精气竭则不营其四肢也。此人必数醉若饱以入房，气聚于脾中不得散，酒气与谷气相薄，热盛于中，故热偏于身内热而溺赤也。夫酒气盛而剽悍，肾气有衰，阳气独盛，故手足为之热也。"本案患者经营私企，业务往来，应酬频繁，杯中之物，如数家珍，久而阴虚于内，湿热冲击于外，故面肌油垢，夜卧烘热，汗出透身，尿黄而浊，余沥难净，脚丫湿气。此基本病机之理也。湿热遏阻，脾肾阳气不展，故性欲减退，茎软难举，举而不坚，畏寒肢冷，下肢为甚。此阶段病机之理也。治以茵陈四苓散合六一散，加淡竹叶、栀子滋阴清热利湿以解基本病机，附子、桂枝、仙茅、淫羊藿温肾散寒燥湿以缓阶段病机，诸药合用，标本兼顾，连服月余，湿热除、肾气旺，故诸恙罢矣。此后，气血两虚趋于主位，再以益气养血、清利余湿之剂缓缓收功。

（4）阴虚湿热，风痰瘀阻

茵陈四苓散合失笑散加味治疗眩晕

徐某，男，48岁。2015年1月7日初诊。

主诉：头晕昏重3月余。

病史：3个月来，徐发头巅之恙，时而晕眩而痛，时而昏重如压，静时加剧，动时缓解，虽经加服高血压药，其症如故。平素心烦易怒，目糊咽痛，尿黄浊臭，大便稀溏。罹患高血压病、高脂血症、糖尿病、脂肪肝，另见尿酸偏高。

查体：形体矮胖，面肤油垢，前额发脱。舌质暗淡，苔薄腻，脉细涩。

中医诊断：眩晕。

辨证立法：阴虚湿热为基本病机，风痰瘀阻为兼夹病机。治以滋阴清热利湿、祛风化痰散瘀，基本病机、兼夹病机标本兼顾。

处方：茵陈四苓散合失笑散加味。

绵茵陈20g，建泽泻10g，猪苓10g，白茯苓20g，炒白术15g，生蒲黄（包煎）10g，五灵脂（包煎）10g，条黄芩12g，石决明（先煎）30g，明天麻9g，桑寄生15g，茶树根15g。水煎服，7剂。

二诊：2015年1月14日。服药1周，头晕昏重稍有改善，薄腻之苔略有松动，余症依然。此乃湿热有化，阴虚未复，风痰瘀阻未平之候，当予原法续进，徐图缓求，欲速不达。上方继服14剂。

半年后，因外感咳嗽复诊，追忆服上药3个月，头晕渐罢，尿色转清，大便调畅，唯面油发脱未解，后自行改服藜麦薏苡仁红枣粥，则面肤油光亦有改善。

按语："酒，天之美酿也……少饮则和血行气，壮神御寒，消愁遣兴；痛饮则伤神耗血，损胃失精，生痰动火"。本案患者好饮酒，并以此消愁，久致阴虚湿热之患，故面肤油垢，前额发脱，尿黄浊臭，大便稀溏。形体矮胖，痰瘀互阻，气化失司，故舌苔薄腻，脉象细涩。病久湿热痰瘀相互搏结，随风上扰清空，故头晕昏重、步履欠稳，每于休息时湿滞瘀阻而加重诸症，运动时湿化血活而诸恙缓解。总之，阴虚湿热为基本病机，风痰瘀阻为兼夹病机。其头晕昏重实乃两者相兼为患，故当予茵陈四苓散滋阴清热利湿以解基本病机，失笑散、黄芩、天麻、石决明、桑寄生、茶树根等清热祛风、散瘀和络以缓兼夹病机。服药3个月，阴虚复，湿热消，风痰息，瘀血化，则诸恙皆除矣。

（5）阴虚湿热，脑络不畅

茵陈五苓散加味治疗眩晕

章某，男，47岁。2013年8月21日初诊。

主诉： 反复头晕10余年，加重1月余。

病史： 10余年来，初于酒后头晕困乏，神疲肢倦，虽自服薏米、茯苓之类可解，然病情反复，不易根除。近1月来，头晕肢倦加重，未饮酒亦常发作，遂求诊于此。平素脘痞嗳气，晨起口苦，进油腻之品则频频返酸，得口角糜烂而难以痊愈，颈项不舒，夜寐多梦，尿浊而臭，大便黏滞不畅，每日二行。

查体： 面肤垢亮，眼圈色素暗淡。舌质暗淡，苔薄白，脉细滑。

中医诊断： 眩晕。

辨证立法： 阴虚湿热为基本病机，脑络不畅为阶段病机。治以滋阴清热、升阳利湿、和营通脑，基本病机、阶段病机标本兼顾。

处方： 茵陈五苓散加味。

绵茵陈30g，建泽泻15g，猪苓15g，白茯苓15g，生白术20g，柳桂枝10g，补骨脂30g，紫丹参30g，生葛根30g，大川芎15g，干荷叶20g。水煎服，7剂。

二诊： 2013年8月28日。药后，头晕稍减，肢重亦缓，然大便黏滞，呕苦返酸等依然。此阴虚湿热尤以热重为甚矣，故当原法之中去补骨脂，更加广木香12g，条黄芩10g，小川连9g以达清热燥湿之效。

三诊： 2013年9月18日。上方连进3周，头晕罢，便黏除，尿转淡，夜寐安。此药证合拍之理矣，当守原意继进，巩固疗效。

按语： 本案患者长期贪酒，酒后头晕困乏，神疲肢倦，脘痞嗳气，晨起口苦，得油返酸，尿浊而臭，大便黏滞，口角糜烂，一派阴虚湿热之象。其头晕胜似湿遏阳气，清阳不振之故，然仔细分析，发现头晕之余尚有颈项不舒，夜寐不佳，此乃湿热困阻，经脉痹阻，脑络不畅，神失所养之证。其中，阴虚湿热为基本病机，脑络不畅为阶段病机，故拟茵陈五苓散合丹参、葛根、川芎之类甚为合拍。初诊以阳气不振为主，故方中入补骨脂、干荷叶之属，而二诊、三诊则以热重于湿为主，故添葛根芩连之类。药证合拍，故而收效明显。

（6）阴虚湿热，经脉痹阻

茵陈五苓散合桂枝芍药知母汤加减治疗痹证

应某，男，41岁。2015年1月15日初诊。

主诉： 反复踝趾关节红肿热痛10余年。

病史： 10余年来，踝趾关节红肿热痛，每于饮食不慎则作，需服秋水仙碱以解痛楚。近日同学聚会，兴致之余，杯中之物，难以推诿，以致次日晨起踝趾关节肿痛复作，触之烫手，行走不便，需人搀扶，求诊于此。平素尿黄浊臭，脚丫湿气，夜寐腰腹以上烘热汗出。

查体： 头面油亮，舌质稍红，苔黄腻，脉细滑。

辅检： 血尿酸720μmol/L。

中医诊断： 痹证。

辨证立法： 阴虚湿热为基本病机，经脉闭阻为阶段病机，治以滋阴清热、利湿通脉，基本病机、阶段病机标本兼顾。

处方： 茵陈五苓散合桂枝芍药知母汤加减。

绵茵陈20g，建泽泻15g，猪苓12g，白茯苓15g，生白术20g，柳桂枝6g，淡附片（先煎）6g，赤芍药20g，肥知母12g，野百合30g，汉防己12g，茅苍术15g。水煎服，7剂。

二诊： 2015年1月29日。连服上方半月，足踝骨节肿痛一度缓解，然因饮食不慎，复受寒冷，其症难除也。考虑此恙已10余年，久瘀入络，非虫蚁之类无以见功，故予上方加延胡索、徐长卿、露蜂房以达祛风通络、行气止痛之效。

三诊： 2015年3月19日。经云："春三月，此谓发陈，天地俱生，万物以荣。"春阳发泄，湿热瘀浊，亦受其激，故足踝之痛不可休止。此基本病机、阶段病机、即时病机叠杂，故仍当固守原方，并增虫蚁之量以畅血络。

处方：绵茵陈 30g，建泽泻 15g，猪苓 12g，白茯苓 15g，炒白术 30g，赤芍药 20g，肥知母 12g，野百合 30g，汉防己 12g，茅苍术 15g，露蜂房 6g，全蝎 5g，淡附片（先煎）6g，生大黄（后入）5g，威灵仙 30g。水煎服，7 剂。

遵嘱服用茵陈五苓散及桂枝芍药知母汤出入半年余，足踝红肿热痛渐休，盗汗亦除，复查血尿酸 350μmol/L。考虑湿热之本在脾胃，当脾运健，湿浊祛，则热亦消也。故予健脾化湿之剂善后，以杜发病之源。

处方：潞党参 20g，炒冬术 15g，白茯苓 15g，生甘草 6g，广陈皮 10g，制半夏 12g，炒扁豆 30g，薏苡仁 30g，北黄芪 30g，汉防己 10g，制黄精 15g。水煎服，7 剂。

按语：本案患者长期饮食不节，并以杯中之物为喜，以致阴虚湿热之证渐起，长此以往，湿热闭阻经脉，而生踝趾关节红肿热痛、行走不便之疾。其头面油亮、尿黄浊臭、脚丫湿气、夜卧烘热汗出等，亦为湿热游移之证。其中，阴虚湿热为基本病机，经脉痹阻为阶段病机，故予茵陈五苓散滋阴清热利湿以除基本病机，并合桂枝芍药知母汤温经通络以缓阶段病机。服药期间，增损延胡索、徐长卿、蜂房、全蝎等药，乃据疼痛缓急而设。药证合拍，故服药半年，终使湿热退、络脉畅而痛止也。

（7）阴虚湿热，心肝血虚

茵陈五苓散加味治疗不寐

薛某，男，51 岁。2016 年 3 月 23 日初诊。

主诉：夜卧醒而难续 2 年余。

病史：两年以来，浅寐不宁，夜半醒转，醒后难着，以致晨起神疲欲寐，影响工作。前医或谓肝肾阴虚，或谓心脾两虚，或谓气滞血瘀，先后服用六味地黄汤、归脾汤、逍遥散等，其症如故，无所改善。详问病史得知，平素四肢不温，大便稀溏，脚丫湿气。

查体：颧面油光，肚腹肥厚。舌质暗淡，苔薄白，脉细滑。

中医诊断：不寐。

辨证立法：阴虚湿热为基本病机，心肝血虚为阶段病机及兼夹病机。治以滋阴清热利湿、养血宁心安神，基本病机、阶段病机、兼夹病机标本兼顾。

处方： 茵陈五苓散加味。

绵茵陈 30g，建泽泻 15g，白茯苓 15g，猪苓 10g，炒白术 30g，柳桂枝 8g，肥知母 10g，盐黄柏 10g，炒枣仁 20g，野百合 20g，淮小麦 30g，生甘草 6g。水煎服，7 剂。

二诊： 2016 年 4 月 13 日。药后，夜寐稍宁，大便亦转，余症如故。此乃湿热缠绵，阴虚难复之谓，仍当遵守原意续进，细水长流，缓缓收功。上方继服 14 剂。

三诊： 2016 年 5 月 11 日。上方连服月余，夜寐大为改善，面肤潮润亦缓，近来新见颈部淋巴结肿大，此阳热郁遏不达之证，为主病之兼夹病机。故仍以滋阴清热利湿为主，并仿《伤寒论》麻黄升麻汤之意，取附子、麻黄、升麻、猫爪草等透发散结之品佐之。

处方： 绵茵陈 30g，炒白术 30g，白茯苓 15g，猪苓 10g，建泽泻 15g，柳桂枝 8g，肥知母 12g，盐黄柏 12g，猫爪草 20g，炙麻黄 5g，升麻 6g，淡附片（先煎）3g。水煎服，7 剂。

上方出入连投 2 个月，颧面油亮大减，肚腹亦小，夜寐安宁，颈项之疾渐已稳定。

按语： 本案患者长期嗜好醇酒茶烟之类，以致湿热浊毒困阻中州，并随经游移至周身，故颧面油光，肚腹肥厚，大便溏薄，四肢不温，脚丫湿气。近年投资股市，操心钻研，又致营血劳伤，气血失和，故夜卧不佳，夜半而醒，醒而难续。"脾主中央，灌溉四旁"，今湿热困阻，运化失职，则化源不足，心神失养，故夜卧更难安矣。总之，本案以阴虚湿热为基本病机，心肝血虚为阶段病机及兼夹病机，故用茵陈五苓散加知柏，取滋阴清热利湿之效，加枣仁、百合、小麦等，取养血宁心安神之效。合而用之，基本病机、阶段病机、兼夹病机标本兼顾，收效颇丰。三诊时，新发颈部淋巴结肿大一疾，此阳热郁遏不达之证，为主病之兼夹病机，故随证添入附子、麻黄、升麻、猫爪草等，亦为基本病机、兼夹病机同治之法。药证合拍，故服药 2 个月，主症渐消，兼症趋于稳定。

3. 他方治验

（1）气阴两虚，痰湿热阻

秦艽鳖甲汤加味治疗瘿病

张某，女，64岁。2015年10月15日初诊。

主诉： 低热2月余。

病史： 2个月以来，每于入暮起体温逐渐上升，并于子时达最高（37.9℃），此后体温逐渐回落，又于寅时回复正常（36.3℃），日复一日，休作有时。发病以来，神疲乏力，烘热汗出，无咳嗽，无腹泻。素有亚急性甲状腺炎史。

查体： 舌质稍红，苔黄腻，脉弦细。

辅检： 彩超：甲状腺双侧叶结节；甲状腺SPE/CT检查：放射性分布密集欠均匀，左叶下极"凉"结节考虑；甲状腺功能：游离T_3：2.49pg/mL。

中医诊断： 瘿病（亚急性甲状腺炎）。

辨证立法： 阴虚湿热为基本病机，气虚痰阻为阶段病机。治以益气养阴、清热利湿、软坚化痰，基本病机、阶段病机兼顾。

处方： 秦艽鳖甲汤加减。

香青蒿10g，炙鳖甲（先煎）15g，银柴胡12g，条黄芩12g，西秦艽10g，猫爪草20g，夏枯草15g，制半夏10g，太子参15g，生甘草5g。水煎服，7剂。

二诊： 2015年10月22日。药后，烘热汗出减，低热、神疲乏力等依然。前日饮食不当而又肠鸣便泻，此湿热下注肠络之机，为主病之即时病机。治当固守原意，并入黄连一味，以解卒病之急。上方加小川连7g，7剂。

三诊： 2015年10月29日。连进秦艽鳖甲汤加味半月，诸症悉减。适值燥金用事，鼻孔干燥，胃脘痞满，此即时病机之变，因基本病机始终趋于主位，故仍拟秦艽鳖甲汤为主，并佐百合、苏梗以缓即时病机之急。上方加野百合15g，紫苏梗12g，7剂。

四诊： 2016年4月28日。药后，诸症悉除。近因疲劳而致内热复作，手足不温，腰酸乏力，夜寐噩梦，心悸胆怯，口咽干燥，矢气则舒。尿检：尿微量白蛋白 286.4mg，尿 MALB/CR 55.9。因基本病机未除，故仍以益气养阴、清热利湿之法，徐图缓求。

处方： 银柴胡 15g，小川连 7g，条黄芩 12g，香青蒿 15g，西秦艽 12g，炙鳖甲（先煎）20g，猫爪草 20g，夏枯草 15g，佩兰叶 10g，制厚朴 10g，紫苏梗 10g，制半夏 12g。水煎服，7 剂。

按语： 本案患者晨兴夜寐，不遑宁息，加之饮食偏嗜，尤好虾蟹海贝，日久而成阴虚湿热之证，阴损及气，湿阻痰滞，又有气虚痰阻之变。气阴两虚，湿热痰阻，久成瘿瘤之患。《灵枢·营卫生会》云："营在脉中，卫在脉外，营周不休，五十而复大会。阴阳相贯，如还无端。卫气行于阴二十五度，行于阳二十五度，分为昼夜，故气至阳而起，至阴而止。故曰：日中而阳陇而重阳，夜半而阴陇为重阴。故太阴主内，太阳主外，各行二十五度，分为昼夜。"入暮卫气由表入里，体内阳热渐盛，故体温逐渐升高，并于子时到达高峰，此后，体内阳热渐衰，故体温逐渐下降，又于寅时恢复正常。同时，"阳加于阴谓之汗"，故又烘热汗出。总之，阴虚湿热为基本病机，气虚痰阻为阶段病机，治取秦艽鳖甲汤合太子参、猫爪草、夏枯草、制半夏之类益气养阴、清热利湿、软坚化痰，标本兼顾。药中病机，故能药后半月即体温下降，然本病缠绵日久，根基已深，故常反复，当细水长流，从本论治，另嘱其反劳为逸，饮食有节，痊可为盼。

（2）心肝阴虚，肝经湿热

龙胆泻肝汤加减治疗不寐

曾某，男，43 岁。2013 年 8 月 28 日初诊。

主诉： 失眠、烦怒 1 年余。

病史： 1 年以来，心烦不寐，初时唯觉入睡困难，尚有片刻安枕，继而彻夜不眠，心烦懊恼，难以名状，病急投医，先后予以黛力新、舒乐安定、佳乐安定等药物治疗，目不交睫日甚。风气通于肝，火气通于心，风火浮越，湿阻交通，竟有狂躁之态，恐有燎原之势。近添胸肋胁胀，上冲头面，手心发烫，入夜尤甚，腰痛神疲，短少无力，大便稀溏，时而黏滞。

查体：面色暗滞，舌质暗红，苔薄黄腻，脉细滑。

中医诊断：不寐。

辨证立法：心肝阴虚为基本病机，气机不畅为阶段病机，肝经湿火、冲扰心神为即时病机。治以泄肝燥湿、宁心安神，先缓即时病机之急。

处方：龙胆泻肝汤加减。

龙胆草 10g，白通草 10g，建泽泻 15g，北柴胡 12g，生甘草 5g，条黄芩 15g，生栀子 15g，全当归 20g，大生地 20g，车前子（包煎）30g，青龙齿（先煎）30g，野百合 30g。水煎服，14 剂。

二诊：2013 年 9 月 11 日。服药半月，便泄 2 次，心烦易怒大解，夜卧不佳依然。舌苔由黄腻转为薄腻，脉象由细滑转为细弦。此肝经湿火已平，心肝血虚趋于主位之候，当改以养血宁心、疏气达郁之法，还治其本。

处方：炒枣仁 30g，淮小麦 30g，白茯苓 15g，麦冬 15g，野百合 30g，大川芎 12g，茅苍术 15g，制香附 10g，焦栀子 12g，六神曲 12g，青龙齿（先煎）30g，夜交藤 30g，鸡血藤 20g。水煎服，7 剂。

上方出入连进两月，并注意控制饮食、调畅情志等，夜寐渐而安宁。

按语：王冰有云："百端之起，皆自心生。"本案患者经营私企，夙兴夜寐，多思善虑，性喜焦躁，日久损及心肝，以致心肝血虚，神魂不安，气血不平，故病起入睡困难，继之彻夜不眠，且伴心烦懊恼，稍不遂意，负气相争，此主病基本病机之理也。近日因企业资金周转不善致性愈烦恚，肝经湿火，触扰心神，损气伤阴，故胸肋胁胀，手心发烫，腰痛神疲，尿少无力，大便稀溏，时而黏滞，此主病即时病机之理也。据"急则治标，缓则治本"之意，先予龙胆泻肝汤泄肝燥湿，引火下行，达宁心安神之效，以除即时病机之急，再拟酸甘宁心汤合越鞠丸养血宁心、疏气达郁，以和基本病机之缓。治疗先后有序，主次分明，故服药三月而夜寐安宁矣。

（3）肝肾阴虚，湿热内阻

知柏地黄汤加味治疗尿浊

孙某，男，27 岁。2015 年 3 月 4 日初诊。

主诉: 会阴胀痛、痉挛半年余。

病史: 半年以来,初时会阴潮湿、胀痛、痉挛,入夜尤甚,晨起则缓,就医诊治,考虑慢性前列腺炎,予以西药治疗(具体药物不详),其效乏陈。病经数月,神疲日现,溲频色浊,阴酸遗精,心烦头痛,夜寐不佳,大便时溏时畅。素有偏头痛史。

查体: 舌质红,边齿印,苔薄黄腻,脉弦细。

辅检: B超示前列腺结石,射精管囊肿。

中医诊断: 尿浊。

辨证立法: 肝肾阴虚为基本病机,湿热内阻为阶段病机。治以滋阴清热、利湿散结,基本病机、阶段病机标本兼顾。

处方: 知柏地黄汤加味。

肥知母12g、盐黄柏10g、怀山药30g、山茱萸12g、大生地20g、粉丹皮10g、建泽泻10g、白茯苓12g、生薏苡仁30g、茅苍术20g、川厚朴15g、荔枝核(打碎)30g、车前子(包煎)30g、泽兰叶30g。水煎服,7剂。

二诊: 2015年3月11日。药后,神振,阴器胀痛、潮湿略减,夜寐仍差。药虽中病,然未尽除,故当续守原法,上方继服14剂。

三诊: 2016年1月27日。上方出入连进2个月,会阴坠胀大解,继而停药。近来夫妻生活不和,所欲不遂,以致会阴胀痛、痉挛复作,腰膝酸软,目干涩糊,神疲乏力,夜寐多梦,口角溃疡,大便干结。舌质淡红,苔薄白,脉细虚。此肝肾阴虚,湿热内盛为基本病机,心脾两虚,心神失养为兼夹病机。考虑阴虚湿热难除,心脾两虚尚易,故先以补益心脾为主,清化湿热为辅,归脾汤出入。

处方: 生黄芪30g、潞党参20g、白茯苓15g、炒枣仁20g、全当归20g、生甘草6g、炙远志10g、广木香10g、炒白术15g、建泽泻15g、泽兰叶30g、川楝子10g、蛇床子10g、川牛膝15g。水煎服,7剂。

四诊: 2016年2月3日。药后,神疲乏力、夜寐梦扰皆减,余症依然。此心脾两虚罢,阴虚湿热趋于主位之候。乃以滋阴清热利湿之法还治其本。

处方： 肥知母 15g，川黄柏 12g，大生地 30g，怀山药 30g，山茱萸 12g，白茯苓 12g，粉丹皮 10g，建泽泻 15g，泽兰叶 30g，川牛膝 15g，小川连 5g，肉桂粉（冲服）3g，仙茅 15g，淫羊藿根 30g。水煎服，7 剂。

上方又服 2 个月，会阴坠胀、痉挛大为改善，腰酸亦除。

按语：《内经》谓肾主蛰藏，肝主疏泄，又谓风气通于肝，又谓肝行肾之气。王晖认为，慢性前列腺炎、前列腺结石等多本虚标实之证，肝肾阴虚为基本病机，湿热内阻为阶段病机。本案患者会阴潮湿、胀痛、痉挛，入夜尤甚，晨起则缓，溲频色浊，神疲乏力，心烦头痛，夜寐不佳，遗精，大便时溏时畅诸症即为明证。故投知柏地黄汤、三妙丸、厚朴、车前子、泽兰叶、荔枝核滋阴清热、利湿散结而有奇效。此后，患者因调摄适当，所欲不遂，致阴虚湿热之中兼心脾两虚之候，故神疲乏力、夜寐梦扰、舌淡脉虚，考虑气血之复尤易，湿热之除尤难，故先予归脾汤调心脾，再以知柏地黄汤复治其本。

（4）阴虚湿热，阳郁不达

当归六黄汤加味治疗盗汗

张某，男，30 岁。2014 年 1 月 30 日初诊。

主诉： 入冬夜寐烘热汗出 8 年余。

病史： 8 年来，每于冬至前后起夜卧则遍体烘热汗出，浸透衣被，晨起则汗止而形寒。夜夜如此，循环往复，寻医问药，先后服用玉屏风颗粒、六味地黄丸等中成药，及麻黄根、糯稻根、浮小麦、碧桃干等收涩敛汗中药，诸症如故。待入春后，夜卧汗出不药而愈，窃喜不已。然至冬夜，旧症复作。此症春止冬作，休作有时，年复一年，不堪烦扰。虽遍寻名医，药石罔效，多为无奈。平素尿黄浊臭，大便偏干。

查体： 肌肤油湿，舌质淡红，苔薄黄，脉沉细弦。

中医诊断： 盗汗。

辨证立法： 阴虚湿热为基本病机，阳郁不达为阶段病机。治以滋阴清热利湿以解主病之源，不可见汗止汗而图一时之快。

处方：当归六黄汤加味。

全当归 20g，条黄芩 15g，小川连 7g，川黄柏 10g，生黄芪 30g，大生地 30g，淡竹叶 15g，焦栀子 15g，滑石粉（包煎）10g，生甘草 6g，西秦艽 12g，肥知母 12g。水煎服，7 剂。

二诊：2014 年 2 月 6 日。药后，夜寐汗出渐减，已不浸透被褥，余症依然。此法已有小效，故继以滋阴清热利湿为主，并伍以清利经络之品续服，以收佳效。上方加功劳叶 15g，14 剂。

三诊：2015 年 1 月 14 日。续服上方之后，汗出大减，遂未再服。今冬盗汗复作，尤以胸膺、背心、会阴之处为多，且伴夜寐噩梦，梦后症剧，尿黄浊臭，手足不温。舌质暗红，苔薄白，脉细。考虑近日适逢阴雨绵绵，外湿当令之际，由内外合湿，致阴虚热在其中，湿裹其外，阳加于阴则夜卧盗汗复作，故仍以滋阴清热利湿为主，稍佐祛风化湿之品继进。上方加独活 10g，酸枣仁 15g，7 剂。

四诊：2015 年 1 月 21 日。连进当归六黄之辈，汗出大减，然汗后常感恶风。此阴虚湿热，兼夹营卫不和之证，仍以原法为主，少佐调和营卫、益气固表之法标本兼顾。

处方：全当归 12g，条黄芩 15g，小川连 6g，川黄柏 10g，生黄芪 30g，大生地 20g，北防风 10g，炒白术 12g，柳桂枝 8g，杭白芍 20g，生龙骨（先煎）30g。水煎服，7 剂。

1 年后因其他疾病再诊，诉去冬夜卧盗汗几未再作，其效神也。

按语：患者素体阴虚湿热，加之冬日湿遏于内，夜间卫阳入里，以致阳郁不达，迫津外泄，故入冬夜卧遍体烘热汗出，浸透衣被，晨起则汗止而形寒，日复一日，难以平息。其中，阴虚湿热为基本病机，阳郁不达为阶段病机，当归六黄之辈乃切中病机之主方。前医不明其理，故投玉屏风散、六味地黄及麻黄根、糯稻根、浮小麦、碧桃干等皆无效也。四诊时，患者阴虚湿热之中兼有营卫不和，故汗后恶风、畏寒怕冷，遂以当归六黄合桂枝加龙骨牡蛎之辈而取良效。

（5）阴虚湿热，脾阳不振

暑湿气化汤加味治疗泄泻

朱某，男，28岁。2015年5月13日初诊。

主诉： 大便稀溏1年余。

病史： 1年多以来，大便稀溏，无腹痛肠鸣，无畏寒发热。辗转求诊，前医曾以脾肾阳虚论治，投以附子理中之辈2个月，未有显效。发病以来，神疲日增，语音不扬，头昏而重，食后脘痞，心烦易怒，尿黄口臭。

查体： 舌质暗红，苔白腻，脉细滑。

诊断： 泄泻。

辨证立法： 肝肾阴虚、湿热中阻为基本病机，脾阳不振、清阳不升为兼夹病机。治以甘寒渗湿、苦温燥湿并用，基本病机、兼夹病机标本兼顾。

处方： 暑湿气化汤加味。

广藿香10g，川厚朴15g，制半夏15g，白茯苓15g，淡竹叶15g，滑石粉（包煎）10g，生甘草6g，焦栀子12g，淡干姜8g，炒白术20g，潞党参20g。水煎服，7剂。

二诊： 2015年5月20日。初服3剂，大便成形，复服4剂，头晕而重显减，此乃中阳渐振，湿热未净之候，仍当继守原法，巩固疗效。上方继进12剂。

三诊： 2015年7月8日。近日便溏头昏复作，神疲乏力。舌质淡红，苔薄白，脉细数。此暑热当令之际，暑者，必兼湿气也，故仍予清热利湿、温运脾阳之法续进之。

处方： 广藿香12g，川厚朴15g，制半夏15g，云茯苓15g，淡干姜10g，炒冬术20g，炒扁豆30g，潞党参20g，蔓荆子20g，羌活10g，北防风10g，荷叶20g。水煎服，7剂。

前方出入连服月余，诸症悉除。

按语： 五泄无不由湿。本案患者大便稀溏1年余，无腹痛肠鸣，无畏寒发热，故前医考虑病久脾肾两虚未为不妥，然予附子理中辈而无效，其间必有隐情。追问病史，发现发病以来，神疲乏力，语音不扬，头昏而重，食后脘痞，心烦易怒，尿黄口臭，为阴虚湿热，浸淫脾土，土不运旋，清阳不升之证。其中，阴虚湿热为基本病机，中阳不振为兼夹病机，故予暑湿气化汤合理中汤，甘寒渗湿、苦温燥湿，标本兼顾，继而取效。此后，暑热当令，暑必夹湿，外湿引动内湿，故便泄头昏复作。王晖认为，暑湿外袭为即时病机，当急者去之，然素体阴虚湿热亦当考虑，故需标本兼顾，投以藿朴夏苓及理中之法而诸症悉除也。

（6）心肝阴虚，湿火上炎

导赤散加味治疗不寐

童某，男，45岁。2014年7月30日初诊。

主诉：夜卧浅短半年余。

病史：半年以来，夜卧浅短，常因船舱机械余音而醒，醒后胸闷心烦，焦躁不安，自服舒乐安定等药物而罔效。遂至竟夜不寐，不耐烦劳，尿黄浊臭，脚丫湿气，投医于此。

查体：面肤垢亮，舌质暗红，苔白腻，脉细弦。

中医诊断：不寐。

辨证立法：心肝阴虚为基本病机，湿火上炎为兼夹病机。治以滋阴降火、清心导赤，基本病机、兼夹病机标本兼顾。

处方：导赤散加味。

通草10g，淡竹叶15g，生甘草5g，大生地30g，乌玄参15g，紫丹参30g，大麦冬15g，小川连7g，焦山栀12g，青龙齿（先煎）30g，绵茵陈20g。水煎服，7剂。

二诊：2014年8月6日。前服滋阴清心导赤之法，夜卧心烦稍宁，足底汗出亦减。此湿祛热退之佳兆，当拟固守原法，击鼓再进，以求康复。上方加滑石粉（包煎）20g，7剂。

三诊：2014年8月20日。连服上方3周，阴液复，湿热除，故夜寐转香，惊悸平复，汗出消失。当改养血安神之剂善后。

按语：张景岳有云："盖寐本乎阴，神其主也，神安则寐，不安则不寐。其所以不安者，一由邪气之扰，一由营气不足耳。有邪者多实证，无邪者多虚证。"人之寤寐，心神之所系，营卫阴阳周而往复、各行其道是保证心神调节寤寐的基础。本案患者，身职海员，常年漂泊，魂牵亲舍，梦萦首丘，以致入夜久久难眠，此心肝营血不足之由起也，为主病之基本病机。久居海上，口鼻、毛窍皆相染及水湿之气，此脾湿化热，上扰心神之由起也，为主病之兼夹病机。两因相合，心失所养，故夜卧难熟，焦躁不安，面肤垢亮，尿黄浊臭，脚丫湿气，舌苔白腻。治予导赤散及黄连、栀子、茵陈、滑石等清热利湿，玄参、麦冬、龙齿等养阴安神，基本病机、兼夹病机两相兼顾，故而投药不久，即取效矣。

（7）阴虚湿火，津不上承

猪苓汤加味治疗消渴

孙某，女，61岁。2016年6月7日初诊。

主诉： 口干舌燥半年余。

病史： 半年以来，常觉口干舌燥，得水即缓，少顷复作，再饮亦减，尔后干渴再现，难以平止。经检查发现血糖略高，虽减少糖类食物，增加运动，然其口干舌燥如故。平素神疲乏力，腰膝酸软，小便不利，四肢、颈项麻木。

查体： 舌质暗红、中裂，苔薄黄腻，脉细略数。

辅检： FPG6.40mmol/L，尿隐血（++）。

中医诊断： 消渴。

辨证立法： 阴虚湿火为基本病机，津不上承为阶段病机。治以滋阴降火、清热利湿，基本病机、阶段病机标本兼顾。

处方： 猪苓汤加味。

猪苓12g，白茯苓15g，建泽泻15g，滑石粉（包煎）10g，真阿胶（烊化）9g，生白芍15g，泽兰叶30g，石韦15g，小蓟草30g。水煎服，7剂。

二诊： 2016年6月21日。服药1周，小溲通畅，口干似有缓解，复服1周，口渴时间缩短，神疲腰酸亦有改善。此乃阴液稍复，湿火渐除，津液渐趋上达之象。当拟原法继进，以增药效。上方7剂。

三诊：2016年7月5日。连进猪苓汤加味4周，口渴消失，腰酸亦除，复查尿隐血（±），终以六味地黄汤合二至丸出入善后。

按语： 本案患者虽以口干舌燥为主诉，经查血糖亦略高，然两者无明显关系，故饮食减少、运动增加后，其症如故。王晖通过细致诊查发现患者小便不利、舌红中裂、脉细略数、尿隐血（＋＋）为本案关键，并认为阴虚湿火，灼伤肾络为基本病机，津不上承，窍络失养为阶段病机，故独辟蹊径使用猪苓汤合芍药、泽兰、石韦、小蓟等滋阴降火、清热利湿之法。服药4周后，诸症皆除，终以六味地黄合二至丸善后。

三、气阴（血）两虚

（一）概况

气血津液是脏腑正常生理活动的产物，受脏腑支配，同时它们又是人体生命活动的物质基础，一旦气血津液发生病变，不仅会影响脏腑功能，亦会影响人体的生命活动。其中气阴（血）两虚证是指由肺脾肾气虚、心肝肾阴（血）虚、脏腑失养所致的证候。气阴（血）两虚为基本病机的相关病机较为多见，包括邪毒内恋、痰浊阻肺、心脉不畅、燥热内盛、络脉受损、风湿痹阻等。临床主要表现为神疲乏力、气短懒言、咽干口渴、心悸多汗、舌红少苔、脉细虚数等，此证多见于肺岩、肝岩、瘰疬、肺胀、喘证、心悸、消渴、痹证等病症。

（二）常用处方

1. 生脉散

（1）药物组成：太子参（或潞党参，或生晒参），麦冬，五味子。

（2）基础配伍：源自《医学启源》。全方三味，适用于以气阴两虚为基本病机的咳嗽、喘证、肺胀、心悸及各种癌症恢复期。该方以太子参（或潞党参，或生晒参）为君药。太子参甘平益气、生津止渴；潞党参甘温补中、健脾和胃、益气生血。气能生津，又能行津，还能摄津，故以气药为君，气阴兼顾，功效益彰。臣以麦冬养阴润肺、益胃生津、清心除烦；佐以五味子敛肺滋肾、生津敛汗、涩精止泻、宁心安神。

（3）主治：①气阴两虚为基本病机，邪毒内恋为阶段病机，目前趋于主位，症见神疲乏力、咽干欲饮。若兼痰热瘀毒阻于肺络者，在此基础上加半枝莲、白花蛇舌草、猫爪草、川贝母、象贝母、薏苡仁、山海螺等。若兼湿热瘀毒阻于肝络者，在此基础上加半枝莲、白花蛇舌草、猫爪草、绵茵陈、虎杖根、八月札、紫丹参等。若兼痰瘀搏结阻于颈项者，在此基础上加软坚散结汤（夏枯草、三棱、莪术、象贝、猫爪草、山慈菇）出入。②气阴两虚为基本病机，肺失宣肃为阶段病机，当前趋于主位，症见咳嗽气促、痰鸣不化。若兼痰浊阻肺者，在此基础上加三拗汤（麻黄、杏仁、甘草）及三子养亲汤（苏子、白芥子、莱菔子）出入；若兼痰饮瘀结者，在此基础上加紫丹参、瓜蒌皮、真降香、广地龙、北细辛、淡干姜、姜半夏、杭白芍等。③气阴两虚为基本病机，湿热瘀阻为阶段病机，症见心悸胸闷、神疲乏力、动则汗出、口苦面垢。若阶段病机趋于主位，在此基础上加柳桂枝、生甘草、小川连、紫丹参、瓜蒌皮、真降香（檀香）、苦参等。④气阴两虚为基本病机，心失所养为阶段病机，症见神萎倦息、心悸多梦。若阶段病机趋于主位，在此基础上加炙甘草汤（炙甘草、党参、桂枝、麦冬、生地黄、火麻仁、阿胶、大枣、生姜）出入。⑤气阴两虚为基本病机，营卫不和为阶段病机，症见迎风嚏涕、肌肤瘙痒。若阶段病机趋于主位，在此基础上加玉屏风散（黄芪、白术、防风）及加味苍耳子散（苍耳子、望春花、白芷、薄荷、蒲公英、鱼腥草）出入。⑥气阴两虚为基本病机，肺脾不足为阶段病机，症见胸闷气急、神疲乏力。若阶段病机趋于主位，在此基础上加四君子汤（人参、白术、茯苓、甘草）及芪归玉精汤（黄芪、当归、玉竹、黄精）出入。

2.平稳降糖饮

（1）药物组成：生黄芪，怀山药，乌玄参，茅苍术，甘枸杞，生葛根，冬桑叶，小川连。

（2）基础配伍：全方八味，适用于以气阴两虚为基本病机的消渴（或兼尿浊、痹证、痞证、不寐）。该方以生黄芪、怀山药为君药，黄芪甘温，入手足太阴气分，补气以止渴，山药甘平，入肺、脾、肾三经，补脾阴之力著，明·周慎斋有"脾阴不足，重用山药"之语。二药相伍，气阴兼顾，补脾之力彰矣。臣以乌玄参、茅苍术、冬桑叶、小川连滋阴泻热，升阳燥湿。佐以甘枸杞、生葛根滋养和络。

（3）据机配伍：根据病机变化，选药亦有侧重。如：①选择生黄芪、怀山药为君药。黄芪、山药相伍，脾主中焦，化生营气，营行脉中，滋养心神，若佐枸杞、葛根、玄参、苍术、桑叶、黄连，既可入三阴补气，达到益气养阴、泄浊通络之效，可用于治疗气阴两虚为基本病机，肾络受损为阶段病机，阶段病机趋于主位的病证；又可调节中焦、滋养心神，用于治疗气阴两虚为基本病机，心神失养为兼夹病机，兼夹病机趋于主位的病证。②选择生黄芪、生葛根为君药。黄芪、葛根，取补气生血、健脾升阳之效。佐以苍术、玄参、山药、枸杞、桑叶、黄连，可用于治疗气阴两虚为基本病机，脉络空虚为阶段病机，阶段病机趋于主位的病证。③选择乌玄参、茅苍术为君药。玄参、苍术取斡旋气机、中宫得建之效。佐以黄芪、山药、桑叶、黄连、枸杞、葛根，可用于治疗气阴两虚为基本病机，胃失和降、肠道失润为阶段病机，阶段病机趋于主位的病证。

（4）主治：①气阴两虚为基本病机，肾络受损为阶段病机，症见神疲腰酸，尿浊泡沫。若阶段病机趋于主位，在此基础上加全当归、紫丹参、蝉蜕。②气阴两虚为基本病机，络脉空虚为阶段病机，症见神疲欲睡，关节酸痛，肢端麻木，屈伸不利。若阶段病机趋于主位，在此基础上加全当归、延胡索、徐长卿。③气阴两虚为基本病机，胃失和降为阶段病机，症见脘痞嗳气，便干如栗。若阶段病机趋于主位，在此基础上加香橼皮、佛手片、玫瑰花、绿梅花。④气阴两虚为基本病机，心神失养为兼夹病机，目前趋于主位，症见夜寐浅短，夜尿频多。若兼夹病机趋于主位，在此基础上加酸枣仁、炙远志、野百合、淮小麦。

附方：消渴降糖饮

（1）药物组成：肥知母，生石膏，乌玄参，茅苍术，条黄芩，小川连，冬桑叶，大生地。

（2）基础配伍：全方八味，适用于以气阴两虚为基本病机，胃经燥热为阶段病机的消渴及燥证。在疾病发展过程中，若胃经燥热，津液不布趋于主位，则选择肥知母和生石膏为君药。知母苦寒质润，清热泻火、滋阴润燥；生石膏辛甘大寒，清热生津、除烦止渴。二药相伍，清而兼滋，寒而不滞。臣以条黄芩、小川连，苦寒燥湿、清热泻火；茅苍术、乌玄参升阳燥湿、滋阴泻火。六药相合，润燥兼顾，润而不腻，燥而不伤。知、膏、参相配，甘咸并用；芩、连、术相伍，寒温并调。佐以大生地、冬桑叶滋阴凉血，再得玄参之助，亦能清透血分之浊。

（3）据机配伍：根据病机变化，选药亦有侧重。如：选择大生地、乌玄参为君药。生地黄味厚气薄，专长滋阴清热、养阴润燥、凉血止血、生津止渴；玄参质润多液，色黑入肾，为泻无根浮游之火的圣药，能养阴凉血、清热泻火、除烦止渴。二药伍用，清养结合，其效益彰。佐以知母、石膏、黄芩、黄连、苍术、桑叶，可用于治疗气阴两虚为基本病机，胃经燥热为阶段病机，心肝血虚为兼夹病机，兼夹病机趋于主位的病证。。

（4）主治：①气阴两虚为基本病机，胃经燥热为阶段病机，心肝血虚为兼夹病机，症见口咽干燥、渴喜冷饮、夜寐不佳、肢体麻木。若阶段病机及兼夹病机趋于主位，在此基础上加酸枣仁、乌梅肉。②气阴两虚为基本病机，胃经燥热为阶段病机，肺经痰热为兼夹病机，症见消谷善饥、口干渴饮、咳嗽痰鸣、气喘难平。若阶段病机及兼夹病机趋于主位，在此基础上加鲜石斛、三叶青、枳壳、地龙。③气阴两虚为基本病机，胃经燥热为阶段病机，湿热痹阻经脉为兼夹病机，症见口干渴饮、关节酸痛。若阶段病机及兼夹病机趋于主位，在此基础上加绵茵陈、土茯苓、威灵仙、夏枯草等。

此外，芪归地黄汤、芪归玉精汤、蠲痹汤、八珍汤等方亦为常用的治疗气阴（血）两虚的主方。

（三）医案举隅

1. 生脉散治验

（1）气阴两虚，痰热瘀毒

生脉散加味治疗肺岩

董某，女，53 岁。2015 年 10 月 28 日初诊。

主诉：咳嗽 1 月余。

病史：1 个月来，频发呛咳，痰少夹血，时有低热，经当地医院 CT 确诊为右肺占位，已予手术切除治疗，术后病理提示右肺腺癌。近添咳嗽痰少、口咽干燥、胸闷气急、神疲乏力、夜寐不宁、烘热无汗，二便无殊。

查体：面色萎黄，颧部色素沉着。舌质暗淡，苔薄白，脉细。

辅检：胸片示右下肺切除术后，右侧少量包裹液气积液。

中医诊断：肺岩。

辨证立法：气阴两虚为基本病机，痰热瘀毒为阶段病机。治以益气养阴、化痰散瘀、清热解毒，基本病机、阶段病机标本兼顾。

处方：生脉散加味。

生晒参 9g，北沙参 15g，天冬 15g，麦冬 15g，五味子 6g，象贝母 12g，川贝粉（冲服）3g，半枝莲 30g，白花蛇舌草 30g，猫爪草 15g，山海螺 20g，青橘叶 12g。水煎服，14 剂。

二诊：2015 年 11 月 11 日。服药半月，神振，面有喜色，夜卧稍安，口咽干燥大减，然多言则气急咳嗽频作。此气阴稍复，痰瘀有化之佳兆，药证合拍，仍守原法继服，上方加炒枣仁 10g，14 剂。

三诊：2015 年 11 月 25 日。药后，咳嗽气促大缓，近来大便不畅。丹溪云："气有余便是火也。"连投益气养阴之剂，气阴虽复，然气旺于阴，故大便不畅。今虽以益气养阴、化痰散瘀之品继进，然需缓益气之量。

处方：生晒参 6g，北沙参 15g，天冬 15g，麦冬 15g，五味子 6g，象贝母 12g，川贝粉（冲服）3g，半枝莲 30g，白花蛇舌草 30g，猫爪草 15g，山海螺 20g，生薏苡仁 30g，酸枣仁 20g，野荞麦根 20g。水煎服，14 剂。

此后，上方断续服用 3 月余，面色红润，咳嗽消失，夜卧安宁，复查 CT 未有明显变化。

按语： 经云："正气存内，邪不可干"，"邪之所凑，其气必虚"。当代诸多名家凡取扶正祛邪之法治疗肿瘤之患多有之也。本案患者素体气阴不足，继而痰瘀阻滞，再而滋生热毒，终而肺失肃降，故频发呛咳，痰少夹血，时有低热。然经手术治疗，痰瘀热毒虽去，其正亦伤，故口咽干燥、胸闷气急、神疲乏力、夜寐不宁。此时，气阴两虚为基本病机，痰瘀热毒为阶段病机。治以生晒参、北沙参、天冬、麦冬、五味子等益气养阴以扶正气，川象贝、半枝莲、白花蛇舌草、猫爪草、山海螺、薏苡仁、野荞麦、橘叶等化痰散瘀、清热解毒以散邪气。药证合拍，故能服药 3 月余而面色红润，咳嗽消失，夜卧安宁，CT 检查未有变化。

（2）气阴两虚，湿热瘀毒

生脉散加减治疗肝岩

赵某，女，62 岁。2016 年 3 月 2 日初诊。

主诉： 神疲乏力，右胁胀痛半年余。

病史： 半年以来，神疲乏力，头昏懒言，右胁隐胀，夜间为甚，遂去医院就诊，经 CT 及甲胎蛋白等检查诊断为肝癌，虽予手术切除，术后前症未有明显改善。但觉神疲日增，右胁肋部隐痛，痞块时作时休，咽干欲饮，夜寐多梦，大便干秘，夜尿频数。罹患慢性乙型肝炎，肝功能异常。

查体： 舌质淡红，苔薄白，脉弦细涩，时有三五不齐。

辅检： DCG 示频发房性早搏，伴短串房速，完全性右束支传导阻滞。

中医诊断： 肝岩。

辨证立法： 气阴两虚为基本病机，湿热瘀毒为阶段病机。治以益气养阴、清热利湿、散瘀通络，基本病机、阶段病机标本兼顾。

处方： 生脉散加减。

生晒参 9g，特级石斛 6g，北沙参 20g，麦冬 15g，五味子 6g，半枝莲 30g，白花蛇舌草 30g，猫爪草 18g，红豆杉 4g，绵茵陈 30g，桃仁泥 12g，虎杖根 20g，炙鳖甲（先煎）20g，紫丹参 30g，八月札 20g。水煎服，14 剂。

二诊：2016 年 4 月 6 日。服药半月，神振，纳开，自觉药效尚佳，遂又原方自行服用半月。目前烘热咽干显减，右肋隐痛、夜寐不佳依然。此气阴复而未全，瘀热散而未净之候，仍以原法继进，徐图缓求，欲速不达。上方去桃仁，加桑椹子 20g，14 剂。

三诊：2016 年 5 月 4 日。上方连服 4 周，体重略增，神疲消失，胁肋隐痛大减，复查 CT 未有明显变化。药证合拍，原法继进，上方去桑椹子，加薏苡仁 30g，14 剂。

按语：本案患者素来乙型肝炎缠身。乙肝者，湿热病毒也，湿热久蕴，气阴皆伤，瘀浊化毒，故演化为肝癌。久病毒深，正气大虚，迭经刀刃之害，实者虽去，虚者愈虚，故见神疲乏力、右胁隐痛、咽干欲饮、夜寐多梦、大便干秘、夜尿频数诸症。此时，气阴两虚为基本病机，湿热瘀滞为阶段病机，故治以生晒参、北沙参、麦冬、鳖甲、特级石斛等益气养阴；其人久病为患，病必在络，不独气也，遂加半枝莲、白花蛇舌草、猫爪草、红豆杉、八月札、薏苡仁、茵陈、虎杖、桃仁、丹参等清热利湿、化瘀散结。药证合拍，标本兼顾，故能服药 2 个月而诸症大减。另嘱休养生息，心宽为盼。

（3）气阴两虚，痰瘀搏结

①生脉散合软坚散结汤加减治疗瘰疬

董某，男，24 岁。2015 年 3 月 19 日初诊。

主诉：体检发现甲状腺结节 1 年余。

病史：1 年以前，单位体检时发现甲状腺结节，因无钙化建议暂不手术，定期复诊。今岁复查彩超，此结节较前增大，故惶惶不可终日，急来投医。平素神疲乏力，声音嘶哑，喉如物塞，多思心烦，胃纳可，二便调。

查体：舌质偏红，苔光净，脉弦细滑。

中医诊断：瘿瘤。

辨证立法：气阴两虚为基本病机，痰瘀搏结为阶段病机。治以益气养阴、化痰散瘀，基本病机、阶段病机标本兼顾。

处方：生脉散合化痰软坚汤加减。

太子参20g，北沙参15g，麦冬15g，五味子10g，乌玄参15g，象贝母15g，夏枯草20g，猫爪草15g，山海螺30g，蓬莪术15g，野荞麦根20g。水煎服，7剂。

二诊：2015年4月2日。服药1周，诸症如故，复服1周，神振音扬，但觉喉如物塞依然。此病已历日久，正虚邪实之际，仍当坚守原法，徐图缓求，欲速不达。上方加山慈菇6g，7剂。

三诊：2015年4月16日。服药半月，喉中异物减而未罢，多思心烦亦缓。气阴两虚，痰瘀搏结之候，当守原法继进，缓缓取效。上方再服14剂。

上方出入连服3月余，诸症皆罢。复查彩超，结节未有变化。

按语：《诸病源候论》云："瘿者，由忧恚气结所生。"本案患者素体正气不足，性善思虑，故而邪气踞之，乃生瘿瘤之患。气阴两虚为基本病机，痰瘀搏结为阶段病机，故神疲乏力、声音嘶哑、喉如物塞。治拟生脉散益气养阴以解基本病机，软坚散结汤化痰散瘀以缓阶段病机，药证合拍，故能服药4个月而气阴复，诸症除，瘿瘤未有变化。

②生脉散合六味地黄汤加味治疗瘿病

林某，男，33岁。2016年3月23日初诊。

主诉：神疲欲寐1月余。

病史：1个月来，神疲乏力，昏昏欲眠，头胀而痛，咽干欲饮，腰背酸痛。病经匝月，不堪所苦，遂来求诊。素有桥本甲状腺炎史。

查体：舌质淡，苔薄白，脉细缓。

中医诊断：瘿病。

辨证立法：气阴两虚为基本病机，痰瘀搏结为潜伏病机。治以益气养阴、化痰散瘀，基本病机、潜伏病机标本兼顾。

处方：生脉散合六味地黄汤加味。

太子参30g，大麦冬15g，北沙参15g，五味子7g，大生地30g，怀山药30g，山萸肉12g，白茯苓12g，粉丹皮10g，建泽泻10g，猫爪草12g，夏枯草

18g。水煎服，14剂。

二诊：2016年4月6日。药后神振，昏昏欲眠未罢，咽干腰痛依然。药虽中病，其效尚未尽显，仍以益气养阴、软坚散结之法，守方缓图。上方继进14剂。

三诊：2016年5月18日。前方连投月余，诸症大减，近来大便间日一行。无形之气易复，有形之液难留，当拟原法继进，以资巩固疗效。上方加绞股蓝30g，7剂。

按语：王晖认为，桥本甲状腺炎根据疾病动态变化可分为阴虚阳亢、痰瘀搏结、正虚邪恋三个阶段，而阴虚阳亢者多阴损及气，故有气阴两虚之变。本案患者素日工作繁忙，应酬频多，自感神疲乏力、昏昏欲眠、头胀而痛、咽干欲饮、腰背酸痛，皆为气阴两虚之证，其时虽无痰瘀搏结之象，亦当为阻疾病发展而考虑之，其乃潜伏病机。故治以生脉散合六味地黄汤益气养阴固本，猫爪草、夏枯草软坚散结，以防疾病发展。基本病机、潜伏病机标本兼顾，故而其效佳矣。

（4）气阴两虚，痰浊阻肺

生脉散合三拗汤、三子养亲汤加味治疗喘证

王某，男，61岁。2015年4月23日初诊。

主诉：反复咳嗽气急2余年，再发5天。

病史：两年以来，每于冬春两季频发咳喘之疾。其人咳嗽气急，喘而不得平卧，喉中辘辘有声，痰质犹如胶冻，咳剧腹胀尿遗，周身肌肉酸痛，西医诊断为慢性支气管炎伴肺气肿，需予布地奈德喷雾剂以缓痛楚。近5天来，因天气骤变而咳喘复作，大为所苦，遂医至此。

查体：舌质淡红，苔薄白，脉细滑。

中医诊断：喘证。

辨证立法：气阴两虚为基本病机，痰浊阻肺为阶段病机。治以益气养阴、化痰泄浊、止咳平喘，基本病机、阶段病机标本兼顾。

处方：生脉散合三拗汤、三子养亲汤加味。

北沙参15g，太子参20g，麦冬20g，五味子10g，炙麻黄6g，苦杏仁10g，生甘草5g，三叶青20g，江枳壳15g，广地龙15g，紫苏子10g，白芥子10g，莱菔子30g，山海螺30g。水煎服，7剂。

二诊： 2015年5月7日。服药1周，咳喘即缓，再进1周，痰鸣大减，夜能平卧。今立夏已过，天气虽暖，然服药之余，仍需寒暄保摄，谨防此症复发。上方续进7剂。

三诊： 2015年12月17日。前投益气养阴、化痰泄浊、止咳平喘之剂，咳喘已归平息，故未再予服药。今冬以来，咳嗽小发，服药即解。近日夜尿频多、咽喉不舒，为防风痰大作，当以金水相生之法固其真元。

处方： 北沙参15g，太子参20g，大麦冬15g，五味子10g，大生地15g，山茱萸15g，怀山药30g，粉丹皮15g，白茯苓15g，建泽泻15g，补骨脂30g，覆盆子30g。水煎服，7剂。

按语： 喘证多为本虚标实之证。肺主气、司呼吸，肾主纳气，脾为生痰之源，肺为贮痰之器，故本病发生可归为肺、脾、肾气阴两虚及痰浊阻肺，肺失宣肃。前者为基本病机，后者为阶段病机及潜伏病机。本案患者初诊以气候异常而诱发咳嗽气急、喘而不得平卧、喉中辘辘有声、痰质犹如胶冻诸症，其乃潜伏病机上升为阶段病机，故当以三拗汤、三子养亲汤及三叶青、山海螺、枳壳、地龙等化痰泄浊、止咳平喘之剂以解阶段病机之急，然气阴两虚之基本病机始终贯穿于疾病之中，故仍需生脉散益气养阴以辅助之。因药证合拍，故仅服药1个月，咳喘即已大平。翁年逾花甲，肾水内亏，入冬为防咳喘复作再予益气养阴、补肺纳肾之剂还治其本。

（5）气阴两虚，痰饮瘀结

生脉散合小青龙汤加减治疗肺胀

郑某，男，57岁。2014年11月12日初诊。

主诉： 反复咳喘痰鸣5年余。

病史： 5年来，入冬频发喘促之疾。每于外感即有咳嗽，痰多稀薄，呈泡沫状，胸闷脘痞，大便溏薄，动则气急，需用布地奈德类喷雾剂以缓病痛。瞻前医用方，或用"小青龙汤"温肺化饮，或用"射干麻黄汤"宣肺祛痰，大多收效乏乏，遂求诊于此。

查体：形体消瘦，胸膺饱满，胞睑虚浮，唇周暗紫，舌质暗红，边齿印，苔薄白，脉细滑。

中医诊断：肺胀。

辨证立法：气阴两虚为基本病机，痰饮瘀结为阶段病机。治以益气养阴、涤痰散饮、化瘀通络，基本病机、阶段病机标本兼顾。

处方：生脉散合小青龙汤加减。

潞党参 30g，麦冬 20g，五味子 10g，紫丹参 30g，瓜蒌皮 30g，降香（后入）10g，广地龙 12g，补骨脂 20g，山茱萸 15g，北细辛 3g，淡干姜 6g，姜半夏 12g，炒白芍 12g，紫苏子 15g。水煎服，7 剂。

另以高丽参粉、蛤蚧粉每天各 3g，配合服用。

二诊：2014 年 12 月 3 日。服上方后，咳嗽已减，气急亦缓，痰多稀薄如故。适值冬令阳气衰弱之时，故痰饮难化矣，仍当予以原意，培本达邪兼顾。上方续服 14 剂。

半年后因他症前来问诊，诉连进益气养阴、温运散瘀之品 2 月余，咳逆痰鸣之症大为改善，其效著也。

按语：本案患者素体羸瘦，加之常年吸烟，久而渐致气阴两虚，伏痰瘀阻，每于入冬常因外感引发咳喘，动则气急，痰多稀薄，呈泡沫状，胸闷脘痞，大便溏薄。其中，气阴两虚为基本病机，贯穿于疾病发展之始终，痰饮瘀结为阶段病机，每因外邪引动而显露之，此时正值病发之时，故当生脉散、参蛤散、补骨脂、山茱萸益气养阴、补肺纳肾，丹参、降香、地龙、细辛、干姜、苏子、白芍、瓜蒌皮、姜半夏涤痰散饮、化瘀通络。因主次分明，标本兼顾，故服药近 3 个月诸恙皆罢。

（6）气阴两虚，湿热瘀阻

生脉散合桂枝甘草汤加味治疗心悸

毛某，男，77 岁。2014 年 3 月 26 日初诊。

主诉：反复心中悸动不安 2 年余，再发 1 周。

病史：两年以来，时觉胸膺慌慌如有人捕，病初多起于受凉、恐惧之后，病久则安静之时亦有发作。本次起病1周，心悸恍惚，反侧不安，服用西药无效。平素四肢不温，背部较冷，神疲乏力，动则汗出，气短头晕，口苦胸闷，胃纳可，大便调。素有阵发性房颤及糖尿病史。

查体：面肤油亮，舌质暗红，苔薄腻，脉弦细，时见三五不齐。

中医诊断：心悸。

辨证立法：气阴两虚为基本病机，湿热瘀阻为兼夹病机。治以益气养阴、清热利湿、化瘀通络，基本病机、兼夹病机标本兼顾。

处方：生脉散合桂枝甘草汤加味。

太子参30g，麦冬20g，五味子7g，柳桂枝8g，炙甘草10g，紫丹参30g，瓜蒌皮30g，真降香（后入）15g，苦参12g，小川连9g，大生地20g。水煎服，7剂。

二诊：2014年4月2日。服药1周，神振，胸中惶惶减而未止，头晕气短如故。此气阴渐复，心脉得畅之佳兆，当拟原意击鼓再进，并改太子参为潞党参以强其益气之效。上方出入继服7剂。

三诊：2014年4月9日。连进生脉散合桂枝甘草汤方半月，胸膺诸症大减，头晕气短亦缓。此药中病机之理，仍拟故守原法，缓而图治。上方加白檀香（后入）3g，7剂。

此方续服月余，悸动大安，面有润色，喜气之余，多为感谢。

按语：本案患者年近耄耋，诸脏皆衰，尤以心之气阴两虚为主，心气不足，心血不充，兼之湿热内恋，气血瘀滞，以致心失所养，遍体失荣，故胸膺慌慌如有人捕、神疲乏力、四肢不温、背部较冷、气短头晕。汗为心之液，心气不足，心血不充，摄纳无权，复因湿热逼蒸，故动则汗出。其中，气阴两虚为基本病机，湿热瘀阻为兼夹病机，故当以益气养阴、清热利湿、化瘀通络之法标本兼顾。服药期间，党参易太子参，纳入檀香等为病机变化而设。药证合拍，故服药1月半而诸症衰也。

（7）气阴两虚，心神失养

生脉散合炙甘草汤加味治疗心悸

黄某，男，52岁。2015年9月17日。

主诉：反复心胸惶惶8年余。

病史：8年来，初觉心胸惶惶，难以自已，服西药尚能缓解。近1个月来，心悸频发，神不自持，遂去上海胸科医院行电生理检查及射频消融手术，术后心悸消失，但觉神疲乏力、短气失眠，胃纳可，二便调。素有心律失常（慢性房颤）、心功能Ⅱ级史，目前服用华法林、胺碘酮、倍他乐克。

查体：舌质淡胖，边齿印，苔薄白、微黄，脉细虚，时见三五不齐。

中医诊断：心悸。

辨证立法：气阴两虚为基本病机，心神失养为阶段病机。治拟益气养阴、宁心安神，基本病机、阶段病机标本兼顾。

处方：生脉散合炙甘草汤加味。

潞党参20g，麦冬15g，五味子6g，北黄芪30g，炙甘草10g，淡干姜6g，柳桂枝6g，大生地15g，炒枣仁30g，野百合30g，炙远志7g，紫丹参30g，甘松15g，苦参15g。水煎服，7剂。

另嘱：朝白参6g，西洋参6g，另炖代茶饮。

二诊：2015年10月1日。服药1周，面有润色，神疲消失，夜卧安宁。此气血复而未全，全而未壮之候，仍需服药以达气振血活之效。原方继进7剂，并另服朝白参及西洋参参如上法。

三诊：2015年10月29日。连进生脉散合炙甘草汤之法月余，诸象渐已平息，再予酸甘宁心、养血安神之法善后。

按语：本案患者罹患慢性房颤，性喜思虑，多疑寡断，久而心气、心阴俱损，则心胸惶惶，难以自控，虽服药可解一时之急，然病根未除，故仍反复发作。近来其行射频消融手术，术前、术中有所惊恐，以致气阴更伤，心神失养，故神疲乏力、短气失眠。总之，气阴两虚为基本病机，心神失养为阶段病机，故治拟益气养阴、宁心安神，以生脉散合炙甘草汤为主，并随证入黄芪、枣仁、百合、远志、丹参、苦参、甘松之类。药证合拍，其效明显。

（8）气阴两虚，营卫失和

生脉散、玉屏风散合加味苍耳子散加减治疗咳嗽

胡某，男，25岁。2015年7月23日初诊。

主诉： 咽痛咳嗽半月。

病史： 半月以来，咽喉干痛，瘙痒难忍，咳嗽少痰，频频而作。虽已服用西药治疗（具体用药不详），其症如故。平素迎风嚏涕，肌肤红疹，呈游走性发作。素有慢性咽炎、鼻炎及脂溢性脱发史。

查体： 舌质嫩红、少津，苔薄净，脉滑利。

中医诊断： 咳嗽。

辨证立法： 气阴两虚为基本病机，卫表不固为阶段病机，风邪外袭为即时病机。治以益气养阴、祛风固表，基本病机、阶段病机、即时病机标本兼顾。

处方： 生脉散、玉屏风散合加味苍耳子散加减。

太子参20g，麦冬15g，北黄芪20g，炒白术15g，防风10g，苍耳子12g，蒲公英30g，鱼腥草30g，望春花10g，射干6g，蛇蜕7g，白僵蚕7g，蕲蛇5g。水煎服，7剂。

二诊： 2015年7月30日。药后，咽痛瘙痒减而未净，咳嗽时作时休。近日肤痒红疹复作。药证合拍，当拟原法继进，上方加羚羊角粉（吞服）0.6g，7剂。

三诊： 2015年8月13日。连服上方半月，咽痛大减，咳嗽不剧，肌肤瘙痒明显改善。药已中病，效不更方，仍当原意徐图缓求，欲速不达。

四诊： 2015年12月3日。前方连服月余，诸症大解，继而停药。入冬以来，天气转冷，迎风嚏涕、肌肤瘙痒之类似有复作之势，当以益气养阴、祛风透表之法继进，以达正复邪去之效。

处方： 太子参20g，麦冬15g，北黄芪20g，炒白术15g，北防风10g，五味子6g，鱼腥草30g，望春花12g，蝉蜕6g，白僵蚕7g，蛇蜕7g，野荞麦根

30g，乌梅肉 15g。水煎服，7 剂。

按语：《素问·六节藏象论》云："肺者，其华在毛，其充在皮，开窍于鼻。"本案患者素体虚馁，肺之气阴两虚，继而荣卫不和，故反复迎风嚏涕，肌肤红疹，呈游走性发作。近日，感于风寒，清窍不利，故咽喉干痛，瘙痒难忍，咳嗽少痰，频频而作。总之，气阴两虚为基本病机，卫表不固为阶段病机，风邪外束为即时病机。由于气阴两虚及卫表不固贯穿于疾病始终，风邪外束，其病不剧，故当生脉散、玉屏风散、加味苍耳子散出入，基本病机、阶段病机、即时病机标本兼顾。服药期间，蛇蜕、僵蚕专为咽喉不舒而设，蕲蛇、羚羊角粉专为肌肤瘙痒而设，此为专病专药。药证合拍，故能服药 2 个月诸症大解。然其根难除，故入冬诸症复作，再予原法，其症亦减。

（9）气阴两虚，肺脾不足

生脉散、四君子汤合芪归玉精汤加减治疗气胸并发症

严某，男，22 岁。2013 年 8 月 28 日初诊。

主诉：反复胸闷气急 4 年余。

病史：4 年以前，无明显诱因下引发自发性气胸 1 次，经西医胸片复查后无殊，自此常觉胸闷气急、神疲乏力，疲劳则发，休息则止，中西医并治，其效乏善。1 周以来，神疲乏力加剧，胸闷气急日甚，恐气胸反复，急来投诊。平素口渴不欲多饮，易于饥饿，胃纳不馨，二便尚调。

查体：体形细瘦而呈木形体质。舌质红，苔薄黄腻，脉弦细。

中医诊断：气胸并发症。

辨证立法：气阴两虚为基本病机，肺脾不足为阶段病机。治以益气养阴、健脾润肺，基本病机、阶段病机标本兼顾。

处方：生脉散、四君子汤合芪归玉精汤加减。

太子参 30g，北沙参 15g，大麦冬 15g，五味子 7g，炒白术 12g，白茯苓 15g，怀山药 30g，制黄精 15g，制玉竹 15g，广陈皮 12g，野百合 20g。水煎服，14 剂。

二诊：2013 年 9 月 11 日。药后，神振，纳开，胸闷较前缓解，形体消瘦

如故。此乃脾土虽振，肺金未肃，阴液未复之候，当拟原意继进，徐图缓求，欲速不达。上方14剂。

三诊：2014年3月5日。前方连进2个月，胸闷气急、纳差易饥渐次消失。上月调摄不当，气急复发，目前已趋缓解，治当上方继进，巩固疗效。

按语：本案患者素体不佳，形体消瘦，故而气胸反复发作。王晖认为，气胸之治在于肺，亦关乎于脾，其病之成多源于气阴两虚，继而涉及肺脾，肺失滋养，脾失健运，肺体损伤，久而成病。神疲乏力、胸闷气急、口渴不欲多饮、纳差易饥等症皆为气阴两虚、肺脾不足之象，故拟生脉散、四君子汤、芪归玉精汤等方气阴两顾，肺脾同治，缓缓取效。

2.平稳降糖饮（或消渴降糖饮）治验

（1）气阴两虚，肝脾失养

平稳降糖饮加味治疗消渴

贺某，女，58岁。2013年6月5日初诊。

主诉：神疲、目糊2年余。

病史：2年来，神疲乏力，无精打采，视物模糊，如有物罩，眉间抽动，阵发而作，日趋加重，遂求诊于此。详问病史，发现血糖升高5年，从未服用降糖药物，昔有糖尿病家族史。平素双上肢麻木，右胁肋下胀痛，腹满，尿黄，大便偏细。

查体：形体消瘦，眼睑下垂虚浮，舌质淡红，苔薄白，脉细缓。

辅检：FPG6.92mmol/L。

中医诊断：消渴。

辨证立法：气阴两虚为基本病机，肝脾失养为阶段病机。治以益气养阴、健脾调肝，基本病机、阶段病机标本兼顾。

处方：平稳降糖饮加味。

生黄芪30g，怀山药30g，乌玄参20g，茅苍术30g，甘枸杞30g，生葛根30g，冬桑叶20g，小川连9g。水煎服，7剂。

二诊：2013年7月24日。上方连进1个月，神振，纳开，视物较前清楚，眉间抽动消失，胸闷胁痛、肢体麻木如故。近日饮食未能自节，以致口干欲饮、尿频量多、夜寐梦扰、大便不畅。今查 FPG6.5mmol/L，HbA1c7.1%。此乃气阴两虚，胃经燥热趋于主位之候，当拟益气养阴、滋阴润燥之法，以解胃热之急。

处方： 乌玄参30g，大生地30g，肥知母15g，生石膏（先煎）30g，茅苍术20g，条黄芩15g，小川连10g，冬桑叶20g，延胡索30g，川楝子15g，生锦纹（后入）5g。水煎服，7剂。

三诊： 2015年8月19日。前进消渴降糖饮加味方2周，口干渴饮、尿频量多次第缓解，后予平稳降糖饮继进1月余，诸症渐趋平稳。近日自觉神疲头晕，心悸汗出，耳闷失聪，经查发现腔隙性脑梗死。舌质淡红，苔薄白，脉细虚。目前属真气不足，痰浊瘀阻之证也，当予益气养阴，化痰散瘀之法缓图。

处方： 生黄芪45g，全当归20g，大川芎12g，大生地30g，广地龙10g，赤芍药20g，桃仁泥12g，杜红花9g。水煎服，7剂。

按语： 王晖认为，糖尿病根据病程变化可分为原始期、前驱期、消渴期、逆归期四期。本案患者血糖升高5年，空腹胰岛素受损，可归为糖尿病前驱期范畴。初诊时，患者见神疲目糊、眉间抽动、上肢麻木、右胁胀痛、腹满便细，此乃气阴两虚，肝脾失养之证，故拟平稳降糖饮原方予以调治而取效。二诊时，患者饮食不节，又见胃经燥热之候，且趋主位，表现为口干渴饮、尿频量多，故改以消渴降糖饮治之，亦有效也。三诊时，患者以真气不足，痰浊瘀阻为主证，表现为神疲头晕、心悸汗出、耳闷失聪，确诊为腔隙性脑梗，故改以补阳还五汤治之。本案前后三诊，初诊、二诊皆以气阴两虚为基本病机，又分别以肝脾失调、胃经燥热为阶段病机，故治之有别；三诊时真气不足为基本病机，痰浊瘀阻为阶段病机，故治之亦不同矣。此正是"谨守病机"，据证治之之意矣。

（2）气阴两虚，肾络受损

平稳降糖饮加味治疗消渴、尿浊（糖尿病肾病）

章某，男，65 岁。2014 年 11 月 27 日初诊。

主诉： 反复神疲腰酸伴泡沫尿 3 年。

病史： 3 年来，神疲乏力，腰膝酸软，尿浊泡沫，时作时休。平素心悸胸闷，阵发偶作，畏寒怕冷，夜寐不佳，子时汗出，健忘纳差。素有糖尿病肾病史。

查体： 舌质淡红，苔薄白，脉细虚。

辅检： 空腹血糖 10.1mmol/L，尿微量白蛋白 33.8mg/L。

中医诊断： 消渴、尿浊。

辨证立法： 气阴两虚为基本病机，肾络受损为阶段病机。治以益气养阴、祛风利络，基本病机、阶段病机标本兼顾。

处方： 平稳降糖饮加味。

北黄芪 30g，怀山药 30，枸杞子 20g，生葛根 20g，乌玄参 15g，茅苍术 15g，全当归 15g，蝉蜕 10g，紫丹参 20g，绞股蓝 15g。水煎服，7 剂。

二诊： 2014 年 12 月 11 日。药后神振，夜能入眠，子时汗出较前更甚，余症依然。此气阴两虚之中尤以阴虚火旺为甚之矣，故当以原法继进，并加苦参 10g，肥知母 12g，川黄柏 10g，以达滋阴降火之效。

三诊： 2014 年 12 月 25 日。药后，泡沫尿减，神疲已除，夜半汗出时作时休。此乃药证合拍之故，当以原法继进，上方再服 7 剂。

四诊： 2016 年 5 月 26 日。上方服完，自觉较舒，再服 1 个月，尿中泡沫大为减少，复查尿蛋白由（++）转为（±），遂予停药。近 1 周来，饮食不当，血糖波动较大，神疲乏力复起，尿中泡沫亦见增多。舌质稍红，苔薄净，脉弦细。当以益气养阴、祛风利络之法继进。

处方： 北黄芪 30g，怀山药 30g，枸杞子 20g，生葛根 20g，乌玄参 30g，茅苍术 30g，冬桑叶 20g，小川连 12g，绞股蓝 30g，全当归 20g，蝉蜕 15g，天花粉 30g。水煎服，7 剂。

按语： 王晖认为，糖尿病逆归期基本病机为气阴两虚，阶段病机为络脉受损。本案患者虽发现糖尿病仅 3 年，但已有糖尿病肾病，故属逆归期范畴。

患者神疲乏力、腰膝酸软、畏寒怕冷、夜寐不佳、夜半汗出、纳差健忘、胸闷心悸，每于劳累、饮食不节或作，或剧，正是气阴两虚之证。尿浊而夹泡沫，又为肾络瘀阻化风之变。故以益气养阴、祛风利络之法治之，基本病机、阶段病机标本兼顾，渐而取效。方中，当归、丹参、蝉蜕乃祛风利络之佳品。服药期间，增损绞股蓝、知母、黄柏、苦参、黄连、花粉等乃为病机变化而设。因药证合拍，故收效明显。

（3）气阴两虚，络脉空虚，燥热内盛

平稳降糖饮加味治疗消渴、痹证（糖尿病周围神经病变）

胡某，女，57 岁。2015 年 3 月 5 日初诊。

主诉：关节酸痛、屈伸不利 1 年余。

病史：1 年前，因关节酸痛、屈伸不利而被当地医院确诊为糖尿病并发神经血管病变，中西医并治，西药服用瑞格列奈、二甲双胍肠溶片等，中药或用"消渴方"，或用"芪归六味"，其效了了。病经匝年，下肢诸大关节酸痛日甚，肢端麻木、肢体屈伸不利、目干涩糊、皮肤瘙痒、口干欲饮、神疲欲睡。罹患糖尿病 10 余年，血糖长期控制不甚理想。有高血压病及高脂血症史。

查体：舌质淡红，苔光净，脉细虚。

辅检：空腹血糖 9.11mmol/L，总胆固醇 5.8 mmol/L，甘油三酯 3.12 mmol/L，低密度脂蛋白胆固醇 3.46 mmol/L。

中医诊断：消渴（逆归期）、痹证。

辨证立法：气阴两虚为基本病机，络脉空虚为阶段病机，燥热内盛为兼夹病机。治以益气养阴、清热润燥，先从基本病机、兼夹病机入手。

处方：平稳降糖饮加减。

北黄芪 30g，生葛根 30g，乌玄参 20g，茅苍术 20g，怀山药 30g，枸杞子 30g，冬桑叶 15g，小川连 9g，天花粉 30g，鬼箭羽 15g，地锦草 15g。水煎服，7 剂。

二诊：2015 年 3 月 12 日。药后，口干大解，余症未有进退，复测空腹血糖 7.9 mmol/L。此乃燥热渐解，络脉空虚趋于主位之候，当减清热润燥之品，并入和血通络之剂，上方减黄连、花粉，加全当归15g，延胡索30g，徐长卿30g，14剂。

此后，上方出入连服3月余，肢体不仁大为缓解。

按语：本案患者罹患糖尿病多年，血糖控制不理想，久而气阴两虚，损及络脉，营血不畅，故下肢诸大关节酸痛，肢端麻木，肢体屈伸不利，目干涩糊，皮肤瘙痒，口干欲饮，神疲欲睡等。其中，气阴两虚为基本病机，络脉空虚为阶段病机。初诊时，口干较为明显，兼夹病机趋于主位，故以益气养阴、清热润燥之法，以除兼夹病机之急；二诊时，口干大减，络脉空虚趋于主位，则以益气养阴、和血通络之法，以缓阶段病机之本。此后病机主次未变，治则亦不变，故服药3月余而取效。

（4）气阴两虚，胃失和降

平稳降糖饮加味治疗消渴、痞证

刘某，女，57岁。2015年3月12日初诊。

主诉：胃脘痞满1年余。

病史：素有糖尿病史。1年来，胃脘痞满，少食即作，口中甘甜，嗳气频频，大便偏干，似板栗状，虽服促胃动力之药，其效乏乏。平素神疲乏力，动则汗出，夜卧不宁，目干涩糊，发落稀疏，手指麻木。

查体：舌质暗淡，苔薄白，脉弦细滑。

辅检：空腹血糖7.74mmol/L，餐后血糖14.44mmol/L。

中医诊断：消渴、痞证。

辨证立法：气阴两虚为基本病机，胃失和降为阶段病机。治以益气养阴、降逆和胃，基本病机、阶段病机标本兼顾。

处方：平稳降糖饮加味。

乌玄参20g，茅苍术20g，怀山药30g，北黄芪30g，冬桑叶20g，小川连7g，生葛根30g，甘枸杞20g，全当归15g，鬼箭羽15g，佛手片12g，香橼皮12g，绿梅花10g。水煎服，7剂。

二诊：2015年3月19日。服药1周，胃脘痞满稍减，矢气频作，余症如故。此气阴两虚日久而损及胃络之证。古人云"六腑以通为用"，今矢气频频，乃胃气下顺而不上逆矣，当拟原意再进，务求气阴复、胃气畅，则诸症可消也。上方继进 7 剂。

三诊：2015 年 4 月 9 日。上方连进 3 周，神振，胃脘痞胀减而未止，嗳气消失，大便转润。药已中病，其效当宜继续巩固，予上方继服之。

按语：本案乃糖尿病胃肠动力减弱之变，属气阴两虚致胃失和降之证，故胃脘痞满，少食即作，口中甘甜，嗳气频频，大便偏干，似板栗状之余，尚有神疲乏力、动则汗出、夜卧不宁、目干涩糊、发落稀疏、手指麻木诸症。王晖认为，气阴两虚为基本病机，胃失和降为阶段病机，故治疗仍以益气养阴为主，并佐佛手片、香橼皮、绿梅花之类理气而不伤阴之品以达和胃降逆之效。改善糖尿病胃肠动力减弱，其效缓慢，当长期守方缓图，细水长流，方可达满意之效。

（5）气阴两虚，心神失养

平稳降糖饮加味治疗消渴、不寐

陆某，男，48 岁。2015 年 2 月 26 日。

主诉：夜寐浅短多梦 2 年余。

病史：2 年来，夜寐浅短，易醒多梦，遂投医问诊，发现血糖增高，经服西药治疗（具体用药不详），血糖虽日趋平稳，然时常忐忑不安，唯恐病发冠心病、脑梗死。长年忧思，夙夜难寐，神疲日增，夜尿频多，形体消瘦，遂至于此，求缓其苦。

查体：舌质淡红，苔薄白，脉细虚。

辅检：空腹血糖 5~6mmol/L，餐后血糖 7.7mmol/L。

中医诊断：消渴、不寐。

辨证立法：气阴两虚为基本病机，心神失养为兼来病机。治以益气养阴、宁心安神，基本病机、兼夹病机标本兼顾。

处方：平稳降糖饮加味。

北黄芪 30g，怀山药 30g，枸杞子 20g，生葛根 30g，乌玄参 20g，茅苍术

20g，冬桑叶 20g，小川连 5g，淮小麦 30g，酸枣仁 20g。水煎服，7 剂。

二诊： 2015 年 3 月 5 日。药后，夜寐浅短多梦，夜尿频多如故。此乃气阴两虚，心神失养之证未有进退，故拟再守原法继进，徐图缓求，欲速不达。上方加炙远志 7g，7 剂。

三诊： 2015 年 4 月 2 日。上方连进月余，夜寐稍有改善，血糖控制平稳。药已中病，当拟原法继进，巩固疗效。

按语： 王晖认为，糖尿病发生起于真气不足，故本病多有气阴两虚之证。本案患者性喜多思，畏惧消渴之病，仿若惊弓之鸟，惶惶不可终日，而致夜寐浅短易醒，夜尿频多，形体日渐消瘦，故心神失养乃兼夹病机，因此，治当两者兼顾，方为合拍。《内经》有云："恬淡虚无，真气从之，精神内守，病安从来。"特嘱患者，药饵之外，须怡畅襟怀，心君泰和，病方霍然。

（6）气阴两虚，胃经燥热

消渴降糖饮加味治疗消渴

董某，男，36 岁。2017 年 3 月 1 日初诊。

主诉： 口干渴饮 1 年余。

病史： 1 年前，时觉口干渴饮，唇周皲裂，痛饮不解其症，遂去医院就诊，经查发现糖尿病，予西药治疗，血糖控制不甚理想。近来口干日增，饮则多尿，遂至于此。平素神疲乏力、肌肤瘙痒。

查体： 舌质淡红，苔薄白，脉弦细。

辅检： FPG10mmol/L。

中医诊断： 消渴。

辨证立法： 气阴两虚为基本病机，胃经燥热为阶段病机。治以益气养阴、滋阴润燥、凉血祛风，基本病机、阶段病机标本兼顾。

处方： 消渴降糖饮加味。

肥知母 15g，生石膏（先煎）30g，乌玄参 30g，茅苍术 30g，条黄芩 15g，小川连 12g，冬桑叶 20g，大生地 30g，鬼箭羽 30g，萹蓄 30g。水煎服，7 剂。

二诊：2017年3月8日。药后，口渴喜饮、肌肤瘙痒皆减，口中常觉甜味。药已中机，当拟原法继进，巩固疗效。上方加佩兰叶12g。

三诊：2017年3月15日。连服消渴降糖饮方2周，加之饮食调摄，诸症次第缓解。昨日饮酒较多，肌肤瘙痒复增，今查餐后血糖14mmol/L。故当谨守病机，原法再进。

按语：本案患者发现糖尿病1年余，迭服西药种种，口干渴饮、神疲乏力始终不解，且血糖亦难稳定，故易以中医治疗。其人先天禀赋不足，兼之饮食不节，染于燥热之邪，而成气阴两虚，胃经燥热之候，气不生津，阴不养气，燥伤气阴，以致病久难以罢矣。王晖认为，气阴两虚为本，胃经燥热趋于主位之时，消渴降糖饮为最佳之方，故屡投屡效，而萹蓄、鬼箭羽亦为良药，将其添入方中，疗效更著。王晖治糖尿病，每于胃经燥热消失，气阴两虚复归主位，再予平稳降糖饮方还治其本善后。

（7）气阴两虚，胃经燥热，心肝血虚

消渴降糖饮加味治疗消渴、不寐

郭某，女，52岁。2015年8月13日初诊。

主诉：反复口干喜饮10余年。

病史：10余年来，口咽干燥，劳后加剧，渴喜冷饮，其量倍于常人，于当地医院就诊，确诊为2型糖尿病，经服西药虽诸症悉减，然血糖时有波动。近来前症复作，新添肢体麻木、夜寐欠佳、脘痞嗳气、大便细而不畅。素有糜烂性胃炎及左肾小结节史。

查体：舌质红、中裂，苔薄黄，脉细虚。

辅检：血糖7.96mmol/L；糖化血红蛋白6.9%。

诊断：消渴（逆归期）、不寐。

辨证立法：气阴两虚为基本病机，胃经燥热为阶段病机，心肝血虚为兼来病机。治以滋阴润燥、和血通络、养血宁心，先解阶段病机、兼夹病机之急。

处方：消渴降糖饮加减。

大生地 30g，乌玄参 20g，肥知母 12g，生石膏（先煎）30g，条黄芩 15g，小川连 9g，茅苍术 15g，冬桑叶 20g，北黄芪 30g，天花粉 30g，全当归 15g，酸枣仁 20g，乌梅肉 6 枚。水煎服，7 剂。

二诊： 2015 年 8 月 20 日。药后，口干稍减，肢体麻木依然。病已入深，不可一服而解，当予原法继进。上方去乌梅，加川牛膝 15g，汉防己 12g，7 剂。

三诊： 2015 年 8 月 27 日。以消渴降糖饮为主方，并随证加减，连服中药半月，足跟麻木、夜寐不佳减而未净，余恙悉减。药证合拍，当拟原意续进，上方去汉防己，加鸡血藤 20g，7 剂。

上方又进半月，口干渴饮瘥，足跟麻木、夜寐不佳未除，再以平稳降糖饮善后。

按语： 本案患者虽以口干渴饮为主症，然糖尿病已久，且常年血糖不稳，肢体麻木，故亦属逆归期范畴，气阴两虚贯穿于疾病变化之始终。案中口咽干燥，渴喜冷饮，其量倍于常人，脘痞嗳气，大便细而不畅，为胃经燥热，胃失和降之证，肢体麻木、夜寐欠佳，为心肝血虚，经脉失养之证，前者为阶段病机，后者为兼夹病机，两者目前趋于主位，故先拟滋阴润燥、和血通络、养血宁心之法以解之，待诸症缓解后，终以益气养阴和血之平稳降糖饮善后。

（8）气阴两虚，胃经燥热，肺经痰热

消渴降糖饮加味治疗消渴、哮证

周某，男，54 岁。2015 年 5 月 7 日初诊。

主诉： 反复消谷善饥 4 年，再发伴咳嗽气喘 5 天。

病史： 4 年来，消谷善饥、口干渴饮时作时休，常需服用益气润燥中药缓解症状。近 5 天来，饮食不节，复又迎风受寒，以致上症复作，新添咳嗽痰鸣、气喘难平，二便尚调。罹患糖尿病 4 年，平素血糖控制不佳。另有支气管哮喘及慢性前列腺炎史。

查体： 舌质红，苔薄黄，脉细。

辅检： 空腹血糖 9.5mmol/L。

诊断：消渴、哮证。

辨证立法：气阴两虚为基本病机，胃热津燥为阶段病机，肺经痰热，气道不利为即时病机。治以清胃生津、清肺止咳，先解阶段病机，兼夹病机之急。

处方：消渴降糖饮加减。

肥知母 15g，生石膏（先煎）30g，小川连 10g，条黄芩 15g，乌玄参 20g，茅苍术 30g，大生地 20g，冬桑叶 20g，天花粉 30g，广地龙 15g，三叶青 20g，炒枳壳 15g，鲜石斛 12g。水煎服，7 剂。

二诊：2015 年 5 月 14 日。服药 1 周，咳喘大减，咽干燥痛、消谷善饥未消。此肺经痰热罢，胃经燥热依然之证，当以清胃生津之法继服。

处方：肥知母 15g，生石膏（先煎）30g，小川连 10g，条黄芩 15g，乌玄参 20g，茅苍术 20g，大生地 20g，冬桑叶 20g，天花粉 30g，鲜石斛 12g，鬼箭羽 20g。水煎服，7 剂。

三诊：2015 年 6 月 4 日。上方出入连进 3 周，咽干燥痛大减，消谷善饥亦缓，近日尿中泡沫。此乃胃经燥热，肾络受损之证，当于清胃生津方之中，再入益气祛风和络之剂。上方加蝉蜕 15g，生黄芪 30g，14 剂。

药后，尿中泡沫未净，余症悉除，再予平稳降糖饮加祛风和络之品善后。

按语：本案患者素体不佳，罹患糖尿病及支气管哮喘多年，故气阴已伤矣。常因饮食不节而频见口干渴饮、消谷善饥诸症。初诊时，因调摄失节，加之外感，而致上症复发，新添咳嗽气喘，前者为胃经燥热，属阶段病机，后者为肺经痰热，属即时病机，此时两者较急，故先予消渴降糖饮加鲜石斛、天花粉、三叶青、枳壳、地龙以解之；二诊时，咳喘瘥而即时病机消失，故仅从胃经燥热治疗；三诊时，又见肾络受损化风之证，故又添入黄芪、蝉蜕之辈；终以胃经燥热除而改服益气养阴、祛风通络之剂善后。服药期间，始终根据病机动态变化予以施治，故瘥愈较快也。

（9）气阴两虚，胃经燥热，湿热痹阻经脉

消渴降糖饮加味治疗消渴、痹证

范某，男，66岁。2014年10月30日初诊。

主诉： 口干渴饮，肌肤瘙痒4年。

病史： 4年来，每饮食不节而致口干渴饮、肌肤瘙痒，使用西药（具体用药不详）尚可解一时之急，停药数日则复作，痛苦异常。发病以来，兼见目干涩糊，下肢关节作痛，大便黏腻不畅，尿混浊臭，但无泡沫。素有糖尿病及痛风史，常年饮酒。

查体： 面肤垢亮潮红，舌质红、中裂，苔黄腻，脉弦细滑。

辅检： 空腹血糖10.16mmol/L。

诊断： 消渴（消渴期）、痹证。

辨证立法： 气阴两虚为基本病机，胃经燥热为阶段病机，湿热痹阻经脉为兼夹病机。治以清胃润燥、宣痹和络，先解阶段病机、兼夹病机之急。

处方： 消渴降糖饮加减。

肥知母12g，生石膏（先煎）30g，小川连9g，条黄芩15g，乌玄参20g，茅苍术20g，大生地30g，冬桑叶20g，天花粉30g，绵茵陈30g，土茯苓20g，夏枯草20g，威灵仙15g。水煎服，7剂。

二诊： 2014年11月13日。药后，口渴虽减，目干涩糊，大便黏腻，尿混浊臭依然。空腹血糖8.8mmol/L。病已日久，不可一剂而愈，当予上方加枸杞子20g，以达养肝明目之效。

再诊： 2016年1月28日。上方出入断续服用年余，口渴、目糊时作时休，尿浊、便黏消失，近来偶见下肢浮肿。此乃经脉湿热除，胃经燥热缓，气阴两虚未复之证，当于清胃生津之中，另佐益气利水之剂。方用平稳降糖饮。

处方： 北黄芪30g，怀山药30g，乌玄参20g，茅苍术20g，冬桑叶20g，小川连9g，生葛根30g，枸杞子30g，天花粉30g，威灵仙30g，鬼箭羽20g，汉防己12g。水煎服，7剂。

按语： 本案患者同学聚会、亲友聚餐较为频繁，长期饮食不能自控，以致血糖、尿酸控制欠为理想。患病已久，气阴两虚，难以恢复，且贯穿于疾病发展始终。初诊时，目干涩糊、下肢关节作痛，为气阴两虚，肝络失养之证，属基本病机；口干渴饮、肌肤瘙痒，为胃经燥热之证，属阶段病机；大便黏腻不畅，尿混浊臭，但无泡沫，面肤垢亮潮红，舌苔黄腻，为湿热痹阻经脉，属兼夹病机。由于阶段病机、兼夹病机较急，故投以清胃润燥、清热利湿之剂以解之。此后，病机未变，病证未除，故仅以少数药物更替继续服用。直至1年后，经脉湿热除，胃经燥热缓，气阴两虚未复，口渴、目糊时作时休，尿浊、便黏消失，偶见下肢浮肿之时，则以益气养阴、清胃通络之平稳降糖饮缓图收功。

4. 他方治验

（1）气阴两虚，络脉受损

芪归六味加味治疗消渴

庄某，男，50岁。2015年4月2日初诊。

主诉：右下肢麻木伴步履无力2月余。

病史：2个月前，右下肢麻木，步履乏力，迭经治疗，其效乏陈。平素阵发眩晕，心悸汗出，畏寒怕冷，大便三日一行，夜寐尚宁。素有糖尿病史，已用胰岛素治疗，血糖控制不理想。另有左侧甲状腺结节、慢性肝病、肝硬化、脾肿大、心律失常、右束支传导阻滞、胆囊毛糙、右肾结石、腰椎间盘突出症、血沉偏高史。

查体：舌质淡红，苔薄微黄，脉细虚。

辅检：B超示双侧颈动脉硬化、双侧下肢动脉未见异常、双侧下肢深静脉血流通畅；血糖17.19mmol/L。

中医诊断：消渴。

辨证立法：气阴两虚为基本病机，脉络受损为阶段病机。治以益气养血、和营通络，基本病机、阶段病机标本兼顾。

处方：芪归六味加减。

大生地30g，山茱萸15g，粉丹皮12g，白茯苓12g，建泽泻15g，怀山药

30g，北黄芪 45g，全当归 20g，甜苁蓉 20g，桑椹子 30g，绞股蓝 30g，鸡血藤 20g。水煎服，7 剂。

二诊：2015 年 4 月 23 日。服药半月，步履无力、心悸汗出减，右下肢麻木、畏寒怕冷依然，大便间日一行。此乃气阴两虚，脉络受损，督脉空虚之证，当拟上方加鹿角片（先煎）20g，以达温督通络之效。

三诊：2015 年 6 月 18 日。服上方后，症状一度好转，然因调摄失宜致其复作。今当遵守原意，守方继服。上方加威灵仙 30g，7 剂。

此后，上方加减连进月余，右下肢麻木、畏寒怕冷大为改善矣。

按语：王晖认为，糖尿病（逆归期）以气阴两虚为基本病机，并根据疾病发展情况而有不同的阶段病机。本案患者以络脉受损趋于主位，故右下肢麻木、步履乏力，并阵发眩晕、心悸汗出、畏寒怕冷，大便三日一行。治拟芪归六味加桑椹子、绞股蓝益气养阴，当归、鸡血藤和营通络，基本病机、阶段病机标本兼顾。服药期间，苁蓉润肠通脉，鹿角片温通督脉，威灵仙祛风利络，亦为病机变化而设。药证合拍，故服药 3 个月而诸症缓解。

（2）气血两虚，风湿瘀阻

蠲痹汤加减治疗眩晕、痹证

陈某，男，48 岁。2015 年 10 月 8 日初诊。

主诉：头昏伴颈肩酸麻 2 月余。

病史：2 个月来，时时头昏，左侧颈肩酸胀麻木，大便每日两次，夜寐安宁，无恶心呕吐，无步履不稳。素有颈动脉供血不足、高血压病、高脂血症、脂肪肝、肝功能异常、甲状腺结节、血糖偏高史，另有烟酒史。

查体：舌质淡红，苔黄腻，舌下静脉暗淡，脉细缓。

中医诊断：眩晕、痹证。

辨证立法：气血两虚为基本病机，风湿瘀阻为阶段病机。治以益气养血、祛风宣痹、和营通络，基本病机、阶段病机标本兼顾。

处方：蠲痹汤加减。

羌活 12g，片姜黄 10g，全当归 15g，北防风 10g，杭白芍 20g，北黄芪

20g，北细辛 5g，徐长卿 20g，广地龙 9g，延胡索 30g，鸡血藤 30g，紫丹参 30g。水煎服，7 剂。

二诊：2015 年 10 月 15 日。药后，肩臂麻木显减，头晕依然。此乃风湿稍去，气血未复之证，当以原法继进，上方再服 7 剂。

三诊：2015 年 10 月 29 日。上方连投 3 周，头晕稍减，颈肩酸胀、手指麻木未再发作。当拟原意续服，并加大川芎 15g，白僵蚕 7g，以达和血通络之效。

按语：本案眩晕、痹证实乃颈椎病也，多为长期体位不佳所致，气血不足为因，继而风湿瘀阻络脉，以致清阳不升，血络不和，故时时头昏、左侧颈肩酸胀麻木。其中，气血不足为基本病机，风湿瘀阻为阶段病机，故治当黄芪、当归、白芍益气和血，羌活、姜黄、防风、细辛、延胡索、丹参、鸡血藤、徐长卿祛风化湿通络，此后再加川芎、僵蚕为增加和血通络之功而设。药证合拍，故能药到病解。

（3）气血两虚，冲任失调

八珍汤加味治疗乳汁过少

史某，女，28 岁。2015 年 5 月 14 日初诊。

主诉：产后神疲乳少 2 月余。

病史：产后 2 个月（早产 4 周），神疲乏力，乳汁量少，肌肤干痒，夜寐不佳，大便欠畅，胃纳正常。

查体：舌质淡红，苔薄白，脉细虚。

中医诊断：乳汁过少。

辨证立法：气血两虚为基本病机，冲任失调为阶段病机。治以益气养血、调理冲任，基本病机、阶段病机标本兼顾。

处方：八珍汤加味。

潞党参 20g，白茯苓 15g，生甘草 5g，炒白术 15g，大生地 15g，大川芎 8g，全当归 10g，炒白芍 15g，酸枣仁 20g，野百合 30g，紫苏梗 12g，柏子仁 20g。水煎服，7 剂。

二诊：2015 年 5 月 21 日。药后，神振，夜能入睡，乳汁增多。此乃气血渐充，冲任调和之象，当拟原方继进，巩固疗效。

按语：本案患者因剖宫产伤及气血，故见神疲乏力、肌肤干痒、夜寐不佳、大便不畅诸症。其中，乳汁量少，乳房不胀又为冲任不调之证。以八珍汤益气养血、调理冲任，柏枣仁、百合养血安神，佐苏梗调畅气机，基本病机、阶段病机标本兼顾，渐而取效。

四、肺脾两虚

（一）概况

脾统血，主运化，属土为母；肺行水，主一身之气，属金为子。母病可及子，子病盗母气，二脏相互影响而同病。其中肺脾两虚证是指由肺脾气（阴）两虚，脾失健运，肺失宣肃所致的证候。肺脾气（阴）两虚为基本病机，脾失健运，或肺失宣肃，或营卫失和为阶段病机。临床主要表现为神疲乏力，气短懒言，腹胀便溏，纳差肢肿，久咳不止，痰多稀薄，鼻咽瘙痒，嚏涕时作，舌淡苔滑，脉虚而细等。此证多见于鼻鼽、喉痹、冻疮、咳嗽、痰饮等病症。

（二）常用处方

1. 三和汤

（1）药物组成：北柴胡，条黄芩，太子参，姜半夏，炒甘草，柳桂枝，杭白芍，北黄芪，冬白术，北防风，大红枣，生姜片。

（2）基础配伍：全方 12 味，适用于肺脾两虚为基本病机的鼻鼽、喉痹、冻疮等慢性疾病。本方实由桂枝汤、小柴胡汤、玉屏风散三方融合而成，组方充分体现了中医"和"的理念。小柴胡汤中，柴胡配黄芩，枢机少阳以求和；半夏、生姜配黄芩，寒温共济以求和；半夏、生姜配柴胡，协调升降以求和；生姜配大枣，营卫并调以求和；柴胡配参草，调和肝脾以求和；柴芩配参草枣，扶正祛邪以求和，全方体现寒温并用、升降同调、营卫并调、调和肝脾、扶正祛邪之"和法"。桂枝汤中桂枝配白芍，辛散通卫与酸收敛营同用，并调营卫，表里双解以求和；生姜、大枣、甘草，三药同用以调和见长。玉屏风散中黄芪、白术配防风，益气固卫、疏表驱邪、表里兼顾、补虚泻实以求和。纵观整个三和汤方，可谓具有调和表里、调和气血、调和营卫、调和中气与调和诸药，多"调"作用于一体的调体复方，虽然三首方剂各有偏重，但和解作用相通，加之互相配伍应用，使"和"之功效益增，整个方剂呈现出一种以大"和"为主的功能特点。

（3）据机配伍：根据病机变化，选药亦有侧重。如：①选择柳桂枝、姜半夏、杭白芍为君药。桂枝辛温通阳，以蠲内饮，半夏苦温燥湿，以化痰浊，白芍酸甘化阴，以和营血。三药合用，寒温共济，散收并举，共达饮化营和之效。佐以柴胡、黄芩、太子参、白术、黄芪、防风、生姜、红枣、甘草，可用于治疗肺脾两虚为基本病机，寒饮伏肺为兼夹病机，兼夹病机趋于主位的病证。②选择杭白芍、条黄芩为君药。白芍酸甘和营，黄芩苦寒燥湿，二药合用，润燥兼施，以达阴足湿化热清之效。佐以太子参、白术、半夏、生姜、柴胡、桂枝、黄芪、防风、红枣、甘草，可用于治疗肺脾两虚为基本病机，阴虚湿热为兼夹病机，兼夹病机趋于主位的病证。

（4）主治：①肺脾两虚为基本病机，寒饮伏肺为兼夹病机，以致迎风嚏涕，涕色清白，咯痰量多，舌苔白滑。若兼夹病机趋于主位，在此基础上加小青龙汤（细辛、半夏、甘草、五味子、干姜、桂枝、麻黄、芍药）出入。②肺脾两虚为基本病机，肺失宣肃为阶段病机，以致咽喉异物，鼻闻异气加剧，甚则咳嗽。若阶段病机趋于主位，在此基础上加蝉蜕、僵蚕、蛇蜕、乌梅、五味子等。③肺脾两虚为基本病机，阴虚湿热为兼夹病机，以致手足不温、冻疮频作、脚丫湿气、尿黄浊臭。若兼夹病机趋于主位，在此基础上加茵陈五苓散（茵陈、桂枝、白术、猪苓、茯苓、泽泻）出入。④肺脾两虚为基本病机，阴虚阳旺为兼夹病机，以致迎风自汗、入夜烘热、手心烫手。若兼夹病机趋于主位，在此基础上加生龙骨、生牡蛎、炙龟板、炙鳖甲、稽豆衣、碧桃干等。

2.调体脱敏汤

（1）药物组成：银柴胡，北防风，乌梅肉，五味子，苍耳子，望春花，蝉蜕，白僵蚕，条黄芩，鱼腥草，野荞麦根，广地龙。

（2）基础配伍：本方由过敏煎（银柴胡、防风、乌梅、五味子）、苍耳子散（苍耳子、望春花、白芷、薄荷）、升降散（蝉蜕、僵蚕、姜黄、大黄）、"清热三斧头"（黄芩、鱼腥草、野荞麦根）加减化裁而成。诸方以过敏煎为君：银柴胡，甘苦凉，清热凉血；防风，辛甘微温，祛风胜湿止痒。二药皆以走表，辛苦并用，凉温兼施，可达清透凉散之效。乌梅酸平，酸收敛肺息风；五味子酸温，敛肺滋肾宁心。二药皆以走里，收敛息风。四药合用，清透结合，散收共用，以达凉血息风之效。又以苍耳子、望春花、蝉蜕、白僵蚕诸味为臣：苍耳子、望春花辛温，散寒通窍；蝉蜕、僵蚕辛凉，清温透热祛风。四药合用，以达清窍宣利之功。再以黄芩、鱼腥草、野荞麦根为佐，清热解毒，清中兼透。地龙咸寒入肝，息风通络，亦为佐药。

（3）据机配伍：根据病机变化，选药亦有侧重。如：①选择苍耳子、望春花、蝉蜕、白僵蚕为君药。《医方集解》有云：凡头面之疾病，皆由清阳不升，浊阴逆上所致。苍耳子疏风散湿，上通脑顶，外达皮肤；望春花通九窍、散风寒，能助胃中清阳上行头脑。二药伍用，共奏散寒通窍之功。蝉蜕配僵蚕有拔邪外出、抗敏通窍之功。四药相合，升清通窍，以达宣利之功。佐以银柴胡、北防风、乌梅肉、五味子、黄芩、鱼腥草、野荞麦根、地龙，可用于治疗肺脾两虚为基本病机，清窍不利为阶段病机，阶段病机趋于主位的病证。②选择银柴胡、北防风、乌梅肉、五味子为君药。佐以黄芩、鱼腥草、野荞麦根、苍耳子、望春花、蝉蜕、僵蚕、地龙，可用于治疗肺脾两虚为基本病机，阴虚血热为兼夹病机，兼夹病机趋于主位的病证。

（4）主治：①肺脾两虚为基本病机，清窍不利为阶段病机，症见嚏涕咽痒，咳嗽频频。若基本病机趋于主位，在此基础上加生脉散（北沙参、麦冬、五味子）出入；②肺脾两虚为基本病机，阴虚血热为兼夹病机，症见咽痒干咳，大便不畅；肌肤疹痒，夜间尤甚，春夏发作，秋冬休止。若兼夹病机趋于主位，咳嗽为甚者，在此基础上加元麦桔甘汤（玄参、麦冬、桔梗、生甘草）出入；肤痒为著者，在此基础上加生地黄、紫草、浮萍、蛇蜕等。③肺脾两虚为基本病机，痰饮内停为兼夹病机，症见咽痒咳嗽，痰出白稀，昼日明显，夜间缓解。若兼夹病机趋于主位，在此基础上加苓甘五味姜辛汤（茯苓、甘草、细辛、干姜、五味子）出入。

此外，参苓白术散、六君子汤等方亦为常用的治疗肺脾两虚的主方。

（三）医案举隅

1. 三和汤治验

（1）肺脾两虚，营卫失和

三和汤加味治疗虚劳

胡某，女，30岁。2015年12月9日初诊。

主诉：消瘦、畏寒1年余。

病史：1年来，无故持续消瘦，初时不以为意，未及就诊。近来迎风啬啬恶寒，尤以背部为甚，症剧之时且伴咽痒咳嗽，遂求诊于此。平素胃脘不舒，恶心频频，大便量少，经行腹痛难忍。本次月经方净。

查体：舌质淡红，苔薄白，脉细滑。

中医诊断：虚劳。

辨证立法：肺脾两虚为基本病机，营卫失和为阶段病机。治以健脾益肺、调和营卫，基本病机、阶段病机标本兼顾。

处方：三和汤加味。

北柴胡10g，条黄芩10g，潞党参20g，姜半夏12g，生甘草5g，柳桂枝6g，炒白芍15g，生黄芪15g，炒白术15g，北防风10g，姜枣自备。水煎服，7剂。

二诊：2015年12月16日。药后，畏寒稍减，脘痞略舒，恶心消失。此乃土旺金生，营卫趋和之佳兆也，当守原意，击鼓再进，徐图缓求，终可脾健肺强，阴阳平衡而得康复。上方14剂。

三诊：2016年3月23日。上方服尽，又间日再进1月余，畏寒、脘痞消失，体重渐趋回升，咳嗽始终未作，唯经行腹痛未好转，考虑本次月经将近，当拟养血调冲之剂善后。

按语：《灵枢·营卫生会》云："人受气于谷，谷入于胃，以传于肺，五脏六腑皆以受气，其清者为营，浊者为卫。"故肺脾之病可伤及营卫，而有营卫失和之证。脾主运化，通于肌肉。脾运失健，升降失司，化源匮乏，则胃脘痞满、呕恶频频、大便量少、形体消瘦。肺主气、司呼吸，通于皮毛。脾病及肺，营卫失和，则迎风畏寒，背部尤甚，且有咽痒咳嗽，不可忍耐。因此，本案肺脾两虚为基本病机，营卫失和为阶段病机，治当健脾益肺、调和营卫，小柴胡汤、桂枝汤、玉屏风散合而治之即可取效矣。

（2）肺脾两虚，寒饮伏肺

三和汤合小青龙汤味治疗鼻鼽

孙某，男，42岁。2014年7月16日初诊。

主诉：迎风嚏涕3年余。

病史：3年来，每迎风受冷则鼻塞、喷嚏、流涕，涕色清白、量多，饮热或揉按迎香穴好转。平素多痰，咯之则出，胃纳可，二便调，夜寐安。素有慢性鼻炎、咽炎史。

查体：舌质暗淡，苔薄白滑，脉细。

中医诊断：鼻鼽。

辨证立法：肺脾两虚为基本病机，寒饮伏肺为兼夹病机。治以健脾益肺、散寒化饮，基本病机、阶段病机标本兼顾。

处方：三和汤合小青龙汤加味。

柳桂枝6g、制半夏15g、炒白芍15g、北柴胡12g、条黄芩15g、太子参20g、炒白术15g、生甘草5g、生黄芪20g、北防风12g、北细辛3g、五味子10g。水煎服，14剂。

二诊：2014年8月13日。服药4周，迎风嚏涕渐减，痰量亦少，近日胸部时时烘热汗出。此乃肺脾调和，阴虚阳旺之谓，其中，后者为主病之兼夹病机，故拟原法之中佐入滋阴敛阳之品，主次并治。上方去北细辛，加生龙骨（先煎）30g、生牡蛎（先煎）30g、苍耳子10g，14剂。

三诊： 2014年8月27日。连投培土生金、调和营卫之药月余，嚏涕时作时休，余症皆罢。药虽中机，然其效未彻也，故当原法击鼓再进，缓而取效。上方去龙骨、牡蛎，加鱼腥草30g、望春花12g，14剂。

按语： "肺主气属卫"，"营出中焦"。本案患者长期肺脾两虚，继而损伤营卫，兼之内有寒饮伏肺，故3年来，每迎风受冷则鼻塞、喷嚏、流涕，涕色清白、量多，饮热或揉按迎香穴好转，痰多易出。其中，肺脾两虚为基本病机，寒饮伏肺为兼夹病机，故初诊时即以三和汤健脾益肺、调和营卫，小青龙汤加减温肺化饮，达标本兼顾之功。二诊时，患者又见胸部汗出，此阴虚阳旺之象，亦属兼夹病机，故方中辅以龙牡，基本病机、兼夹病机兼治。三诊时，患者兼夹病机消失，基本病机未变，然症状有所进退，故加以鱼腥草、望春花兼治。综观三诊，基本病机贯穿始终，故时刻守以三和汤加减进退而治。

（3）肺脾两虚，肺失宣肃

三和汤加味治疗喉痹

朱某，男，35岁。2015年4月22日初诊。

主诉： 自觉咽部异物1年余。

病史： 1年来，自觉咽部异物，甚则咳嗽，每因鼻闻异气加剧，而与情绪变化无关，虽已服用西药，然其效难显矣。平素遇冷易于感冒，嚏涕交作，胃纳可，二便调。素有痛风史。其父有食道癌史。

查体： 舌质淡红，苔薄白，脉细滑。

辅检： 喉镜示咽部充血。

中医诊断： 喉痹。

辨证立法： 肺脾两虚为基本病机，肺失宣肃为阶段病机。治以健脾益肺、宣通肺窍，基本病机、阶段病机标本兼顾。

处方：三和汤加味。

北柴胡 10g，条黄芩 15g，潞党参 20g，制半夏 15g，生甘草 5g，柳桂枝 6g，生白芍 20g，生黄芪 20g，生白术 15g，北防风 12g，蝉蜕 6g，白僵蚕 9g，乌梅肉 10g，蛇蜕 6g。水煎服，7 剂。

二诊：2015 年 5 月 6 日。药后，自觉喉部异物稍减，迎风嚏涕未作，近日夜寐口角流涎。此乃肺脾调和，肺窍畅利之证，当以原法击鼓再进，以取佳效。上方继服 14 剂。

三诊：2015 年 5 月 20 日。迭服上方 4 周，诸症次第渐安。因药证合拍，故原法继进，次第收功。上方去白僵蚕、蛇蜕、乌梅，加紫苏梗 12g，7 剂。

按语：《素问·阴阳别论》谓："一阴一阳结，谓之喉痹。"患者自觉咽部异物，迎风嚏涕时作，实乃肺脾两虚日久损伤营卫，而致营卫不和，肺失宣肃之象，其中肺脾两虚为基本病机，肺失宣肃为阶段病机。故予三和汤基本病机、阶段病机标本兼顾。然患者喉部不舒较剧，故初诊时予方中佐以白僵蚕、蛇蜕、乌梅利咽开结，三诊时症缓后去之。本案患者二诊时见夜寐口角流涎，其乃脾虚之患，亦属基本病机范畴，故用药同初诊，未予进退。药证合拍，故服药后诸症次第渐安。

（4）肺脾两虚，阴虚湿热

三和汤加味治疗冻疮

陈某，男，38 岁。2015 年 12 月 10 日初诊。

主诉：反复手足不温 3 年。

病史：3 年来，每于入冬手足不温，尤以肢末为甚，甚则冻疮频发，痛苦不堪。平素脚丫湿气，尿少而黄，大便欠畅。素有慢性咽炎史，另有吸烟史 20 余年。

查体：舌质红，苔黄腻，脉细虚。

中医诊断：冻疮。

辨证立法：肺脾两虚为基本病机，营卫失和为阶段病机，阴虚湿热为兼夹病机。当以健脾益肺、调和营卫为主，佐以滋阴清热利湿，基本病机、阶段病机、兼夹病机标本兼顾。

处方：三和汤加味。

炒白芍 20g，条黄芩 15g，潞党参 20g，炒白术 15g，姜半夏 15g，北柴胡 12g，柳桂枝 6g，生黄芪 20g，北防风 10g，生甘草 5g，绵茵陈 30g，建泽泻 15g。水煎服，7 剂。

二诊：2015 年 12 月 17 日。服药 1 周，尿色转清，大便顺畅，肢端不温如故，偶因咽痒而咳。其病非一日而成，其治当再需努力，上方加全当归 15g，野荞麦根 30g，7 剂。

三诊：2015 年 12 月 24 日。药后，手足渐温，肢末亦暖，此肺脾渐和、营卫渐调之佳象，仍当原法出入，击鼓再进。上方去当归、野荞麦根，加女贞子 30g，墨旱莲 15g，7 剂。

上方继进月余，诸症次第渐安。

按语：烟辛则耗气矣。本案患者长期吸烟，久而损伤肺气，继而子病及母，而致肺脾两虚。肺脾两虚日久，又致营卫失和，气血失调，则每于冬令感于寒气后四肢不温，肢末尤甚，素患慢性咽炎难以痊愈。此外，阴虚湿热则见脚丫湿气、尿少而黄、大便不畅。综上，肺脾两虚为基本病机，营卫不和为阶段病机，阴虚湿热为兼夹病机。治拟三和汤健脾益肺、调和营卫，以解主症，并辅以茵陈、泽泻导热下行，以缓兼症。二诊、三诊时，患者基本病机、阶段病机、兼夹病机未有进退，故主方不变，唯据症状变化施以当归、野荞麦根、女贞子、旱莲草等，因药证合拍，故能调治 2 个月而诸症次第渐安。

（5）肺脾两虚，阴虚阳旺

三和汤加味治疗汗证

孔某，女，50 岁。2016 年 6 月 1 日初诊。

主诉：反复自汗 8 年余。

病史：8 年来，自汗频作，量多肤冷，尤以腰腹以上为甚，每于迎风受冷而作，得温汗出渐止。今春以来，自汗似有加剧之势，遂急来投诊。平素入夜烘热，手心烫，尿频而短，年至更年，月经乱而未断。

查体： 舌质淡红，苔薄白，脉细虚。

中医诊断： 汗证。

辨证立法： 肺脾两虚为基本病机，阴虚阳旺为兼夹病机。治以健脾益肺、滋阴潜阳，基本病机、兼夹病机标本兼顾。

处方： 三和汤加味。

北柴胡12g，条黄芩12g，太子参20g，姜半夏10g，生甘草5g，柳桂枝6g，生白芍20g，生黄芪20g，炒白术15g，北防风12g，生龙骨（先煎）30g，稽豆衣15g，碧桃干30g，姜枣自备。水煎服，7剂。

二诊： 2016年11月23日。上药连进月余，迎风自汗，入夜烘热皆罢，故而停药。近日上症复作，并见咽痒咳嗽、脘痞返酸、大便偏溏。治当原意继进，上方去稽豆衣、碧桃干，加炙龟板10g，炙鳖甲10g，以达育阴敛阳、填精益髓之效。

三诊： 2016年11月30日。服药1周，自汗减而未净，面肤烘热大为改善。此乃肺脾渐调，阴阳平秘之佳兆也，治当原意击鼓再进，以增其效。上方7剂。

按语：《济生方·诸汗门》有云："人之气血，应乎阴阳，和则平，偏则病。阴虚阳必凑，故发热、自汗；阳虚阴必乘，故发厥、自汗。又况伤风、中暑、伤湿、喜怒、惊悸、房室、虚劳、历节、肠痈、痰饮、产褥等病，皆能致之。"本案患者迎风自汗，量多肤冷，腰腹以上为甚，合为主症；入夜烘热，手心烫手，尿频而短，月经乱而未断，合为夹杂之症。主症归为肺脾两虚，营卫失和之证，此为基本病机；夹杂之症归为肝肾阴虚，虚阳上扰，此为兼夹病机。故治当健脾益肺、滋阴潜阳，基本病机、兼夹病机标本兼顾方为正治之法也。患者初诊时，正值夏日之初，为防滋腻碍胃，湿遏热伏，故仅予碧桃干、稽豆衣、生龙骨等滋阴敛汗；二诊、三诊时，适值冬日进补之日，故改以龟板、鳖甲育阴潜阳而增药效。王晖常谓，用药当因人、因时、因地制宜，不可固守一方也。

2. 调体脱敏汤治验

（1）肺脾两虚，清窍不利

调体脱敏汤加味治疗鼻鼽

吴某，男，11 岁。2016 年 4 月 14 日初诊。

主诉：反复鼻塞喷嚏 1 年余，再发 2 天。

病史：1 年来，每于鼻孔瘙痒或闻及异味时鼻塞喷嚏，咽中不适，咳嗽频频，需服氯雷他定以缓痛楚。两天前因闻油烟而致前症复发，服用西药后其效乏善，遂求医于此。平素纳差挑食，大便正常。素有过敏性鼻炎史。

查体：面色萎黄，舌质红，苔薄黄，脉虚细。

中医诊断：鼻鼽。

辨证立法：肺脾气虚为基本病机，清窍不利为阶段病机。治以健脾益肺、宣通清窍，基本病机、阶段病机标本兼顾。

处方：调体脱敏汤加味。

望春花 12g，苍耳子 12g，蝉蜕 6g，白僵蚕 7g，银柴胡 10g，乌梅肉 15g，防风 10g，五味子 7g，条黄芩 10g，鱼腥草 30g，广地龙 7g，北沙参 15g，大麦冬 12g。水煎服，7 剂。

二诊：2016 年 4 月 21 日。服药 1 周，鼻塞减，咽痒瘥。此乃肺脾渐调，清窍通利之谓，药证合拍，仍当固守原法，徐图继进。上方加北黄芪 15g，7 剂。

三诊：2016 年 4 月 28 日。连投调体脱敏之剂半月，诸症次第缓解。今为固守疗效而再予原法继投之。上方加紫灵芝 12g，7 剂。

按语：调体脱敏汤为王晖治疗过敏性疾病常用的验方，适用于肺脾两虚为基本病机、清窍不利为阶段病机的慢性鼻咽部疾病。本案患儿年幼肺脾俱虚，常易感受风邪而致清窍不利，故每于鼻孔瘙痒或闻及异味时鼻塞喷嚏，咽中不适，咳嗽频频，且纳差挑食。其中肺脾两虚为基本病机，清窍不利为阶段病机，故拟调体脱敏汤合生脉散出入以标本兼顾而解之。二诊时，患者鼻塞减，咽痒瘥，基本病机、阶段病机未有改变，仅加以黄芪达益气托卫、扶正祛邪之效。三诊时，患者诸症悉除，此时，肺脾两虚趋于主位，再拟原方加紫灵芝而收功。

（2）肺脾两虚，阴虚血热

①调体脱敏汤加味治疗咳嗽

王某，女，37岁。2016年5月19日初诊。

主诉：反复咽痒干咳6年。

病史：6年来，常咽感异味而瘙痒干咳，昼日轻减，入暮加剧。本次发作已有月余，服用西药未解。平素尿黄浊臭，大便干秘，经行腹痛，8天方净，末次月经来潮为4月25日。素有慢性咽炎及痛经史。

查体：舌质淡红，苔薄白，脉细虚。

中医诊断：咳嗽。

辨证立法：肺脾两虚为基本病机，阴虚血热，夹风夹湿为兼夹病机。治以健脾益肺、滋阴凉血、祛风化湿，基本病机、兼夹病机标本兼顾。

处方：调体脱敏汤加减。

银柴胡12g，北防风8g，乌梅肉15g，五味子10g，条黄芩10g，野荞麦根20g，蝉蜕6g，白僵蚕7g，乌玄参15g，麦冬15g，苦桔梗5g，生甘草5g。水煎服，7剂。

二诊：2016年6月9日。药后，入暮咽痒干咳一度缓解，近日因受风后未及时治疗而致复作也，偶见咽部灼痛。前法已显初效，当拟原意继进，并加紫灵芝15g，以达抗敏调体之效。

三诊：2016年7月7日。投前法后，咽痒干咳大减，偶因受风仍易复作。上方去紫灵芝，加广地龙7g，7剂。

按语：《医学入门·咳嗽》有云："新咳有痰者外感，随时解散；无痰者便是火热，只宜清之。久咳有痰者燥脾化痰，无痰者清金降火。盖外感久则郁热，内伤久则火炎，俱宜开郁润燥。……苟不治本而浪用兜铃、粟壳涩剂，反致缠绵。"本案患者乃特禀体质，常因调摄失宜而咽痒干咳。王晖认为，咽痒干咳之本在于肺脾，"两虚相搏"，久而不解，则成咳嗽之患。昼日阳气充盛，咳嗽轻减，入暮阳热减少，咳嗽加剧。总之，肺脾两虚为基本病机，阴虚血热，夹风夹湿为兼夹病机。治疗当调体脱敏汤合元麦桔甘汤出入。本案二诊、三诊增减紫灵芝、地龙，乃为病机变化而设，诸药共用，其效著矣。

②调体脱敏汤加味治疗瘾疹

谢某，男，33岁。2016年5月11日初诊。

主诉：反复遍体肌肤疹痒5年，再发2周。

病史：5年来，肌肤疹痒，遍体而作，逢春夏之交而作，入秋后自行消失，不堪所苦，四处求医，虽服中西药物无数，其症仍时发时休，未能终止。近两周来，前症莫名复作，尤以夜间为甚，彻夜肤痒不止，几欲挖去其肉，遂急来求诊。

查体：舌质暗红，边齿印，苔薄白、微黄，脉细弦。

中医诊断：瘾疹。

辨证立法：肺脾两虚为基本病机，阴虚血热，夹风夹湿为兼夹病机。治以健脾益肺、滋阴凉血、疏风清热、淡渗利湿，基本病机、兼夹病机标本兼顾。

处方：调体脱敏汤加味。

银柴胡10g，北防风10g，五味子10g，乌梅肉15g，条黄芩15g，蝉蜕10g，白僵蚕8g，蛇蜕7g，生甘草6g，紫草15g，大生地20g，浮萍15g。水煎服，7剂。

二诊：2016年5月25日。服药2周，肌肤入夜瘙痒稍减，已能安睡。此药已中机，肺脾渐振，风湿血热渐退之佳兆，当守原法继进，以增药效。上方7剂。

三诊：2016年6月8日。上方再服2周，肌肤瘙痒大为缓解，其色亦由鲜红转为暗红。药证合拍，原法再进，调体脱敏汤山入继服之。

按语：本案患者瘾疹每于春夏之交发作，逢秋消失，入冬休止，此风、湿之患矣。王晖认为，风湿乃发病之诱因也，其本质仍为肺脾两虚，营卫失和，入夜卫阳由表入里，由气入血，更由本体阴液不足而成肺脾两虚，阴虚血热，夹风夹湿之证，以致春夏夜间肌肤瘙痒，时作时休。其中，肺脾两虚为基本病机，阴虚血热，夹风夹湿为兼夹病机，故当调体脱敏汤之中再入紫草、生地黄、浮萍以达滋阴凉血、祛风化湿之效。药证合拍，故而服药月余而诸症大减。

（3）肺脾两虚，痰饮内停

调体脱敏汤加味治疗咳嗽

孙某，男，37岁。2016年12月14日初诊。

主诉：反复咳嗽4年余。

病史：4年来，咳嗽咯痰，痰出白色，呈泡沫状，每于气候交替或疲劳、饮酒之后而作，咳无休止，服抗过敏药后方可缓解。近日因劳累而致前症复作，并伴咽喉瘙痒，昼日明显，夜间稍缓，遂来求诊。

查体：舌质淡红，苔薄白，脉细弦。

中医诊断：咳嗽。

辨证立法：肺脾两虚为基本病机，痰饮内停为兼夹病机。治以健脾益肺、温中化痰，基本病机、兼夹病机标本兼顾。

处方：调体脱敏汤加味。

银柴胡10g，北防风9g，乌梅肉12g，五味子10g，苍耳子10g，望春花10g，蛇蜕6g，白僵蚕6g，条黄芩10g，鱼腥草30g，金荞麦根30g，生甘草6g，北细辛3g，淡干姜5g。水煎服，7剂。

二诊：2016年12月21日。服药1周，咽痒咳嗽稍减，痰量减少。药证相符，原法继进，以达脾振饮减、肺旺咳止之功。

三诊：2017年1月4日。上方连进3周，昼日咳嗽消失，咽痒未作，当守原意，击鼓再进，巩固疗效。

按语：《景岳全书·咳嗽》有云："咳嗽一证，窃见诸家立论太繁，皆不得其要，多致后人临证莫知所从，所以治难得效。以余观之，则咳嗽之要，止惟二证。何为二证？一曰外感，一曰内伤而尽之矣。……但于二者之中当辨阴阳，当分虚实耳。"本案患者素体不足，肺脾两虚，每于诱因下致咳嗽反复发作,因其内有阳虚痰饮,故咳嗽以昼日明显,痰出白色,呈泡沫状。王晖认为,肺脾两虚为基本病机,痰饮内停为兼夹病机,故治拟调体脱敏汤与苓甘五味姜辛汤出入。药证合拍,故而取效明显,咳嗽消失之余,白色泡沫状痰亦罢之也。

3. 他方治验

（1）肺脾两虚,卫表不固

参苓白术散合玉屏风散加味治疗咳嗽

陈某,女,50岁。2015年6月10日初诊。

主诉:反复干咳半年。

病史:半年前,初起外感咳嗽,因辨证误治,复调摄不当,而致畏寒干咳,反复至今。每于迎风受冷则鼻塞清涕,胸闷少气。平素腰部酸胀,夜寐不宁,大便偏溏,动则汗出。年逾更年,经停1年。素有亚急性甲状腺炎史,曾服激素治疗。

查体:舌质暗淡,苔薄白,脉细缓。

中医诊断:咳嗽。

辨证立法:肺脾气虚为基本病机,卫表不固为阶段病机。治以健脾益肺、调和营卫,基本病机、阶段病机标本兼顾。

处方:参苓白术散合玉屏风散加味。

太子参20g,白茯苓15g,炒白术15g,炒扁豆20g,广陈皮12g,怀山药30g,生甘草5g,炒薏苡仁30g,苦桔梗5g,生黄芪30g,北防风10g,鱼腥草30g。水煎服,7剂。

二诊:2015年7月1日。药后,腰酸胸闷干咳大减,晨起鼻塞清涕已罢。药已中机,仍当予以原法击鼓继进。上方加荆芥穗10g,7剂。

三诊:2015年7月22日。投前法后,鼻塞未作,胸闷短气、咽痒咳嗽时作时休,神疲乏力,便次增多。再以参苓白术散法继进。

处方:太子参20g,白茯苓15g,炒冬术15g,广陈皮12g,生甘草5g,炒薏苡仁30g,苦桔梗5g,生黄芪30g,防风10g,鱼腥草30g,苍耳子10g,

望春花 12g，山海螺 30g。水煎服，7 剂。

上方断续服用 2 个月，干咳罢，胸闷瘥，神疲除，大便调，继而停药。

按语：《医约·咳嗽》有云："咳嗽毋论内外寒热，凡形气病气俱实者，宜散宜清，宜降痰，宜顺气。若形气病气俱虚者，宜补宜调，或补中稍佐发散清火。"本案患者因外感误治、调摄不当而干咳频频，畏寒嚏涕，反复发作，每于迎风受冷则症著，乃本虚标实之证，肺气不足，卫外不固为因矣。平素大便稀溏，动则汗出亦为肺脾两虚，卫外不固之证。其中，前者为基本病机，后者为阶段病机，两者互为因果，互为影响。故当参苓白术散合玉屏风散健脾益肺、调和营卫，标本兼顾，因药证合拍，故此方出入调治 3 个月而诸证次第渐安。

（2）肺脾两虚，痰饮内停

参苓白术散加味治疗痰饮

张某，男，67 岁。2014 年 2 月 26 日初诊。

主诉：反复咳嗽咯痰半年。

病史：半年以来，时有咳嗽，痰白质稀，咯之即出，晨起较重，夜间消失。平素夜寐烘热汗出，出被窝则受凉嚏涕，兼见胸闷口臭，大便溏薄，每日一行。嗜好吸烟，素有慢性咽炎及高血压病史。

查体：舌质暗红，苔薄微黄，脉细虚。

辅检：CT 示右肺下叶少许炎性病变。

诊断：痰饮。

辨证立法：肺脾两虚为基本病机，痰饮内停为阶段病机。治以健脾益肺、散寒化饮，基本病机、阶段病机标本兼顾。

处方：参苓白术散味。

太子参 20g，白茯苓 15g，炒白术 15g，炒扁豆 30g，广陈皮 12g，怀山药 30g，生甘草 5g，生薏苡仁 30g，苦桔梗 5g，柳桂枝 6g，姜半夏 12g。水煎服，7 剂。

二诊：2014 年 3 月 12 日。服药 1 周，咳嗽稍减，再服 1 周，大便成形，然清稀泡沫之痰仍未除；此外，烘热恶风、胸闷口臭依然。脾虚虽复，痰饮未消，当拟原法之中参以温化之剂。上方去桔梗，加淡干姜 8g，北细辛 3g，五味子 7g，7 剂。

按语： 经云："五脏六腑皆令人咳，非独肺也"，"肺为贮痰之器，脾为生痰之源"。本案患者起病半年，夜休昼作，晨痰白黏，少顷转泡沫状，此乃游溢之精气，得阳气之煎熬，由饮化痰，脾虚生痰之故。其中，肺脾两虚为基本病机，痰饮内停为阶段病机。初服参苓白术散加桂枝、半夏后，肺脾虚弱之气虽复，咳嗽缓解，大便成形，然痰饮未消，故二诊时参以苓甘五味姜辛之法，以增散寒化饮之功。药证合拍，故服药月余而咳嗽除，泡沫白痰消也。

五、脾肾两虚

（一）概况

脾主运化水谷精微，化生气血，为后天之本，肾藏精，主命门真火，为先天之本。脾非先天之气不能化，肾非后天之气不能生，两者相互资助，相互促进。其中脾肾两虚证是指由脾肾（阳）气不足，气化无权，健运温摄不利所致的证候。脾肾（阳）气不足为基本病机，健运温摄不利为阶段病机。临床主要表现为神疲畏寒、四肢不温、泄痢不止、尿量异常、面浮身肿、腹胀如鼓、面色㿠白、舌淡苔滑、脉沉细虚等，此证多见于泄泻、眩晕、子痛、不寐、腹痛等病症。

（二）常用处方

附子理中汤

（1）药物组成：黑附子，潞党参，冬白术，淡干姜，炒甘草。

（2）基础配伍：源自《三因极一病证方论》卷二。全方五味，适用于脾肾阳虚为基本病机的泄泻、眩晕、子痛、不寐、经断前后诸症等病症。该方以黑附子为君药。附子辛甘大热，其性走而不守，上能助心阳以通脉、中能益脾阳以止泻、下能补肾阳以益火。臣以淡干姜温中散寒以振脾阳、降逆止呕以平胃气。佐以潞党参甘温益气、培土健脾，冬白术苦温燥湿、健脾止泻。使以炒甘草，益气和中、调和诸药。

（3）主治：①脾肾阳虚为基本病机，固摄失司为阶段病机，症见大便滑脱，小便自遗，动则汗出，神疲乏力。若阶段病机趋于主位，在此基础上加补骨脂、肉豆蔻、煨诃子、阳春砂等。②脾肾阳虚为基本病机，湿热中阻为兼夹病机，症见便稀难化、神疲乏力、口苦而臭、脚丫湿气。若兼夹病机趋于主位，在此基础上加藿香、厚朴、姜半夏、茯苓、木香、黄连等。③脾肾阳虚为基本病机，肝脾不和为兼夹病机，症见腹痛便泄、神疲肠鸣。若兼夹病机趋于主位，在此基础上加痛泻要方（白芍、白术、防风、陈皮）。④脾肾阳虚为基本病机，肾气遏而不达为阶段病机，症见少腹牵引睾丸胀痛、性欲减退、神疲乏力、便稀如水。若阶段病机趋于主位，在此基础上加乌药、小茴香、荔枝核、胡芦巴。⑤脾肾两虚为基本病机，清阳不升为阶段病机，症见头晕耳鸣、神疲便泄。若阶段病机趋于主位，在此基础上加五苓散（桂枝、猪苓、茯苓、泽泻、白术）出入。⑥脾肾两虚为基本病机，心肝血虚为阶段病机，症见夜寐不佳、脘腹畏寒、大便稀溏、神疲乏力。若阶段病机趋于主位，在此基础上加龙骨、牡蛎、酸枣仁、淮小麦、乌梅、黄连等。⑦脾肾阳虚为基本病机，胸阳不振为阶段病机，症见胸闷而痛、迎风畏寒。若阶段病机趋于主位，在此基础上加黄芪、当归、丹参、瓜蒌皮、降香、檀香、桂枝、甘草等。

（三）医案举隅

1. 附子理中汤治验

（1）脾肾两虚，肾失固摄

附子理中汤加味治疗泄泻

李某，男，64岁。2014年8月6日初诊。

主诉： 大便滑脱8个月。

病史: 8个月以来,大便滑脱不固,每日7~8次,常因窘迫不及泻于裤中。平素动则汗出,夜寐盗汗,时觉头晕,小便自遗不禁。嗜好饮酒,酒后骂人不避亲疏。

查体: 舌质暗红,苔灰白腻,脉弦细滑。

中医诊断: 泄泻。

辨证立法: 脾肾两虚为基本病机,固摄失司为阶段病机,湿热内蕴为兼夹病机。治拟健脾温肾、收敛固摄,先解基本病机、阶段病机之急。

处方: 附子理中汤加味。

黑附子(先煎)6g,淡干姜12g,潞党参20g,炒白术30g,生甘草6g,白茯苓15g,肉豆蔻30g,补骨脂30g,砂仁粉(冲服)3g,晚蚕沙(包煎)30g,煨诃子15g,薤白头20g。水煎服,7剂。

二诊: 2014年8月13日。服药1周,大便次数减至每日4~5次,窘迫之恙消失,余症如故。此脾肾阳气渐复,水气归于正化,肾主开阖有度之佳兆,当守原意击鼓再进,上方7剂。

三诊: 2014年8月20日。上方再服1周,神振,大便次数减为每日2~3次。夜寐口干舌燥多饮,每晚需饮水约1热水瓶,尿频量多,每晚5~6次。脾阳已复,肾气未固,改以固肾纳气之法再进。

处方: 大熟地20g,怀山药30g,山茱萸12g,巴戟天15g,补骨脂20g,五味子10g,益智仁30g,桑螵蛸15g,生黄芪30g,炒白术20g。水煎服,7剂。

四诊: 2014年8月27日。药后,大便次数如前,夜尿减为每晚3~4次,口干燥饮亦减。当守原意,以资巩固疗效。

按语: "泄泻之本,无不由于脾胃",肾主开阖。本案患者长期饮酒,水湿先伤脾胃,继而牵涉肾,呈脾肾阳虚,水湿泛滥,肾失开阖之象,故大便长年稀薄不化之后,8个月以来竟见滑脱不固之证。此外,水湿及阴虚之热炎及于上,又有动则汗出、夜寐盗汗、时觉头晕、酒后骂人诸症。总之,脾肾阳虚为基本病机,固摄失司为阶段病机,湿热内蕴为兼夹病机。此时,脾肾阳虚,固摄失司趋于主位,故初诊、二诊皆以附子理中汤加茯苓、砂仁、诃子、补骨脂、肉豆蔻健脾温肾、利湿固脱为主，并以蚕沙、薤白头清热导滞泄浊辅之。三诊患者夜寐口干多饮为脾肾阳气渐复之象，夜尿增多为肾气不固之症，其主病机有所变化，故改以固肾纳气之法继进，此后又连服数周，终而诸恙次第皆罢。

（2）脾肾阳虚，湿热中阻

附子理中汤加味治疗泄泻

刘某，男，48岁。2015年6月4日初诊。

主诉：肠鸣便泻3年。

病史：3年来，大便稀薄难化，甚则肠中辘辘有声，便后则罢，每于遇冷、饮酒之后加剧。不堪其烦，四处求医，或用"四神丸"温肾散寒，或用"痛泻要方"抑肝扶脾，或用"藿香正气散"芳香化湿，或用"参苓白术散"健脾益胃，收效乏善。平素神疲乏力，口苦而臭，脚丫湿气。素有血脂偏高及脂肪肝史。

查体：面肤垢亮，腹壁脂肪肥厚。舌质淡红，苔薄微黄，脉细虚滑。

中医诊断：泄泻。

辨证立法：脾肾两虚为基本病机，湿热中阻为兼夹病机。治以温阳健脾、芳香化湿，基本病机、兼夹病机标本兼顾。

处方：附子理中汤加味。

黑附子（先煎）5g，淡干姜10g，潞党参20g，炒白术20g，生甘草6g，肉豆蔻30g，广藿香12g，川厚朴10g，姜半夏12g，白茯苓12g，小川连7g，北防风10g。水煎服，7剂。

二诊：2015年7月2日。药后，肠鸣便泄大为缓解，然昨日饮食不慎又剧矣。药证合拍，当予原法继进，上方加炒扁豆30g，以增健脾化湿之效。

三诊：2015年9月17日。连服健脾温肾、芳香化湿之剂，肠鸣便泻皆缓，面油亦瘥，神疲乏力依然。苦寒之品，中病即可，不宜长久服之，以免损伤脾气，故上方去黄连，另加补骨脂30g再服之。

四诊：2015年10月8日。连进附子理中汤后，大便转调，但觉肠鸣、神疲乏力未消。此脾肾两虚，兼土虚木乘之象。当拟健脾固肾柔肝之法继进。

处方：补骨脂30g，淡干姜12g，潞党参30g，生甘草6g，炒白术20g，肉豆蔻30g，广陈皮10g，杭白芍20g，防风12g，六神曲12g。水煎服，7剂。

按语：《症因脉治·内伤泄泻》有云："脾虚泻之因，脾气素虚，或大病后，过用寒冷，或饮食不节，劳伤脾胃，皆成脾虚泄泻之症。"本案患者3年以来，大便稀薄难化，甚则肠中辘辘有声，便后则罢，每于遇冷、饮酒之后加剧，神疲日增，口苦而臭，脚丫湿气，面肤垢亮，腹壁脂肪肥厚，此为脾肾两虚，湿热内蕴之证，前者为基本病机，后者为兼夹病机。患者初诊之时，适值暑热当令，内外俱湿，故予附子理中汤及肉豆蔻健脾温中、涩肠止泻，藿朴夏苓及黄连、防风芳香化湿。二诊时，其主病机未变，仅因饮食不节而有变化，故仅入炒扁豆一味。三诊时，患者内热大减，阳气复而未全，考虑迭进苦寒之品，有损脾胃之变，故去黄连，添补骨脂一味。四诊时，脾肾两虚，土虚木乘为主病机，故见神疲、肠鸣之症，当予理中汤合痛泻要方善后。前后四诊，始终把握基本病机，并根据兼夹病机之变化而有增减，药证合拍，故能药到病除。

（3）脾肾阳虚，肝脾不和

附子理中汤加味治疗子痛

袁某，男，42岁。2015年4月8日初诊。

主诉：反复少腹牵引睾丸胀痛半年余。

病史：半年来，少腹牵引睾丸胀痛，时作时休，性欲减退，曾于男科检查，未见异常。平素小便淋漓不尽，寅时胸肩畏寒，神疲乏力，足底不温，常因迎风受冷而肠中辘辘有声，又因少腹窘痛而便稀如水，便后腹痛则罢。素有浅表性胃炎史。

查体：眼睑虚浮，舌质淡红，苔薄白，脉沉细弦。

中医诊断：子痛。

辨证立法：脾肾阳虚为基本病机，肝脾不和为兼夹病机。治以健脾温肾、柔肝缓急，基本病机、兼夹病机标本兼顾。

处方：附子理中汤加味。

黑附子（先煎）6g，淡干姜12g，潞党参20g，炒白术30g，炙甘草6g，白茯苓12g，车前子（包煎）20g，炒扁豆30g，炒白芍20g。水煎服，7剂。

二诊：2015年4月22日。药后，肠鸣腹痛便泄一度好转，后因服用他方以致诸恙复起。病机未变，治同前法，上方继进7剂。

三诊：2015年4月29日。迭进附子理中之法，肠鸣便泄大减，少腹牵引睾丸胀痛亦缓，口淡，夜寐不佳。此乃脾肾阳虚为基本病机，肾气遏而不达为阶段病机，改以健脾理中、温肾升阳之法。

处方：黑附子（先煎）6g，淡干姜12g，潞党参20g，炒白术30g，炙甘草6g，白茯苓12g，车前子（包煎）20g，炒扁豆30g，荔枝核（打碎）30g，胡芦巴20g，台乌药10g，小茴香12g。水煎服，7剂。

四诊：2015年5月13日。上方连服2周，少腹、睾丸胀痛显减，夜寐较安，但见肛门瘙痒。药证相合，其效著也，当拟原意击鼓再进，予上方7剂。

五诊：2015年5月20日。近日饮食失宜，情绪波动，而致牙龈浮肿，目赤痒痛，夜寐易醒，大便次数复增，每日4~5行，睾丸胀痛偶作。舌质暗淡，苔白腻、微黄，脉细滑。此乃脾肾阳虚为基本病机，肝胃郁火为即时病机。治当健脾温肾为主，兼以清肝泻火。上方去乌药、小茴香，加龙胆草9g，7剂。

药后，便泄止，牙痛消，目赤亦罢，再以三、四诊方善后。

按语：子痛是男科常见病证，以睾丸阴囊疼痛为主要临床表现，属"阴痛""疝痛"范畴。本案患者病起少腹牵引睾丸胀痛，性欲减退，本属肾阳不足，阴寒凝滞之象，然前医用温阳散寒之药屡试无效，王晖认为，其忽于脾胃矣。通过询问所知，患者平素迎风受冷则肠中辘辘有声，少腹窘痛则便稀如水，便后腹痛则罢，此乃脾阳不振、肝木不和之证。王晖认为，脾肾阳虚为基本病机，肝脾不和为兼夹病机，故初诊即于健脾温肾之中参以柔肝缓急之法，以附子理中汤为主治之。药后，患者自认症状改善，故而易药服之，然其疾复作也，又改投原法续进而起效。三诊、四诊患者肝脾不和大缓，肠鸣腹痛若失，则专攻于基本病机，附子理中汤辅以荔枝核、胡芦巴、乌药、小茴香之类。五诊再因饮食、情绪变化而见肝胃郁火，此乃即时病机作祟，因主病机未变，故仅以乌药、小茴香、龙胆草之属出入续服之。综观此案，时刻把握脾肾阳虚为本，根据肝脾失和、肝胃郁火随证加减，乃王晖治病之法矣。

（4）脾肾两虚，清阳不升

附子理中汤加味治疗眩晕

徐某，男，64 岁。2015 年 3 月 11 日初诊。

主诉： 反复头晕、耳鸣 8 月余。

病史： 8 个月来，头晕耳鸣，时作时止，甚有视物旋转、恶心呕吐。平素嗅觉失常，肠鸣矢气，大便时溏时干，腹部受冷即泄，神疲乏力。素有副鼻窦炎史。

查体： 舌质淡胖、边齿痕，苔薄白，舌下静脉蓝紫、迂曲，脉沉细。

中医诊断： 眩晕。

辨证立法： 脾肾阳虚为基本病机，清阳不升为阶段病机。治以健脾升清、温肾利水，基本病机、阶段病机标本兼顾。

处方： 附子理中汤加味。

黑附子（先煎）6g，淡干姜 12g，潞党参 20g，炒白术 30g，生甘草 6g，白茯苓 12g，柳桂枝 8g，建泽泻 15g，节菖蒲 10g，广郁金 15g，生牡蛎（先煎）30g，明天麻 9g，茅苍术 20g，荷叶 15g。水煎服，7 剂。

二诊： 2015 年 3 月 18 日。药后，头晕未作，耳鸣显减，大便仍溏。药已见效，当守原法，徐图缓进，上方再服 7 剂。

半年后因咳嗽再诊，诉继服上方 1 月余，诸恙皆失，头晕至今未作。

按语： 肾者，主水；脾者，制水。肾主开阖，脾主升清。脾肾两虚，升降失宜，开阖失司，水湿泛滥，则清阳无以出上窍，浊阴无以出下窍，故上见头晕耳鸣、视物旋转、嗅觉失常、神疲乏力、恶心呕吐；下见肠鸣矢气、大便不调。此乃脾肾阳虚为基本病机，水湿泛滥为阶段病机故也。《景岳全书·眩晕》有云："丹溪则曰无痰不能作眩，当以治痰为主，而兼用它药。余则曰无虚不能作眩，当以治虚为主，而酌兼其标。"遂当拟健脾升清、温肾利水之法，融附子理中汤、五苓散、清震汤诸法于一体，缓缓取效矣。

（5）脾肾阳虚，心肝血虚

附子理中汤加味治疗不寐

王某，男，47岁。2015年6月4日初诊。

主诉： 夜不安眠3年余。

病史： 3年来，夜寐难安，或梦魂颠倒，或卧而不眠，或醒而难续，前后服用"酸枣仁汤""百合地黄汤""黄连阿胶汤"等方数月而罔效。详询病史得知，常年脘腹畏寒、大便稀薄，每于迎风受冷或饮食寒凉则腹痛、肠鸣，便出则安。平素胸颈、腘窝多汗。

查体： 形体肥胖，面肤垢亮，腹壁脂肪肥厚。舌质淡胖，边齿印，苔薄白，脉弦细。

中医诊断： 不寐。

辨证立法： 脾肾阳虚为基本病机，心肝血虚为阶段病机。治以健脾温肾、养血宁心，基本病机、阶段病机标本兼顾。

处方： 附子理中汤加味。

黑附片（先煎）6g，淡干姜10g，潞党参20g，生甘草6g，炒白术15g，广陈皮10g，北防风12g，炒白芍15g，酸枣仁20g，淮小麦30g，碧桃干30g，穭豆衣20g，生龙骨（先煎）30g，肉豆蔻20g。水煎服，7剂。

二诊： 2015年6月11日。服药1周，脘腹得温，大便稍转，夜卧不佳依然。此脾肾阳虚未复，心肝神魂失养之候，当守法继服，以达良效。上方再进7剂。

三诊： 2015年7月1日。上方连服4周，脘腹已不畏寒，大便亦已正常，唯夜卧仍差，时醒而难续。脾肾阳气虽复，心肝营血未充。经云：脾主中阳，灌溉四旁。今当温补脾肾入手，待脾运健，则气血荣，必夜卧渐安也。

处方： 黑附片（先煎）6g，淡干姜10g，潞党参20g，生甘草6g，炒白术15g，广陈皮10g，防风12g，炒白芍15g，酸枣仁20g，生龙骨（先煎）30g，肉豆蔻 30g，紫苏梗 12g，乌梅肉 6 枚，小川连 6g。水煎服，7 剂。

上方又进月余，脘腹畏寒、肠鸣诸症皆未复作，夜卧缓缓转安，后予酸甘宁心之法善后。

按语： 本案患者夜卧不佳 3 年余，遍服酸枣仁汤、百合地黄汤、黄连阿胶汤无效，乃药不中机之故。详询病史得知，长期脘腹畏寒，大便稀薄，每于迎风受冷或饮食寒凉则腹痛、肠鸣，便出则安，此起病之源矣。经云：脾主中阳，灌溉四旁。患者长期脾肾两虚，营血生化不足，神魂不安，故而夜卧渐差。得此之理，王晖从脾肾阳虚入手，予附子理中汤合养血收敛之品，先以改善脾肾之证，再从心肝入手，终而取效。

（6）脾肾阳虚，胸阳不振

附子理中汤加味治疗胸痹心痛

褚某，男，39 岁。2013 年 11 月 27 日初诊。

主诉： 反复胸闷而痛 2 年余。

病史： 2 年来，胸闷而痛，时发时止，每于安静之时发作，活动之后稍可缓解，前医或投"枳实薤白桂枝汤合当归四逆汤"辈辛温散寒、宣通心阳，或投"瓜蒌薤白半夏汤"辈通阳泄浊、豁痰宣痹，其症虽得一时之快，终未能痊愈也。平素腰背酸痛，大便稀薄，迎风受冷加剧，甚则腹痛，日行数次。

查体： 舌质暗淡，苔薄白，脉细弦。

中医诊断： 胸痹心痛。

辨证立法： 脾肾阳虚为基本病机，胸阳不振为阶段病机。治以健脾温肾、益气振宗，基本病机、阶段病机标本兼顾。

处方： 附子理中汤加味。

黑附子（先煎）10g，潞党参 30g，炒白术 30g，淡干姜 12g，生甘草 6g，白茯苓 15g，北防风 12g，白扁豆 30g，肉豆蔻 20g，广陈皮 10g，牛黄芪 30g，炒当归 15g，肉桂粉（后入）3g。水煎服，7 剂。

二诊： 2013 年 12 月 4 日。药后，大便略减，胸闷而痛偶有发作。肾阳乃一身阴阳之根本，肾阳不足，不能上奉，心阳不振，则胸闷时作时休矣。今肾阳有复，故心阳亦将振作，当守原意击鼓再进，以增其效。上方加薤白头20g，7剂。

三诊：2013年12月11日。连进健脾温肾、益气振宗之剂，大便稀溏大缓，偶因受冷亦未大泻，胸闷而痛偶有发作。此药中病机之理也，再拟原法续进，上方去肉桂粉，加柳桂枝10g以达温阳化气之效。

四诊：2014年1月1日。药后，便溏渐已消失，胸闷而痛未能悉除。此胸阳不振渐趋主位之候，当拟原意之中添和营通脉之品而达气振血活之功。

处方：淡附片（先煎）6g，潞党参30g，炒白术30g，淡干姜12g，生甘草6g，白茯苓15g，肉豆蔻20g，柳桂枝6g，薤白头30g，紫丹参30g，瓜蒌皮30g，檀香（后入）5g。水煎服，7剂。

按语：本案患者虽以胸闷而痛为主诉，然经服益气振宗、宽胸通脉之剂而无效，故非其法也。王晖通过询问得知，患者胸闷而痛之余，尚有大便稀薄、迎风畏寒之羔，考虑肾阳为一身阴阳之本，肾阳不足，无以上奉，心火不足，故而胸闷而痛时作时休，且每因休息时阳气不活而作，运动后阳气复振而止。同时，"脾主中焦，灌溉四旁"，肾阳不济于脾，水谷无以化生精微反生阴浊之患，流窜血脉，亦可加剧胸痛。因此，本案脾肾阳虚为基本病机，胸阳不振为阶段病机，治当脾肾、胸阳兼顾方为合拍。初诊、二诊治疗以脾肾为主，故用肉桂粉；三诊、四诊以胸阳为主，故易柳桂枝。王晖治疗心胸之疾，认为心气振，营血充，血脉活，则诸症消也，故常予黄芪、当归、丹参、瓜蒌皮、降香、檀香之类合而治之，多为有效。

2. 他方治验

（1）脾肾阳虚，经脉寒滞

金匮肾气丸加味治疗子痛

潘某，男，48岁。2015年3月5日初诊。

主诉：少腹牵及睾丸畏寒坠胀2月余。

病史：2个月来，时觉少腹牵及睾丸畏寒怕冷，重坠而痛，得温稍缓，遇冷加重，经西医检查而未见明显异常。平素夜卧汗出，食入不化，尿黄便软。

素有睾丸静脉曲张史。

查体：舌质暗红，边齿印，苔薄黄，脉沉细。

中医诊断：子痛。

辨证立法：脾肾阳虚为基本病机，经脉寒滞为阶段病机。治以健脾温肾、散寒通络，基本病机、阶段病机标本兼顾。

处方：金匮肾气丸加味。

大熟地 20g，山茱萸 15g，怀山药 30g，粉丹皮 12g，白茯苓 15g，建泽泻 15g，黑附子（先煎）6g，柳桂枝 6g，车前子（包煎）30g，滑石粉（包煎）10g，生甘草 6g，荔枝核 30g，小茴香 10g。水煎服，7 剂。

二诊：2015 年 3 月 19 日。服药 1 周，少腹牵及睾丸畏寒坠痛稍缓，尿黄转淡，大便正常，夜卧汗出依然。此乃肾阳不足，火不暖土之证，当拟原法之中，佐入益阴敛汗之剂。上方加大麦冬 20g，五味子 10g，7 剂。

三诊：2015 年 3 月 26 日。药后，少腹、睾丸畏寒坠痛未净，汗出大减，大便稍软。治以原方去麦冬、五味子，加台乌药 10g，7 剂。

按语：本案患者病在脾肾，尤以肾水为主。肾阳不足，寒凝经脉，则少腹牵引睾丸畏寒重坠而痛，得温而减，遇寒而甚。肾阳不足，火不暖土，则大便稀软，食入不化。其中，肾阳不足为基本病机，经脉寒滞为阶段病机。故以健脾温肾、散寒通络之法，缓缓取效。初诊于金匮肾气丸中加荔枝核、小茴香乃散寒滞矣，加车前子、六一散乃清湿热也，故二诊时坠痛减、尿色清，改以大麦冬、五味子滋阴敛汗。三诊时，汗出减，但大便软，且寒滞未净，则去麦冬、五味子，改服乌药而愈。连续三诊，谨守病机，故而药效著矣。

（2）脾肾阳虚，肾络瘀热

金匮肾气丸加味治疗阳痿

周某，男，32 岁。2015 年 7 月 2 日初诊。

主诉：阳事不举伴神萎 1 月余。

病史：1 个月来，阳事不举、神萎畏寒、腰酸重坠，起于长期服用寒凉药物之后。平素动则汗出，大便偏干，尿黄不畅，多思心烦。

查体：舌质暗红，苔薄白、根黄，脉沉细。

中医诊断：阳痿。

辨证立法：脾肾阳虚为基本病机，肾络瘀热为兼夹病机。治以健脾温肾、化瘀通络，基本病机、兼夹病机标本兼顾。

处方：金匮肾气丸加味。

大熟地20g，山茱萸15g，粉丹皮12g，白茯苓15g，建泽泻15g，怀山药30g，黑附子（先煎）3g，柳桂枝8g，泽兰叶30g，川牛膝20g，车前子（包煎）30g，粉萆薢30g。水煎服，7剂。

二诊：2015年7月9日。药后神振，尿色略清，阳事不举依然，近日时泛酸水。治拟原法再进，上方加象贝母12g，海螵蛸30g，7剂。

此后，改以丸药金匮肾气丸进服3月余，阳事渐而恢复。

按语：本案患者长期尿黄浊臭，大便干燥，自认火热内伏，遂购清热解毒之品大剂长服，药后二便未调，反因寒凉损伤阳气。王晖认为，肾阳为一身阳气之本，而今迭进寒凉之品，故而损伤肾阳，肾阳不足，火不暖土，又致脾肾两伤，故神萎、阳事不举、腰酸重坠。此时，脾肾阳虚为基本病机，肾络瘀热为兼夹病机，故以健脾温肾、化瘀通络之剂标本同治。本案病已日久，沉寒之疾不可一日即退，遂继用金匮肾气丸善后，徐图缓求，从本论治。

（3）**脾肾两虚，瘀水内停**

五苓散、五皮饮、防己黄芪汤加味治疗水肿

袁某，女，58岁。2014年8月13日初诊。

主诉：遍体浮肿2年余。

病史：2年来，无故周身浮肿，上及头面，晨重暮轻，下达足背，按之凹陷、不易速起，中西杂投，频做体检，无查其由，已服西药种种，其症如故。近日浮肿日甚，遂投诊于此。详问病史，平素口干喜热饮，然饮则腹胀，稍动汗出则减，活动加剧反见胸闷气短、尿少、下肢肌肤瘙痒，诸症尤以冬季为甚，夏季缓解。自病以来，胃纳可，大便调。

查体：面肤虚浮，色素暗淡。舌质暗红，苔薄白，舌下经脉蓝紫、迂曲、结节，脉弦细。

辅检：胸部 CT：两肺少量慢性炎性灶，心包及两侧胸腔积液；心包积液定位彩超检查：心包积液（大量）；心包积液细胞性：未见肿瘤细胞；TSPOT 结论：阴性。

中医诊断：水肿。

辨证立法：脾肾两虚为基本病机，瘀水内停为阶段病机。治以益气健脾、温肾利水、化瘀通络，基本病机、阶段病机标本兼顾。

处方：五苓散、五皮饮、防己黄芪汤加味。

白茯苓 15g，肉桂粉（冲服）3g，炒白术 20g，生甘草 6g，汉防己 10g，生黄芪 30g，水蛭 5g，生姜衣 20g，茯苓皮 30g，地骷髅 20g，广陈皮 12g，建泽泻 20g，猪苓 10g，大腹皮 15g。水煎服，7 剂。

二诊：2014 年 8 月 20 日。服药 1 剂，脘痞腹胀大减，再服 1 剂，神振尿多，面肤浮肿及踝部跗肿皆退，胫部仍轻度水肿。此乃脾阳振奋，气化水行，血活瘀散之佳兆矣。药证合拍，效不更方，原法继进，务达气振阳复、水散瘀通之功。

三诊：2014 年 10 月 22 日。上方连服 1 个月，神振尿多，诸肿皆失，动则胸闷亦罢。近日神疲乏力，咽痒咳嗽，嚏涕色白，迎风受冷加剧。此乃肺脾两虚，肺失宣肃，清窍不利之候，改以健脾益肺、培土生金、祛风宣窍、止咳化痰之剂善后。

处方：太子参 20g，白茯苓 15g，生白术 15g，广陈皮 12g，生甘草 5g，生薏苡仁 30g，苍耳子 12g，望春花 15g，鱼腥草（后入）30g，炙麻黄 6g，苦杏仁 10g，三叶青 20g，鹅不食草 5g。水煎服，7 剂。

按语：本案患者遍体水肿，上至头面，晨重夜轻，下至足踝，按之难起，中停胸膺、脘腹，动则胸闷，饮则腹胀，故而治疗较为困难。《景岳全书·肿胀》云："凡水肿等证，乃肺脾肾三脏相干之病。盖水为至阴，故其本在肾；水化于气，故其标在肺；水唯畏土，故其制在脾。"王晖认为，本案关键在于脾肾两脏气化失常，继而饮邪内滞，流窜三焦，阻碍血行，而成瘀水相搏之患。故当五苓散、五皮饮、防己黄芪汤合而治之，以达气振阳复、水散瘀通之效矣。服药1个月，诸症皆失，其效之著，颇为意外。三诊时，患者又以神疲咳嗽、迎风嚏涕为主诉，病机已变，治随证转，改以健脾益肺、祛风宣窍、止咳化痰之剂善后。

（4）脾肾阳虚，浊阴潴留

真武汤合大黄附子汤加减治疗水肿

孙某，女，70岁。2016年5月17日初诊。

主诉：双下肢浮肿伴神疲乏力1年余。

病史：1年来，双下肢渐起水肿，病初肿于足背即止，其后渐至两踝根部，虽经中药治疗，未能明显改善。近来水肿呈向上蔓延之势，现已累至足胫部，呈凹陷性，按之难起，内心惶惶，遂至于此。详问病史，发病以来，神疲乏力，头晕而胀，手指不温，纳呆腹胀，恶心呕吐，小便量少，大便秘结，4~5日一行。素有糖尿病、高血压病史20余年，另有心衰、血肌酐偏高史。

查体：舌质淡胖，边齿印，苔薄白，脉沉细虚。

中医诊断：水肿。

辨证立法：脾肾阳虚为基本病机，浊阴潴留为阶段病机。治以健脾温肾、利水消肿，基本病机、阶段病机标本兼顾。

处方：真武汤合大黄附子汤加减。

生白术20g，生白芍30g，淡附片（先煎）10g，白茯苓20g，生大黄（后入）8g，柳桂枝10g，小川连5g，生姜汁（自备）1勺。水煎服，3剂。

二诊：2016年5月24日。真阳式微，气化无力，浊邪内盛，并呈上凌蒙窍之势，前用温通泄浊之法，投真武汤合大黄附子汤3剂，目前双足浮肿、腹胀恶心略除，大便通畅，臭秽难闻，此药证相合之理，故病势稍有控制，今当原法续进，以增其效。上方5剂。

三诊：2016年5月31日。药后，双足浮肿续减，神疲头晕、四肢不温如故。近日口干欲饮，血压210/105mmHg，24小时小便量1400mL。此乃正虚邪实之证，当拟原法之中参入扶正之品。上方改淡附子、生大黄各12g，并另炖吉林鲜人参5g同服。此外，另备至宝丹以防不测。

按语：本案患者下肢浮肿、头晕而胀、纳呆腹胀、恶心呕吐、尿少便结，看似一派邪滞壅阻之象，然其关键在于神疲乏力、舌淡胖、脉沉细诸症。王晖认为，久病脾肾阳气大亏，气化失权，制水无力，而致浊阴潴留，泛溢全身，继而损伤脾胃，升降失常，故有一派大实之候。《顾氏医镜》有云："大实有羸状，至虚有盛候。"不可被假象所迷惑。本案实以脾肾阳虚为基本病机，浊阴潴留为阶段病机，脾胃升降失常为派生病机，故初诊即以真武汤合大黄附子汤健脾温肾、利水消肿，基本病机、阶段病机、派生病机同治之。其中，大黄附子汤即"去菀陈莝"之意，阳气一振，腑气一畅，水湿即从肛门而出，以缓浊阴潴留之患，故二诊时患者诸症皆有缓解，然本病毕竟乃重病、恶候，虽药后症有减，然仍需扶阳气、祛邪毒，以防浊阴流窜脑络而加重病情。因此，三诊时嘱其吉林鲜人参同服，并另备至宝丹以防不测。此外，中西合治更为合理，以此可增效矣。

六、肝肾阴虚

（一）概况

肝肾阴虚证是指由肝肾阴液亏虚，阴不制阳，虚热内扰所致的证候。以头晕目眩、耳鸣健忘、口咽干燥、失眠多梦、腰膝酸软、五心烦热、盗汗颧红、遗精经少、舌红少苔、脉细而数等为主要临床表现，见于石淋、劳淋、尿浊、便秘、瘿病、耳鸣、眩晕、心悸、痹证等病症。

（二）常用处方

六味地黄汤

（1）药物组成：大生地，粉丹皮，山茱萸，建泽泻，怀山药，云茯苓。

（2）基础配伍：全方六味，适用于以肝肾阴虚，虚热内扰为基本病机的石淋、劳淋、尿浊、便秘、瘿病、耳鸣、眩晕、心悸等慢性疾病。该方以大生地为君药，该药味厚气薄，功专滋阴清热、养血润燥、凉血止血、生津止渴。臣以山茱萸补肝益肾，兼以涩精；怀山药补脾固精。三药相得，合为"三补"。佐以建泽泻利湿泄浊，粉丹皮清热凉血，云茯苓淡渗脾湿。三药相合，即为"三泻"。

（3）主治：①肝肾阴虚为基本病机，膀胱湿热为阶段病机，症见腰腹酸胀，偶见刺痛。若阶段病机趋于主位，在此基础上加车前子、怀牛膝、海金沙、生内金；若湿热渐除，肾气未复，气化失司者，在此基础上加北黄芪、菟丝子、潼蒺藜、炒杜仲。②肝肾阴虚为基本病机，肾络受损为兼夹病机，症见尿中泡沫，以夜间为甚。若阶段病机趋于主位，在此基础上加北黄芪、全当归、鬼箭羽、蝉蜕。③肝肾阴虚为基本病机，肠道失润为阶段病机，症见大便干秘、努力始出、神疲乏力、肌肤瘙痒。若阶段病机趋于主位，在此基础上加北黄芪、全当归、生首乌、决明子。④肝肾阴虚为基本病机，痰瘀搏结为阶段病机，症见神疲腰酸、颈部不舒。若阶段病机趋于主位，在此基础上加女贞子、旱莲草、猫爪草、山慈菇。⑤肝肾阴虚为基本病机，清窍失养为阶段病机，症见耳内鸣响、声如蝉叫。若阶段病机趋于主位，在此基础上加枸杞子、白菊花、石菖蒲、炙远志、煅磁石、五味子、广郁金、益智仁等。⑥肝肾阴虚为基本病机，开阖失司为阶段病机，症见尿频腹痛、腰酸时作。若阶段病机趋于主位，在此基础上加桑螵蛸、益智仁、瞿麦根、萹蓄、台乌药、小茴香等。⑦肝肾阴虚为基本病机，肝阳偏亢为阶段病机，症见头昏神疲、目干涩糊。若阶段病机趋于主位，在此基础上加枸杞子、白菊花、夏枯草、茶树根、石决明、明天麻。⑧肝肾阴虚为基本病机，心脉不畅为阶段病机，症见心胸惶惶、憋闷少气、头晕目糊、耳鸣如蝉。若阶段病机趋于主位，在此基础上加北黄芪、全当归、柳桂枝、生甘草、炒枣仁、紫丹参、瓜蒌皮、真降香等。

此外，独活寄生汤、养血平肝六对汤等方亦为常用的治疗肝肾阴虚的主方。

（三）医案举隅

1. 六味地黄汤治验

（1）肝肾阴虚，膀胱湿热

六味地黄丸加味治疗石淋

毛某，男，29 岁。2015 年 6 月 17 日初诊。

主诉：反复左腰腹部绞痛 5 年余。

病史：素有左肾结石病史。5 年来，虽经超声碎石及微创手术治疗 6 次，左腰腹部绞痛仍时作时休。1 周以来，左腰酸胀，偶见刺痛。平素动则汗出，胃纳可，二便调，夜寐安。

查体：舌质淡红，苔薄白，脉细缓。

中医诊断：石淋。

辨证立法：肝肾阴虚为基本病机，膀胱湿热为阶段病机。治以滋肝益肾、益气通淋，基本病机、阶段病机标本兼顾。

处方：六味地黄汤加味。

大生地 30g，怀山药 30g，山萸肉 12g，白茯苓 12g，建泽泻 10g，粉丹皮 10g，车前子（包煎）30g，怀牛膝 15g，生黄芪 30g，海金沙（包煎）30g，生鸡内金 30g。水煎服，7 剂。

二诊：2015 年 7 月 8 日。左侧腰部胀满减轻，余症稳定。此气化有权，湿热渐化之象，当减清热利湿之品，增强肾益精之味也。上方去车前子、怀牛膝，加菟丝子 20g，潼蒺藜 20g，炒杜仲 15g，7 剂。

三诊：2015 年 8 月 26 日。连服上方 1 个月，腰部胀满若失。1 周以来，口角糜烂，口干欲饮，大便欠润，尿黄浊臭，入睡较慢。舌质淡胖、尖红，苔薄白，脉细。考虑肾阴不足为基本病机，膀胱湿热为阶段病机，心火偏旺为即时病机。目前阶段病机、即时病机趋于主位，故当滋阴清火、清热利湿、排石通淋，从阶段病机、即时病机入手，标本兼顾。

处方：白通草 6g，淡竹叶 15g，生甘草 5g，大生地 30g，净连翘 20g，对坐草 30g，海金沙（包煎）20g，生鸡内金 20g，滑石粉（包煎）10g，台乌药

10g，川牛膝 20g，车前子（包煎）30g。水煎服，7 剂。

四诊：2015 年 9 月 2 日。药后，口糜罢，大便通，夜寐欠安。此心热虽除，阴液未复也，再当滋阴清热利湿，从本论治。

处方：大生地 30g，怀山药 30g，山萸肉 12g，白茯苓 12g，粉丹皮 10g，建泽泻 10g，女贞子 30g，墨旱莲 15g，野百合 20g，对坐草 30g，海金沙（包煎）30g，鸡内金 20g。水煎服，7 剂。

按语：王晖认为，泌尿系统结石其位在肾或膀胱，多为肾阴虚弱，灼津成石或肾失气化，聚湿为石。本案患者长年夜卧较晚，饮水较少，渐而肾阴不足，膀胱湿热，以致左肾结石作矣，而腰部绞痛乃结石阻遏，气血失畅之象。其中肾阴不足为基本病机，膀胱湿热为阶段病机，故初诊以六味地黄汤合车前子、怀牛膝、海金沙、生内金，滋阴清热、利湿通淋并进，且以生黄芪益气化石，以增药效。二诊时，患者腰部不适减，为湿热渐化之象，故去车前子、怀牛膝，加菟丝子、潼蒺藜、炒杜仲加强益肾气、助气化之功。三诊时，即时病机心热上炎下移当时，故口角糜烂、口干欲饮、大便欠润、尿黄浊臭、入睡困难，遵"急者治标"之意，以导赤散、六一散之属滋阴清热利湿。四诊时，前症解缓，再以清养之剂收功。

（2）肝肾阴虚，肾络受损

六味地黄汤加味治疗尿浊

严某，男，46 岁。2015 年 5 月 7 日初诊。

主诉：发现泡沫尿 1 年余。

病史：罹患糖尿病 10 余年，已用优泌乐胰岛素治疗，血糖控制良好。1 年前，因排尿时发现尿中气泡而去医院检查，就此发现糖尿病肾病，虽经中西合治，然药效不明显。刻诊：尿中泡沫，夜间为甚，寐中惊惕肉𥆧，胃纳可，大便调。另有高脂血症、高尿酸血症史。

查体：舌质暗红，舌下静脉淡紫，苔薄白，脉细缓。

辅检：尿四蛋白：尿 α_1- 微球蛋白 3.99mg/dL；血生化：尿素氮 8.2mmol/L，尿酸 492μmol/L，血糖 12.26mmol/L，甘油三酯 10.58 mmol/L，总胆固醇 6.18

mmol/L，低密度脂蛋白 1.61 mmol/L；糖化血红蛋白 8.2%。

中医诊断：尿浊。

辨证立法：肝肾阴虚为基本病机，肾络受损为阶段病机。治以滋肝益肾、和营通络，基本病机、阶段病机标本兼顾。

处方：六味地黄汤加味。

大生地 20g，山茱萸 15g，粉丹皮 12g，白茯苓 15g，建泽泻 15g，怀山药 30g，北黄芪 45g，全当归 20g，蝉蜕 15g，鬼箭羽 20g，绞股蓝 30g。水煎服，7 剂。

二诊：2015 年 6 月 4 日。药后尿中泡沫减少，惊惕肉瞤未作，血糖稳定。近日连日风雨，腕关节似隐痛，此兼夹病机作崇矣，当拟原方之中加威灵仙 30g，以达祛风除湿、通络止痛之效。

三诊：2015 年 6 月 18 日。上药连服 2 周，尿中泡沫续减，腕关节痛亦缓，血糖稳定。适值梅雨当令，故拟原方之中再加紫苏梗 12g，以达和中化湿之效。

按语：王晖认为，糖尿病日久必竭真阴、耗真气，并久病必瘀，久病入络，而有种种并发症。本案泡沫尿实乃糖尿病肾病之故。其中，肝肾真阴不足为基本病机；真气不足，肾络受损为阶段病机；风湿痹阻，经络不畅为兼夹病机。故取六味地黄汤合当归补血汤除基本病机，蝉蜕、鬼箭羽、绞股蓝除阶段病机，威灵仙、苏梗解兼夹病机。

（3）肝肾阴虚，肠道失润

六味地黄汤加味治疗便秘

杨某，男，52 岁。2015 年 1 月 29 日初诊。

主诉：大便不畅 1 年余。

病史：1 年来，大便干如羊屎，虽每日一行，然努力许久方出，以致便后少气，休息方解，曾予通便之药，每服后腹痛便泻，停之则便秘如故。平素神疲乏力，夜寐梦扰，肌肤瘙痒，尿中泡沫。素有糖尿病、高脂血症史数年，另有烟酒史。

查体：舌质红，苔黄腻，脉细滑。

辅检：空腹血糖 7mmol/L。总胆固醇 5.73mmol/L，甘油三酯 2.72mmol/L，低密度脂蛋白 3.25mmol/L。

中医诊断：便秘。

辨证立法：肝肾阴虚为基本病机，肠道失润为阶段病机。治以滋肝益肾、润肠通便，基本病机、阶段病机标本兼顾。

处方：六味地黄汤加味。

大生地 20g，怀山药 30g，山茱萸 12g，白茯苓 15g，建泽泻 12g，粉丹皮 12g，北黄芪 30g，全当归 20g，柏子仁 30g，生首乌 30g，决明子 30g，蝉蜕 15g。水煎服，7 剂。

二诊：2015 年 2 月 12 日。药后大便稍畅，努力之势大减，余症依然。尿四蛋白示：尿 α_1-微球蛋白 2.55mg/dL，尿微量白蛋白 26.3mg/L。此乃阴虚及气，肠道失润，久病入络之候。当拟原意增进再服，上方加制大黄 12g，花槟榔 15g，7 剂。

三诊：2015 年 2 月 26 日。上方再服半月，大便转畅，尿中泡沫稍减，皮肤瘙痒、夜寐欠香依然。药证合拍，当拟原法继进，以资巩固疗效。上方去黄芪、当归，加紫草 15g，冬桑叶 20g，7 剂。

按语：本案便秘实乃糖尿病并发症。王晖认为，其人当以久病竭伤肝肾阴液为主，继而阴损及气，肠络失润，肾络瘀滞，变证迭起。其症大便干燥，努力始出，便后少气，神疲乏力，夜寐梦扰，肌肤瘙痒，尿中泡沫即已证明。因本案以便秘为主诉，故肝肾阴虚为基本病机，肠道失润为阶段病机，余则为兼夹病机。故拟六味地黄汤、当归补血汤、柏子仁、生首乌、决明子、花槟榔、制大黄解基本病机、阶段病机之急，并以蝉蜕、紫草、桑叶改善兼夹病机，药证合拍，故而其效著矣。

（4）肝肾阴虚，痰瘀搏结

六味地黄汤加味治疗瘿病

严某，男，45 岁。2014 年 11 月 20 日初诊。

主诉：神疲乏力半年余。

病史：半年以来，神疲乏力、腰膝酸软时作时休，常感颈部不适，每于劳累时见加剧，胃纳可，大便调。素有亚急性甲状腺炎及肾结石史。

查体：舌质红，苔薄黄，脉弦细。

辅检：甲状腺功能：抗甲状腺球蛋白抗体 395.5IU/mL，抗过氧化物酶抗体 184.5 IU/mL。

中医诊断：瘿病。

辨证立法：肝肾阴虚为基本病机，痰瘀搏结为阶段病机。治以滋肝益肾、化痰软坚、祛瘀通络，基本病机、阶段病机标本兼顾。

处方：六味地黄汤加味。

大生地 20g，山茱萸 15g，怀山药 30g，粉丹皮 10g，白茯苓 10g，建泽泻 10g，猫爪草 15g，山慈菇 10g，女贞子 30g，旱莲草 15g。水煎服，7 剂。

二诊：2014 年 12 月 4 日。药后前症如故。近日自觉手足心热、汗出频频，此乃肝肾阴虚之中伴有化火上炎之象。故当滋阴之中，增入泻火之剂，以达火清痰化之效。上方加肥知母 10g，川黄柏 10g，7 剂。

三诊：2015 年 4 月 9 日。上方断续服用 3 个月，神振，颈部不适大减，腰膝酸软偶作。药证合拍，仍守原法，巩固疗效。

按语：亚急性甲状腺炎，又称亚急性肉芽肿性甲状腺炎、（假）巨细胞甲状腺炎、非感染性甲状腺炎、移行性甲状腺炎、病毒性甲状腺炎、DeQuervain 甲状腺炎、肉芽肿性甲状腺炎或巨细胞性甲状腺炎等。本病发病机制复杂，西医疗效欠佳，故求治中医者较为多见。本案患者病起肝肾阴虚，继而虚火上炎，灼津成痰，日久而成痰瘀阻滞之势，故症见神疲乏力、腰膝酸软、颈部不适、劳后加剧、手足心热、汗出频频等。其中，肝肾阴虚为基本病机，痰瘀阻滞为阶段病机。故拟六味地黄汤合二至丸滋肝益肾，猫爪草、山慈菇化痰软坚、祛瘀散结，并据火旺之势而增知母、黄柏之类。药证合拍，故药后 4 个月，诸症大为改善。

2. 杞菊地黄汤治验

（1）肝肾阴虚，清窍失养

杞菊地黄汤加味治疗耳鸣

郭某，女，67岁。2015年9月2日初诊。

主诉： 反复耳鸣1年余。

病史： 1年来，时觉耳内鸣响，声如蝉叫，夜间为甚，昼日轻减，发作之时，听音尚无影响，虽经高压氧治疗后缓解，然终未能消矣。平素头晕目糊，夜寐不佳，口中异味，偶有心悸，胃纳可，二便调。素有子宫切除及胃切除史。

查体： 舌质暗淡，苔薄白，脉弦细。

中医诊断： 耳鸣。

辨证立法： 肝肾阴虚为基本病机，清窍失养为阶段病机。治以滋肝益肾、通络宣窍，基本病机、阶段病机标本兼顾。

处方： 杞菊地黄汤加味。

枸杞子30g，白菊花12g，大生地30g，怀山药30g，山萸肉12g，白茯苓12g，粉丹皮12g，建泽泻12g，石菖蒲15g，炙远志10g，五味子10g，生龙骨30g，益智仁15g。水煎服，7剂。

二诊： 2015年9月9日。服药1周，夜间耳鸣如蝉稍减，心悸未作，夜卧安宁。此肝肾阴液不足稍有缓解，清窍渐有濡润之象，当守原意再进。上方去远志、龙骨、益智仁，加桑椹子20g，7剂。

三诊： 2015年9月23日。上方连进2周，耳鸣大减，头晕亦缓，夜能安睡。药证合拍，当再予原法击鼓再进。上方加煅磁石30g，7剂。

按语： 王晖认为，耳鸣之辨先分虚实。一般以昼重夜轻或听音模糊为实证、昼轻夜重或听音清晰为虚证，故本案患者以虚证为主。本案患者耳鸣兼有头晕目糊、夜寐不佳、偶有心悸诸症，可概括为肝肾阴虚、虚阳上扰，致清窍失养、心神不宁之证，又以肝肾阴虚、虚阳上扰为基本病机；清窍失养、心神不宁为阶段病机。故初诊以滋肝益肾、通络宣窍之法，杞菊地黄丸合耳聋左慈丸出入治之。二诊时，患者虽耳鸣减，心神宁，但基本病机未变，故仅予原法出入，随证去远志、龙骨、益智仁，加桑椹子；三诊时，患者诸症大为改善，故再加煅磁石潜镇以增加疗效。

（2）肝肾阴虚，开阖失司

六味地黄加味治疗劳淋

施某，女，67岁。2014年5月14日初诊。

主诉：反复尿频短急4年余，再发1周。

病史：4年来，频发尿频短急之恙，常因旅游在外憋尿后见腹痛难忍，尿后则罢，尿色始终不浊，近因劳累再发1周，且伴少腹不舒。平素口干不欲多饮，喉如痰塞，腰酸，目糊，大便调畅。素有慢性膀胱炎及高血压病、高脂血症史。

查体：舌质暗淡、尖红，苔薄白、微黄，脉弦细滑。

辅检：尿检无殊。

中医诊断：劳淋。

辨证立法：肝肾阴虚为基本病机，开阖失司为阶段病机。治以补肝益肾，以利开阖，基本病机、阶段病机标本兼顾。

处方：杞菊地黄汤加味。

甘枸杞30g，白菊花12g，大生地30g，怀山药30g，山茱萸12g，白茯苓12g，粉丹皮12g，建泽泻10g，桑螵蛸15g，益智仁30g，萹蓄20g，瞿麦根20g。水煎服，7剂。

二诊：2014年5月21日。服药1周，尿次减少，尿量增加，少腹不舒依然，然尿后揉腹可缓也。此开阖有权，气化不利之象也，当拟原意增损再进。上方去桑螵蛸、益智仁，加台乌药10g，小茴香10g，车前子(包煎)30g,7剂。

三诊：2014年5月28日。药后，少腹不舒大为缓解，上腹常感气胀。此乃肝肾阴虚，肝气不舒之证。当拟上方去乌药、小茴香，加北防风10g，延胡索30g，川楝子15g再进。

四诊：2014年6月18日。药后诸症大解，近日频频恶风嚏涕。当拟原法中加入益卫固表之剂。上方去枸杞、菊花，加炒白术 12g，生黄芪 20g，7 剂。

按语：本案患者反复尿频短急 4 年余，且尿检无殊，故属劳淋范畴。王晖认为，此类患者多以肾阴不足，久而及气，开阖失司为主。本案腰酸目糊、口干不欲多饮、少腹不舒亦可明之。因此，初诊即以杞菊地黄滋阴平肝，桑螵蛸、益智仁、萹蓄、瞿麦利收兼顾。二诊时，尿次减少，尿量增加，开阖有权，然气化不利依然，故少腹常觉不舒，当去桑螵蛸、益智仁，改加乌药、小茴香、车前子以增温阳行气之效。三诊、四诊上腹气胀、迎风嚏涕分别为肝气不舒、卫表不固之证，皆兼夹病机，故予金铃子散、玉屏风散兼而治之。本案自始至终均以肝肾阴虚为基本病机，趋于主位，故四诊皆以六味地黄为主矣。

（3）肝肾阴虚，肝阳偏亢

杞菊地黄汤加味治疗眩晕

李某，女，53 岁。2015 年 6 月 11 日初诊。

主诉：反复头昏而晕 2 年余。

病史：2 年来，头昏而晕，时作时休，每于疲劳时加剧，服用降压药物缓解。症著之时，且伴步履不稳，甚则跌仆倒地。本次因劳累，夜卧较少而再作。平素目干涩糊、口渴欲饮。素有高血压病史，另有子宫肌瘤次切及慢性宫颈炎史。

查体：舌质红，苔薄黄，脉弦细。

辅检：颈动脉 B 超：双侧颈动脉内中膜增厚，右锁骨下动脉斑块；头颅 MRI：左侧基底节区多发腔隙梗死灶，右侧上颌窦慢性炎症。

中医诊断：眩晕。

辨证立法：肝肾阴虚为基本病机，肝阳偏旺为阶段病机。治以滋肝养肾、平抑肝阳，基本病机、阶段病机标本兼顾。

处方：杞菊地黄汤加味。

大生地 20g，怀山药 20g，山茱萸 15g，粉丹皮 15g，白茯苓 15g，建泽泻 15g，枸杞子 30g，白菊花 15g，夏枯草 20g，茶树根 30g，石决明 30g，明天麻

20g。水煎服，7 剂。

二诊：2015 年 6 月 18 日。服药 1 周，头昏晕减而未止，行走跌仆未作。药已中病，当守原意再进。上方加桑椹子 30g，以增滋肝益肾之效。

三诊：2015 年 6 月 25 日。药后头晕未作，目糊消失，考虑久病必瘀，久痛入络，故拟上方加紫丹参 30g，以达和血通络之效果。

按语：本案患者已逾更年，阴阳失调，加之操劳辛苦，夜卧较少，以致真阴虚损，肝阳上扰，故头昏而晕、步履不稳、跌仆倒地、时有发作，且伴目干涩糊、口渴欲饮。其中，肝肾阴虚为基本病机，肝阳上扰为阶段病机，故拟滋阴潜阳之法，标本兼顾而收良效。前后三诊，病位、病性、病因、病机未有改变，故治法亦不变，唯有添入桑椹子、紫丹参以分别达滋肝益肾、和血通络之效。

（4）肝肾阴虚，心脉不畅

杞菊地黄汤加味治疗心悸

叶某，男，52 岁。2015 年 4 月 16 日初诊。

主诉：反复心胸惶惶 1 年余。

病史：1 年来，心胸惶惶时作时休，每于劳累时加重，休息后缓解，症著之时且有心胸憋闷、少气懒言，尚需服用西药改善症状。平素目干涩糊、耳中鸣响，胃纳可，大便调。素有高血压病、高脂血症、尿酸偏高史。

查体：舌质淡红，苔薄白，脉虚细，时见三五不调。

辅检：动态心电图：窦性心率，频发房性早搏，有时成对出现，有时成二三联律，ST 段改变。

彩超：左室顺应性减退，主动脉瓣退行性变，双侧颈动脉内中膜增厚伴斑块，左侧股动脉斑块。

中医诊断：心悸。

辨证立法：肝肾阴虚为基本病机，心脉不畅为阶段病机。治以滋肝益肾、化痰散瘀、和营通络，基本病机、阶段病机标本兼顾。

处方：杞菊地黄汤加味。

甘枸杞20g，白菊花15g，大生地15g，粉丹皮12g，山茱萸15g，白茯苓15g，建泽泻15g，怀山药30g，紫丹参30g，瓜蒌皮30g，真降香12g，北黄芪30g，全当归20g。水煎服，7剂。

二诊： 2015年4月23日。药后耳鸣稍减，心悸依然，胸闷少气时作时休。此乃肝肾阴虚，痰瘀搏结，宗气不振之证。治拟原法出入。上方去牡丹皮、山萸肉、茯苓，加酸枣仁30g，生龙骨（先煎）30g，柳桂枝6g，生甘草5g，以达酸甘化阴、宁心安神，辛甘通阳、益气振宗之效。

三诊： 2015年5月14日。上方连服3周，阴血渐复，阳气不充，故心悸耳鸣大减，然胸闷少气依然，时见心烦，当予益气振宗为主，稍佐滋阴潜阳之剂再服。

处方： 甘枸杞20g，白菊花15g，紫丹参30g，瓜蒌皮30g，真降香12g，北黄芪45g，全当归20g，酸枣仁30g，生龙骨（先煎）30g，柳桂枝10g，生甘草10g，苦参15g，潞党参20g，小川连7g，水煎服，7剂。

上方出入连投两月余，诸症悉见缓解。

按语： 本案患者长期辛劳，夜卧较晚，渐损真阴，水不涵木，以致虚阳上扰，故心悸、耳鸣、目糊。阴虚日久，损及真气，阳热过久，灼津成痰，瘀阻心脉，则心胸憋闷、少气懒言。其中，肝肾阴虚为基本病机，心脉不畅为阶段病机，治宜滋肝益肾、化痰散瘀、和营通络之法。初诊用杞菊地黄汤合当归补血汤，加丹参、瓜蒌皮、降香即是此意。二诊真阴未复，真气亦少，故用酸甘、辛甘合化之法，阴阳双顾。三诊，患者基本病机渐趋缓解，阶段病机渐趋主位，故主以益气振宗，佐以滋阴潜阳之法善后之。药证合拍，故能药后诸症大减。

3. 他方治验

（1）肝肾阴虚，湿热痹阻

独活寄生汤加味治疗痹证

郑某，男，64岁。2015年9月10日初诊。

主诉： 反复上臂肌肉、下肢关节酸胀而痛半年余。

病史：半年以来，上臂肌肉、下肢关节酸胀而痛，每于气候变化过度或作或剧，同时神疲乏力，皮肤瘙痒，抓则红疹遍体。平素胃脘痞胀，口酸而干，大便时干时溏，尿黄浊臭。素有高血压病、高脂血症、冠心病、脑梗死及颈椎病史。

查体：舌质红，苔薄黄，脉弦细滑。

中医诊断：痹证。

辨证立法：肝肾阴虚为基本病机，湿热痹阻为阶段病机，肝胃不和为兼夹病机。治以滋阴清热、利湿宣痹，基本病机、阶段病机标本兼顾。

处方：独活寄生汤加味。

独活10g，桑寄生15g，大生地20g，大川芎12g，炒赤芍15g，白茯苓15g，生甘草5g，北细辛3g，北防风12g，大秦艽10g，怀牛膝15g，肥知母12g，川黄柏10g，滑石粉（包煎）10g，绵茵陈30g。水煎服，7剂。

二诊：2016年4月7日。上方连进月余，自觉诸症皆缓，故而停药。近日肌肉关节酸痛，尿有余沥，皮肤瘙痒复作。此基本病机未除，阶段病机再趋主位之故矣，当守原法继进，上方加土茯苓30g，7剂。

三诊：2016年4月14日。药后肌肤瘙痒未罢，余症皆缓，仍以滋阴清热利湿为主，少佐凉血祛风之剂缓图。上方去六一散，加地肤子30g，乌梢蛇12g。7剂。

按语：本案患者集高血压病、高脂血症、冠心病、脑梗死、颈椎病等于一身，可谓一体多病，其证虽繁，然阴阳失调则一矣。其中，肝肾阴虚，湿热痹阻，则上臂肌肉、下肢关节酸痛，神疲乏力，尿黄浊臭；湿热入血，血热生风，则皮肤瘙痒，抓则红疹遍体；肝脾不和，胃失和降，则胃脘痞胀，口酸而干，大便时干时溏。案中肝肾阴虚为基本病机，湿热痹阻为阶段病机，肝胃不和为兼夹病机，且基本病机与阶段病机始终趋于主位，故一、二、三诊皆以独活寄生汤合茵陈四苓散出入，仅因病情变化而有六一散及土茯苓、地肤子、乌梢蛇增损，其药证相符，故药效较著。

（2）肝肾阴虚，血不养筋

养血平肝六对汤加味治疗痹证

应某，女，66岁。2015年3月12日初诊。

主诉：反复颈、背、肩、臂酸胀麻痛1年余。

病史：近1年来，颈、背、肩、臂酸胀麻痛时作时休，与疲劳有关，与季节、气候等变化无关。上症每于发作之时多兼烘热面红、头昏耳鸣、目干涩糊、胸闷心悸、动则少气。其人多思善虑，纳便如常，夜寐安宁。素有高血压病史。

查体：舌质稍红，苔薄微黄，脉弦细。

中医诊断：痹证。

辨证立法：肝肾阴虚为基本病机，血不养筋为阶段病机。治以滋养肝肾、养血和营，基本病机、阶段病机标本兼顾。

处方：养血平肝六对汤加味。

甘枸杞20g，白菊花15g，肥知母12g，关黄柏12g，粉丹皮12g，焦栀子15g，生龙骨（先煎）30g，生牡蛎（先煎）30g，桑寄生15g，全当归15g，生黄芪30g，炒白芍15g，延胡索30g，鸡血藤30g，乌梢蛇9g。水煎服，7剂。

二诊：2015年3月19日。药后烘热面红罢，头昏目糊减，颈、背、肩、臂酸胀麻痛如故。此乃虚火虽息，阴虚未复，筋脉失养依然之故。当拟原法出入再进。

处方：枸杞子20g，白菊花15g，炒白芍30g，双钩藤（后入）20g，紫丹参30g，生葛根30g，大川芎12g，珍珠母（先煎）30g，明天麻18g，夏枯草20g，延胡索30g，乌梢蛇12g。水煎服，7剂。

三诊：2015年4月9日。药后颈、背、肩、臂酸胀麻痛依然，头昏减而未净，余症悉除。当拟原法击鼓再进，以达血旺络畅之功。上方去乌梢蛇，加鸡血藤30g，全蝎粉（吞服）3g，白僵蚕10g，7剂。

上方连进3月余，颈、背、肩、臂酸胀麻痛大减，再服1个月，诸症消失，继而停药，以观后效。

按语： 养血平肝六对汤由甘枸杞、白菊花、杭白芍、双钩藤、肥知母、关黄柏、酸枣仁、生龙骨、粉丹皮、焦栀子、北黄芪、全当归十二味药组成，以养血平肝为主要功效，通过加减可以治疗肝肾阴虚、筋脉失养诸症。本案患者颈、背、肩、臂酸胀麻痛之余，兼有烘热面红、头昏耳鸣、目干涩糊、胸闷心悸、动则少气等症，故认为肝肾阴虚为基本病机，血不养筋为阶段病机，初诊即以养血平肝六对汤出入而治。药后，虚火虽熄，阴虚未复，且虚阳上扰，筋脉失养渐趋主位，故改以平肝六对汤合降压四味出入而治，其中，乌梢蛇、全蝎粉、白僵蚕等虫类药可达搜风通络之功，以强其效。连续服药5个月，诸症渐失。

七、肝脾失调（胆胃不和）

（一）概况

肝脾失调证是指由肝木不达，脾土失运，肝脾疏化不利，气机升降失司所致的证候。以胸胁闷胀、郁而烦怒、腹痛便溏、肠鸣矢气、苔白脉弦等为主要临床表现，见于便秘、泄泻、不寐、郁证、腹痛、乳岩、粉刺、劳淋、发热等病症。

胆胃不和证是指由胆失疏泄，胃失和降，胆胃之气壅而不解所致的证候。因本证有化热之势，故又多胆胃郁热之见症。以胃脘胀痛、口苦泛酸、胸闷烦躁、喉如痰塞、舌红苔腻、脉弦滑数等为主要临床表现，见于胃脘痛、痞满、肝风、郁证、胸痹心痛等疾病。

（二）常用处方

1. 小柴胡汤

（1）药物组成：北柴胡，条黄芩，潞党参，姜半夏，大红枣，鲜生姜，生甘草。

（2）基础配伍：全方七味，适用于以肝脾失调，枢机不利为基本病机的劳淋、发热、不寐、郁证等急慢性疾病。本方为治少阳病的代表方。君以北柴胡,苦辛而凉,透泄、清解少阳半表之邪,并可疏泄气机之郁滞,使少阳之邪得以疏散。臣以条黄芩,苦寒直折,清泄少阳半里之邪,与柴胡升散、清泄并用,达枢机少阳以求和。佐以制半夏、鲜生姜,辛温达邪,降逆止呕,与柴胡肝升肺降并用,达协调升降以求和;与黄芩辛温苦寒并用,达辛开苦降以求和,而还复"脾以升则健,胃宜降则和""脾为气之枢"的本质。另佐参、枣益气健脾,使以甘草,调和诸药。其中,生姜与大枣,敛营发卫并用,达营卫并调以求和,参、草与柴胡,健脾疏肝并用,达调和肝脾以求和;参、枣、草与柴、芩,甘补苦泄并用,达扶正祛邪以求和。全方七味,疏运少阳经枢及肝肺、脾胃等诸脏腑气机的滞郁,具有驾驭、驱动全身气机总枢纽,推进气机调畅、气化自如的作用,堪称和解全身气机的良方,故后世有"少阳百病此方宗"的贴切概括。

(3)主治:①肝脾失调,枢机不利为基本病机,下焦湿热为阶段病机,目前趋于主位,症见尿频而急、少腹灼痛、神疲乏力、头晕耳鸣。若阶段病机趋于主位,在此基础上加萹蓄、瞿麦、车前子、白茯苓等。②肝脾失调,枢机不利为基本病机,血虚肝旺为兼夹病机,目前趋于主位,症见劳后头痛、神疲乏力、月经后期、低热时作。若兼夹病机趋于主位,在此基础上加生白芍、双钩藤、冬桑叶、白菊花。③肝脾失调,枢机不利为基本病机,湿遏热伏为即时病机,症见肌肤瘙痒,夜间为甚。若即时病机趋于主位,在此基础上加广藿香、紫苏梗、冬桑叶、白菊花、浮萍、紫草等。

2. 逍遥散

(1)药物组成:北柴胡,杭白芍,全当归,冬白术,云茯苓,薄荷叶,鲜生姜,生甘草。

(2)基础配伍:全方八味,适用于以血虚脾弱,肝郁不达为基本病机的不寐、郁证、腹痛、粉刺、乳岩、月经不调等慢性疾病。该方以北柴胡为君,该药辛苦微寒,味薄气升,具升发条达之性,可疏肝解郁。臣以酸苦微寒之白芍养血敛阴、缓急止痛,甘辛苦温之当归养血和血、调理冲任。三药相伍,疏而不破，养而不滞。佐以苓、术、姜、草益气健脾、培土实木，并以薄荷增柴胡疏肝之性。

（3）主治：①肝脾失调为基本病机，胞络瘀滞为阶段病机，症见少腹隐痛，阴道流液，量少夹血，月经先期，量多夹块，淋漓难净。若阶段病机趋于主位，在此基础上加桂枝茯苓丸（桂枝、茯苓、桃仁、芍药、牡丹皮）或失笑散（蒲黄、五灵脂）出入。如瘀浊有化热之势者，再加牡丹皮、栀子、黄芩、蒲公英之类。②肝郁脾虚为基本病机，痰瘀阻络为阶段病机，症见乳胀而痛、痞块结节，神疲乏力，月讯紊乱。若阶段病机趋于主位，在此基础上加半枝莲、白花蛇舌草、石见穿、浙贝母、夏枯草、生麦芽、青橘叶、山慈菇、露蜂房、海螵蛸等。③肝脾失调为基本病机，阴虚阳郁为阶段病机，症见面肤痘疮、口干而臭、大便不畅、四肢不温。若阶段病机趋于主位，在此基础上加牡丹皮、栀子、生地黄、淡竹叶、赤小豆、夏枯草、女贞子、旱莲草等。④肝脾失调为基本病机，阴虚痰阻为兼夹病机，症见神疲多思、夜寐不佳、手足心热、颈部瘰疬。若兼夹病机趋于主位，在此基础上加牡丹皮、栀子、鳖甲、玄参、橘叶、夏枯草、川楝子。⑤肝脾失调为基本病机，湿热风瘀为兼夹病机，症见神疲多思、肛周瘙痒。若兼夹病机趋于主位，在此基础上加红藤、天花粉、忍冬藤、蒲公英等。⑥肝脾失调为基本病机，心神失养为兼夹病机，症见夜寐不宁、神疲乏力、心悸烦怒、月事紊乱。若阶段病机趋于主位，在此基础上加酸甘宁心汤（枣仁、小麦、百合、龙齿、麦冬、茯苓）出入。

3. 温胆汤

（1）药物组成：姜半夏，淡竹茹，江枳实，广陈皮，云茯苓，生甘草，鲜生姜，大红枣。

（2）基础配伍：出自《三因极一病证方论》。全方八味，适用于以胆胃不利为基本病机，气机不利为阶段病机的胃脘痛、痞满、肝风等急慢性疾病。该方以半夏为君药，取其和胃降逆、燥湿化痰之效，历代医家多有详解，在此不做赘述；臣以淡竹茹，该药味甘而淡，气寒而滑，具清肺燥、化痰热、清胃热、除烦呕等功效。淡竹茹药性和缓，非芩、栀之苦寒可比，用在此方中颇具匠心。取其清热化痰之效，可达痰湿去则热除，胆气舒则胃和之功。与半夏相配，一寒一热，意在温和凉胆，使胆复温和升发之性，行疏泄条达之职，正所谓"有温胆之名，行凉胆之实"，故方名温胆汤。佐以枳实、陈皮、茯苓。枳实行气消痰，与竹茹配伍，一降一升，皆达相反相成、相互制约、相互为用之效。陈皮、茯苓理气健脾、燥湿化痰；生姜、大枣、甘草健脾和胃、调和诸药。

（3）主治：①胆胃郁热为基本病机，清窍不利为兼夹病机，症见脘痞嘈杂、喉如痰塞、鼻塞流涕。若兼夹病机趋于主位，在此基础上加加味苍耳子散（苍耳子、望春花、白芷、薄荷、蒲公英、鱼腥草）出入。②胆胃郁热为基本病机，肝脾不和为兼夹病机，症见脘痞纳差、口苦返酸、腹冷时痛、肠鸣便溏。若兼夹病机趋于主位，在此基础上加四逆散（柴胡、白芍、枳壳、甘草）出入。③胆胃郁滞为基本病机，肠络湿热为兼夹病机，症见胃脘痞满、嗳气返酸、脐腹不舒、大便不畅。若兼夹病机趋于主位，在此基础上加小承气汤（枳壳、厚朴、大黄）出入。④胆胃不和为基本病机，痰热扰心为阶段病机，症见头、口不自主抽动，呈间断性发作，注意力难集中。若阶段病机趋于主位，在此基础上加生龙骨、双钩藤、全蝎、广地龙、白僵蚕等。⑤胆胃不和为基本病机，痰气瘀阻为兼夹病机，症见夜寐易惊、咳嗽多痰、月经紊乱、形寒怕冷。若兼夹病机趋于主位，在此基础上加柳桂枝、杭白芍、酸枣仁、淮小麦、生龙骨、紫丹参等。⑥胆胃不和为基本病机，瘀阻心脉为阶段病机症见胸闷胀痛，放射至左肩背。若阶段病机趋于主位，在此基础上加紫丹参、瓜蒌皮、降香，麦冬、青龙齿等。

（三）医案举隅

1. 小柴胡汤治验

（1）肝脾失调，下焦湿热

小柴胡汤加味治疗劳淋

干某，女，57岁。2015年11月4日初诊。

主诉：尿急腹痛 2 月余。

病史：2 个月之前因阴道下血发现宫颈癌，已做手术切除，并完成放疗 25 次。自第 20 次放疗起现尿频急、色黄浊，少腹灼痛，无畏寒发热，无尿中砂石，西医考虑单纯尿路感染，先后予抗生素及八正散、导赤散等治疗而未有小愈。目前尿频而急、少腹灼痛、神疲乏力、头晕耳鸣、夜寐噩梦、大便黏滞、努力脱肛。

查体：面色㿠白，眼睑虚浮，舌质淡红，苔薄白腻，脉细虚。

中医诊断：劳淋。

辨证立法：肝脾失调，枢机不利为基本病机，下焦湿热为阶段病机。治以利肝脾、和枢机、清湿热，基本病机、阶段病机标本兼顾。

处方：小柴胡汤加味。

北柴胡 15g，条黄芩 15g，制半夏 15g，潞党参 20g，生甘草 6g，生黄芪 30g，全当归 20g，白茯苓 15g，萹蓄 20g，瞿麦 20g，车前子（包煎）30g，广木香 12g，小川连 7g。水煎服，7 剂。

二诊：2015 年 11 月 11 日。服药 1 周，尿频减，尿色清，腹痛罢，大便畅。此三焦枢机流畅之象，虑其复而未壮，壮而未全，故仍以原法缓图，庶几三焦利、气血和，其患乃瘥。上方去木香、黄连，加女贞子 30g，墨旱莲 15g，7 剂。

三诊：2015 年 12 月 2 日。上方连进半月，偶见头晕，余症尽消，再以上方续服 1 周，巩固疗效。

按语：《伤寒论·辨少阳病脉证并治》云："血弱气尽，腠理开，邪气因入，与正气相搏，结于胁下。"本案患者本体虚羸，复经刀刃、药毒所伤，致气血两虚，瘀血内阻，正虚邪滞。"气为血之帅"，"血为气之母"，正虚血阻，血病及气，则见气机不畅，气化失常，以致肝肺"升降息"、脾胃"纳运止"，而成少阳枢机不利之象。《素问·经脉别论》云："饮入于胃，游溢精气，上输于脾。脾气散精，上归于肺，通调水道，下输膀胱。"《素问·灵兰秘典论》亦云："三焦者，决渎之官，水道出焉。"肺金、三焦、膀胱乃水气疏泄之道路也。

三焦者，位居肺金、膀胱之间，为水液升降之枢纽，肺气肃降之水气必经三焦方可下达膀胱，今少阳枢机不利，涉及三焦升降，故水气疏泄失常而现尿频急也。水气、瘀浊搏结，久蕴化热，下注膀胱，故尿黄浊热、少腹灼痛；横犯肠络，故大便黏滞、努力脱肛；上扰心神，故夜寐梦扰、噩梦连连。另素体虚羸，兼刀刃所伤，气血两虚，故神疲乏力、头晕耳鸣。综上所述，本案肝脾失调，枢机不利为基本病机，下焦湿热为阶段病机，故初诊即以小柴胡汤调肝脾、和枢机，萹蓄、瞿麦、茯苓、车前子、木香、黄连清利湿热，并予黄芪、当归益气和血。二诊时，肠络湿热已除，大便通畅，余症亦减，故去木香、黄连，加女贞子、旱莲草以增养阴调肝之效。因药证合拍，故药效著矣。

（2）肝脾失调，血虚阳旺

小柴胡汤加味治疗头痛

周某，女，20岁。2015年7月1日初诊。

主诉：左侧头痛2年余。

病史：某学院学生，自就学以来，学业辛苦，常感疲乏，平素偶染头疾，少顷即瘥，遂未予注意。近2年来，头痛迭发，且屡有发热，自觉痛苦，为求愈病，前来就诊。自谓头痛始于10岁左右，常于劳后发作，休息症减，以至病瘥。年事稍长，天癸初至，头痛渐而加重，以至旬余发作1次，常伴恶风怕冷、脘痞恶心，休后乃能缓解。近来，疲于应考，头痛之时，且伴发热，体温常达38.5~39℃，每1~2月发作1次，次日汗出热退，头疾亦减，渐至常人。该症发无定时，与劳累、季节、月事等无关。平素神疲乏力，月经后期，色黑无块，适值经行2天。纳便可，夜寐安。

查体：舌质淡红，苔薄黄，脉细弦。

中医诊断：头痛。

辨证立法：肝脾失调，枢机不利为基本病机，血虚阳旺为兼夹病机。治以和解少阳、协调枢机、养血平肝，基本病机、兼夹病机标本兼顾。

处方：小柴胡汤加减。

北柴胡 15g，制半夏 12g，太子参 20g，生甘草 6g，条黄芩 15g，香青蒿 12g，生白芍 30g，地骨皮 12g，嫩钩藤（后入）30g，淡竹茹 10g，胡黄连 5g。水煎服，7 剂。

二诊：2015 年 8 月 26 日。上药连进 20 余剂，至今头痛发热未作。近 1 周来，常感面肤疹痒。此乃少阳枢机通利，风阳郁热渐退之佳象。今值暑湿当令，正气不足，湿遏热伏于肌腠之时，故面肤疹痒。今仍以和解少阳为主，稍佐祛风胜湿为法，以求正胜邪却病退。

处方：北柴胡 15g，制半夏 15g，太子参 20g，生甘草 6g，条黄芩 12g，香青蒿 12g，小川连 3g，广藿香 12g，紫苏梗 12g，浮萍 15g，紫草 15g，冬桑叶 15g，白菊花 12g。水煎服，7 剂。

此后仍以上方出入调治数次，诸症悉平。随访半年，头痛、发热始终未作。

按语：孩童者，纯阳之体，阳气易动也。头巅者，诸阳之会，唯风、阳之类可到矣。肾常不足，肝常有余，是乃孩童之天性。盖先天禀赋不足，肾水枯乏，水不涵木，肝阳化风上扰头巅，故十岁之龄，即曰头痛，尤以劳后水亏为著。年事稍长，天癸初至，血聚于胞宫，而虚阳上浮，则头痛尤甚，以致旬余即发作一次。肝木亢烈，横犯脾胃，脾失运化，胃失和降，则脘痞恶心；血虚受风，则恶风怕冷。经年血虚脾弱，风邪壅遏不去，滞于少阳，气血不和，故发热迭作，而汗出邪却热退，经脉通利，则头痛亦消。病患起于肝木不平，久而累及脾土，继而气血两虚，少阳枢机不利，总属肝脾失调，枢机失和，血虚阳旺之证，前者属基本病机，后者属阶段病机，故初诊即以小柴胡汤和解少阳，白芍、钩藤养血息风，青蒿、地骨皮、胡黄连清退虚热为法调治。二诊时，肝脾渐调，枢机通利，然暑湿当令，湿遏热伏，故又面肤疹痒，此即时病机趋于主位之时，当以疏调之中参以祛风渗湿之剂。此后半年，头痛、发热始终未作即现药证合拍之理矣。

2. 逍遥散治验

（1）肝脾失调，胞络瘀滞

逍遥散加味治疗腹痛

叶某，女，41岁。2014年12月3日初诊。

主诉：反复腹痛，阴道流液2年余。

病史：2年以来，每于劳后右侧腹部隐痛，继之阴道流液，量少夹血。平素月经先期，量多色红夹块，淋漓10余日方净，经前乳胀，末次月经11月12日，本次月经将潮。近来夜寐流涎，目糊耳鸣，头晕冷汗，食物稍减，喷嚏尿出，腰酸纳差，大便干稀不调。素有子宫肌瘤及慢性宫颈炎史。

查体：舌质淡红，苔薄白，脉细虚。

中医诊断：腹痛。

辨证：肝脾失调为基本病机，胞络瘀滞为阶段病机，肾气不足为兼夹病机。考虑月经将潮，先拟疏肝理气、活血化瘀，基本病机、阶段病机标本兼顾。

处方：逍遥散加味。

北柴胡10g，薄荷叶（后入）6g，赤芍药15g，全当归15g，白茯苓15g，炒白术15g，生甘草5g，炒蒲黄（包煎）10g，五灵脂（包煎）10g，茜草炭12g，青橘叶15g，小青皮15g。水煎服，7剂。

二诊：2014年12月10日。药后，腹痛减，稍乳胀，适值经行2天。药证合拍，当守原意继进，上方去茜草炭，加蒲公英30g，条黄芩12g，3剂。

三诊：2014年12月17日。本次月经行经7天方净，淋漓已罢，腰酸耳鸣减，右少腹隐痛时作时休，大便干而不畅。药虽中机，肝脾失调未复，当拟原意再进，以冀肝木平，脾土旺，木土胜复有序。

处方：北柴胡10g，赤芍药15g，全当归20g，白茯苓15g，炒白术15g，生甘草5g，炒蒲黄（包煎）10g，五灵脂（包煎）10g，制大黄10g，桃仁泥10g，延胡索30g，川楝子15g，制首乌30g，吴茱萸5g。水煎服，7剂。

按语：本案患者虽以腹痛、阴道流液为主诉，然有诸多兼夹之症，故仍需相互参考。王晖通过分析认为，其病位在肝、脾，责之虚实夹杂为患。其中，肝血不足，肝气不疏，则目糊耳鸣，头晕便干，经前乳胀，大便干结；脾气虚弱，运化无权，则胃纳不佳，大便溏薄；胞络瘀滞，络破血出，兼夹脾气虚弱，气不摄血，则右腹时痛，阴道流液，经行多块，淋漓难净；肾气不足，固摄失职，则腰酸乏力，喷嚏尿出。综上，肝脾失调为基本病机，胞络瘀滞为阶段病机，肾气不足为兼夹病机。考虑初诊时，月经将至，故先以逍遥散法调理肝脾为主，其中，炒蒲黄、五灵脂、茜草炭均可化瘀止血，以达瘀血散、营血留之功。二诊时，正值经行，为防血行不畅，故去茜草炭，又防气郁化火，故加黄芩、蒲公英。三诊时，诸症皆减，唯瘀滞未除，故予逍遥散、失笑散中入桃仁泥、制大黄、延胡索、川楝子、吴茱萸等以强化瘀和络之效。此后，该方出入连服2个月，右腹痛及阴道下血皆大减也。

（2）肝脾失调，痰瘀阻络

逍遥散加味治疗乳岩

曹某，女，30岁。2013年11月20日初诊。

主诉：左乳胀痛2年。

病史：2年前因左乳胀痛发现乳腺恶性肿瘤，已予手术切除，并行化疗6次，放疗25次，目前口服三苯氧胺，注射诺雷得针。另有右乳小结节史。刻下：乳胀时作时休，神疲乏力，夜寐不佳，大便干燥，时烘热汗出，时畏寒肢冷，月经1年未至。近日偶感风燥诸邪，咽痒燥咳频作。

查体：舌质稍红，苔薄白，脉细。

辅检：瑞金医院左乳肿块粗针穿刺活检：浸润性导管癌Ⅱ～Ⅲ级，腋下淋巴结1/10枚见癌转移。

中医诊断：乳岩。

辨证立法：肝脾失调为基本病机，痰瘀阻络为阶段病机，营卫失和为兼夹病机，风燥伤肺为即时病机。目前当治以祛风利咽、润燥止咳，急者治标。

处方：冬桑叶15g，苦杏仁10g，象贝母20g，北沙参20g，焦栀子12g，枇杷叶（包煎）10g，大生地30g，野百合30g，蒸百部10g，苦桔梗6g，生甘草 6g。水煎服，7 剂。

二诊：2013 年 12 月 11 日。服药 1 周，大便通畅，咽痒燥咳未作，左乳隐痛，神疲乏力，夜寐不佳，烘热畏寒等症依然。近日，饮食不节，胃脘痞胀，呕泛酸水。目前胆胃郁热趋于主位，当先泄胆和胃，再从即时病机入手。

处方：姜半夏 15g，淡竹茹 10g，江枳壳 12g，广陈皮 12g，白茯苓 12g，生甘草 5g，象贝母 12g，海螵蛸 30g，莱菔子 30g，六神曲 12g，台乌药 15g，小茴香 12g，潞党参 20g。水煎服，7 剂。

三诊：2013 年 12 月 18 日。药后，脘痞泛酸皆瘥，余症未有进退。自诉闭经 1 年，起于左乳术后。目前肝郁脾虚，痰气互滞趋于主位，当拟疏肝健脾、软坚化痰为法。

处方：全当归 15g，炒白芍 20g，北柴胡 12g，白茯苓 15g，生白术 15g，生甘草 5g，石见穿 20g，山慈菇 10g，象贝母 15g，夏枯草 20g，白花蛇舌草 30g，青橘叶 12g，生麦芽 30g，露蜂房 12g，海螵蛸 30g。水煎服，7 剂。

四诊：2014 年 2 月 19 日。上方出入连服 2 个月，乳胀大减，夜卧不安如故，并见多思善虑、神疲乏力。近查肿瘤标记物、甲状腺功能、凝血功能、肝肾功能、血脂、血糖等项，未见异常。目前心肝血虚，气机不畅趋于主位，当以养血宁心、疏肝理气之法缓图。

处方：炒枣仁 20g，淮小麦 30g，白茯苓 15g，大麦冬 15g，野百合 30g，大川芎 12g，茅苍术 15g，制香附 10g，焦栀子 12g，六神曲 12g，太子参 20g，生龙骨（先煎）30g。水煎服，7 剂。

按语：本案乃左乳癌患者，虽经手术，肿瘤切除，然其肝脾失调，痰气互滞之证未消，故乳胀时作时休，神疲乏力、夜寐不佳等依然。此外，术后气血损伤，荣卫失养，则时而烘热汗出，时而畏寒怕冷。初诊时，患者适值风燥犯肺，咽痒燥咳，频频而作，故拟祛风利咽、润肺止咳之法以解即时病机；二诊时，风燥虽除，又见胆胃失和，胃脘痞满、呕泛酸水，故改以泄胆和胃、消食导滞，仍从即时病机入手。三诊时，患者诸即时病机已消，肝脾失调，痰气互滞趋于主位，故拟逍遥散法以除基本病机。服药 2 个月，乳胀大减，夜卧不安依然，再以养血宁心、疏肝理气之法善后。纵观先后四诊，王晖始终抓住基本病机，并根据即时病机的变化调整治法，此乃临证之法则矣，当予谨记。

3. 丹栀逍遥散治验

（1）肝脾失调，阴虚阳郁

丹栀逍遥散加味治疗粉刺

成某，女，26岁。2016年3月23日初诊。

主诉： 反复面部痘疮5年余，再发半月。

病史： 5年来，每于月讯来临面部痘疮或作或剧，经服中药方可缓解，本次经前痘疮再作，迁延至今，其症尤以前额为甚。平素口干而臭，尿频短少，大便不畅，四肢不温，经行量少，末次月经3月12日。

查体： 舌质偏红，苔白，脉弦细。

中医诊断： 粉刺。

辨证立法： 肝脾失调为基本病机，阴虚阳郁为阶段病机。治以泄肝凉血、疏气健脾，基本病机、阶段病机标本兼顾。

处方： 丹栀逍遥散加味。

粉丹皮15g，全当归15g，炒赤芍20g，北柴胡12g，白茯苓15g，生白术15g，生甘草5g，焦栀子12g，薄荷叶（后入）5g，淡竹叶15g，大生地30g，赤小豆30g。水煎服，7剂。

二诊： 2016年3月30日。服药1周，大便畅，尿频短少减，余症如故。基本病机未变，治守原法，稍作增损。上方去薄荷，加夏枯草15g，女贞子30g，旱莲草15g，以增养阴清火之效。

三诊： 2016年4月27日。上方出入连进半月，面肤痘疮大减，尿频短少消失。服药期间，适值月经来临，痘疮未见增多。药证合拍，原法再进，巩固疗效。上方再服7剂。

按语： 本案患者长期情志不调，肝郁化火，阴伤于内，脾气虚弱不伸于外，而有面肤痘疮、口干而臭、尿频短少、大便不畅、四肢不温、经行量少诸症，且因经前血壅胞宫，阳气上升而致痘疮加剧。其中，肝脾失调为基本病机，阴虚阳郁为阶段病机，故拟泄肝凉血、疏气健脾之法，方为合拍。初诊时，火热甚为明显，故丹栀逍遥散加淡竹叶、大生地、赤小豆以增凉血泄热之效；二诊、三诊时，大便通、尿频减，为防阴液亏损，故去薄荷，另加夏枯草、女贞子、旱莲草。因药证合拍，故服药月余而痘疮大减矣。

（2）肝脾失调，阴虚痰阻

丹栀逍遥散加味治疗郁证

冯某，女，30 岁。2014 年 3 月 12 日初诊。

主诉：神疲多思 3 年余。

病史：3 年以来，渐趋神疲乏力、短气懒言，常无明显诱因而思虑纷纭，不可自控，以致夜寐甚差，或寐而多梦，或睡而难就，自服佐匹克隆胶囊稍可安睡。平素畏寒、手足心热、耳鸣、口腔糜烂、乳胀痛甚、大便干燥，本次月经方净。素有甲状腺结节钙化手术史。

查体：舌质淡红，苔薄白，脉细虚。

辅检：B 超示子宫内膜不均质、盆腔少量积液。

中医诊断：郁证。

辨证立法：肝郁脾虚为基本病机，阴虚痰阻为兼夹病机。治以疏肝健脾、滋阴软坚，基本病机、兼夹病机标本兼顾。

处方：丹栀逍遥散加味。

粉丹皮 12g，全当归 12g，赤芍药 12g，北柴胡 12g，白茯苓 12g，生白术 12g，生甘草 5g，焦栀子 10g，薄荷叶（后入）6g，炙鳖甲（先煎）15g，乌玄参 15g，青橘叶 15g，夏枯草 18g，川楝子 7g。水煎服，7 剂。

二诊：2014 年 3 月 19 日。近日情志波动而致夜寐甚差，心烦易惊，食后易饱。此心肝血虚，气机不畅趋于主位矣，当拟养血宁心、疏气达郁，合越鞠丸治之。

处方：炒枣仁 20g，淮小麦 30g，白茯苓 15g，麦冬 15g，野百合 30g，大川芎 12g，茅苍术 15g，制香附 10g，焦栀子 12g，六神曲 12g，青龙齿（先煎）

30g，制半夏12g，北秫米30g，紫丹参30g。水煎服，7剂。

三诊：2014年4月2日。药后，夜能入睡，心烦亦减，神疲多思如故，近日肛周瘙痒难忍。目前肝郁脾虚再次趋于主位，且伴湿热风瘀之证，当再以疏肝健脾、清热利湿、凉血祛风之剂标本兼顾。

处方：粉丹皮15g，全当归15g，赤芍药20g，北柴胡12g，白茯苓15g，生白术15g，生甘草5g，焦栀子12g，薄荷叶（后入）6g，红藤30g，天花粉30g，忍冬藤30g，蒲公英30g。水煎服，7剂。

按语：本案患者神疲乏力、短气懒言乃脾气虚弱，清阳不升之证，夜寐不佳、多思乳胀为心肝血虚，肝气不舒之证，土虚日久加剧木郁不达，而成肝脾失调之证。同时，手足心热、大便干燥、口舌糜烂、颈部瘰疬又为阴虚火旺，灼津为痰之证。王晖分析认为，肝脾失调为基本病机，阴虚痰阻为兼夹病机，故初诊拟丹栀逍遥散加玄参、鳖甲、橘叶、夏枯草、川楝子以疏肝健脾、滋阴软坚，而达肝脾和、痰瘀散之效。二诊时，患者因情志波动，心肝血虚，气郁不达趋于主位，致夜寐甚差、心烦易惊，此时即时病机较急，故改以酸甘宁心合越鞠丸、丹参治其标，并予半夏秫米汤和胃安神。三诊时，心烦减，夜寐安，再从基本病机入手，同时，兼夹病机湿热风瘀趋于主位，故加红藤、花粉、忍冬藤、蒲公英等。

（3）肝脾失调，心神失养

丹栀逍遥散加味治疗不寐

汪某，女，47岁。2015年4月30日初诊。

主诉：寐差伴头痛5年余。

病史：5年来，渐起夜寐不佳，病初夜寐梦扰，尚能安睡4~5小时，病久仅可入眠1~2小时，以致烦躁易怒、心悸恶心、晨起头晕而痛、神疲乏力。发病以来，月经周期提前，经期延长，经来腹痛。未及更年，乍寒乍热频作。本次月经方净。素有子宫腺肌症史。

查体：面色暗滞，舌质淡胖、边齿印，苔薄白，脉弦细。

中医诊断：不寐。

辨证立法：肝脾失调为基本病机，心神失养为阶段病机。治以疏肝健脾、宁心安神，基本病机、阶段病机标本兼顾。

处方：丹栀逍遥散加味。

粉丹皮 12g，焦栀子 12g，北柴胡 12g，薄荷叶（后入）3g，赤芍药 15g，全当归 15g，炒白术 15g，白茯苓 15g，生甘草 5g，酸枣仁 15g，野百合 30g，青龙齿（先煎）30g，青橘叶 15g，淮小麦 30g。水煎服，7 剂。

二诊：2015 年 5 月 7 日。药后，夜寐较前好转，心悸恶心消失，神疲头晕如故。此肝郁缓而未止，脾气复而未壮，心神安而未宁之证矣。当拟原法继进，以期诸恙次第平复。上方 7 剂。

三诊：2015 年 5 月 21 日。上方服完，守方又服 1 周，诸症若失。昨日调摄不慎，感于寒湿之邪，冒犯清空，流于中州，以致头巅昏蒙而痛，胃脘痞满而胀。此即时病机为患矣，当拟芳化、淡渗之中，参以酸苦之味解之。

处方：广藿香 10g，川厚朴 15g，姜半夏 15g，白茯苓 15g，淡竹叶 15g，焦栀子 15g，冬桑叶 20g，杭菊花 15g，炒白芍 30g，生甘草 8g，双钩藤（后入）30g。水煎服，7 剂。

药后，头痛脘痞皆止，仍拟调理肝脾之剂出入善后，巩固疗效。

按语：本案患者虽以失眠为主诉，然病根在于肝脾。肝气不舒，久郁化火，则心悸而烦、时欲恼怒、月汛先期、经期延长、经行腹痛；脾气虚弱，生化无权，则头晕而痛、神疲乏力、恶心频频。木郁土滞，土虚木乘，肝脾失和日久不能自已，郁火上扰心神，脾精无以上荣，故又夜寐不佳，持续加重。其中，肝脾失调为基本病机，心神失养为阶段病机。故初诊、二诊皆以丹栀逍遥散合橘叶清疏、健运并用以解基本病机，另予枣仁、龙齿、百合、小麦等养血安神以除阶段病机。药证合拍，故能服药 3 周即有大效。此后，染于寒湿之邪，而有头痛、脘痞诸症，此时当解即时病机，予以暑湿气化汤出入，其后，仍以调肝理脾法善后，巩固疗效。

4. 温胆汤治验

（1）胆胃郁热，清窍不利

温胆汤合加味苍耳子散加减治疗胃脘痛

倪某，女，35岁。2014年12月24日初诊。

主诉：反复胃脘痞胀、嘈杂易饥5年余。

病史：5年以来，胃脘痞胀，嘈杂易饥，嗳气返酸，口苦口干，时作时休，尤以饮食不节、情绪不佳为甚。平素喉如痰塞，鼻塞流涕。素有慢性鼻炎史。

查体：舌质红，苔薄黄，脉细滑。

中医诊断：胃脘痛。

辨证立法：胆胃不和为基本病机，郁而化火为阶段病机，清窍不利为兼夹病机。治以泄胆和胃、理气化痰、祛风通窍，基本病机、阶段病机、兼夹病机标本兼顾。

处方：温胆汤合加味苍耳子散加减。

制半夏15g，淡竹茹10g，炒枳壳12g，广陈皮12g，白茯苓12g，生甘草5g，小川连7g，象贝母12g，海螵蛸30g，苍耳子10g，鱼腥草（后入）30g，望春花10g，薄荷叶（后入）6g。水煎服，7剂。

二诊：2014年12月31日。服药1周，胃脘痞胀、嘈杂易饥、嗳气返酸、口苦口干显减，喉如痰塞、鼻塞流涕亦缓。此乃药病相符之谓，当守原法，巩固疗效。上方再服7剂。

三诊：2015年1月7日。连进泄胆和胃、理气化痰、祛风通窍之剂两周，胃脘痞胀、嘈杂易饥、嗳气返酸、口苦口干已罢，喉如痰塞、鼻塞流涕显减。本次月经将潮，肝阳用事，治随机转，因势利导，改用疏肝泄热之法，拟丹栀逍遥散加味。

处方：粉丹皮15g，焦栀子12g，北柴胡12g，全当归15g，赤芍药15g，白茯苓15g，生白术15g，薄荷叶（后入）6g，生甘草5g，广陈皮12g，制半夏10g，象贝母12g，海螵蛸30g，蒲公英30g。水煎服，7剂。

按语：《医学正传·胃脘痛》曰："胃脘当心而痛……未有不由痰涎食积郁于中，七情九气触于内之所致焉。"本案患者饮食常难自控，以致胆胃不和，加以情志经年不畅，郁而化火，痰气互阻，故胃脘痞胀，嘈杂易饥，嗳气返酸，口苦口干，喉如痰塞。肺脾不和，清窍不利，故迎风嚏涕，时作时休。其中，胆胃不和为基本病机，郁而化火为阶段病机，清窍不利为兼夹病机，故拟当温胆汤加黄连，取泄胆和胃、理气化痰之意，苍耳子、鱼腥草、望春花、薄荷祛风宣窍，标本兼顾而取良效。三诊时，适值月事来临，肝阳用时，即时病机当令，故改以丹栀逍遥散加味，疏肝泄热和胃，疗效亦著矣。

（2）胆胃郁热，肝脾不调

温胆汤合四逆散加味治疗痞满

姚某，男，33岁。2015年12月16日初诊。

主诉： 反复胃脘痞满2年。

病史： 2年以来，胃脘痞满，嗳气恶心，胃纳不馨，稍食即饱，晨起口苦，腹冷时痛，肠鸣便溏，四肢不温，时作时休。近日诸症迭起，痛苦莫名，遂至于此。

查体： 形体细瘦，鼻梁青黄，舌质暗红，苔薄白，脉弦细。

中医诊断： 痞满。

辨证立法： 胆胃不和为基本病机，郁而化火为阶段病机，肝脾不和为兼夹病机。治以泄胆和胃、调肝理脾，基本病机、阶段病机、兼夹病机标本兼顾。

处方： 温胆汤合四逆散加味。

姜半夏15g，淡竹茹10g，广陈皮12g，炒枳壳12g，白茯苓12g，生甘草5g，小川连7g，北柴胡10g，炒白芍15g，淡干姜7g，广木香10g。水煎服，7剂。

二诊： 2015年12月23日。药后，脘痞胀满、腹冷疼痛、嗳气恶心、口苦显减，胃纳稍增，偶有返酸，大便偏烂，每日两次。此胆胃郁热得解、肝脾不和得调之佳象。但脾气不足，运化无力，清浊混杂而下，故加炒白术15g

以达健脾燥湿之效。

后因感冒来诊，言多年胃肠疾患多蒙王晖高诊，早已平复如故，喜悦之情，溢于言表。

按语：《证治汇补·痞满》有云："大抵心下痞闷，必是脾胃受亏，浊气夹痰，不能运化为患。初宜舒郁化痰降火，二陈、越鞠、芩、连之类；久之固中气，参、术、苓、草之类，佐以他药。有痰治痰，有火清火，郁则兼化。若妄用克伐，祸不旋踵。又痞同湿治，惟宜上下分消其气，如果有内实之证，庶可疏导。"本案患者嗜好辛辣、生冷之类，日久伤于脾胃，而生疾患。其中，胆胃郁热，胃失和降，则胃脘痞满、嗳气恶心、胃纳不馨、稍食即饱、晨起口苦；肝脾不和，脾失运化，则腹冷时痛、肠鸣便溏、四肢不温。前者为基本病机之害，后者为兼夹病机之苦，两者相互胶着，难解难分，故治以黄连温胆汤合四逆散加味，标本兼顾，方才取效。二诊时，入白术一味，为健脾助运之法，乃兼夹病机稍有变化而设，主证未除，故主方亦不变矣。

（3）胆胃不和，肠络湿热

温胆汤合小承气汤加味治疗痞满

苏某，男，33岁。2015年4月2日初诊。

主诉：反复胃脘痞胀、嗳气返酸半年余。

病史：半年以来，胃脘痞胀，嗳气返酸，时有口臭，得甜或作或剧，清淡饮食则减。平素脐腹不舒，遇冷而痛，大便黏腻不畅，心烦易怒。素有尿酸偏高史。

查体：面肤垢亮，舌质稍红，苔薄白、微黄，脉弦细。

中医诊断：痞满。

辨证立法：胆胃不和为基本病机，肠络湿热为兼夹病机。治以泄胆和胃、清利肠腑，基本病机、兼夹病机标本兼顾。

处方：温胆汤合小承气汤加味。

姜半夏15g，淡竹茹10g，白茯苓12g，广陈皮10g，生甘草5g，小川连7g，象贝母12g，海螵蛸30g，川厚朴15g，江枳壳15g，制大黄10g，广木香

10g。水煎服，7剂。

二诊：2015年4月30日。服药1周，胃脘痞胀、嗳气返酸显减，脐腹畏寒、大便黏滞依然。此基本病机已有转机，兼夹病机未除之象也，当拟原意击鼓再进，以增其效。上方加花槟榔15g，九香虫7g，7剂。

药后，脘痞、嗳气悉罢，大便黏腻未除，继而转服香连六君子汤合小承气汤专治兼夹病机而收功。

按语：本案与上案较相似，皆表现为胃肠之证，并以胆胃失和为基本病机，见胃脘痞满、嗳腐吐酸、口苦口臭诸症。上案胆胃不和兼肝脾不和，故腹冷时痛、肠鸣便溏、四肢不温；本案胆胃不和兼肠络湿热，故脐腹遇冷而痛，大便黏滞不畅。据此，本案以温胆汤加象贝、海螵蛸泄胆和胃，解基本病机之苦，小承气汤清利肠腑，解兼夹病机之害。药证合拍，服药14剂即胆胃不和消失，改以香连六君子汤合小承气汤善后。

（4）胆胃不和，痰热扰心

温胆汤加味治疗肝风

李某，女，9岁。2015年2月12日初诊。

主诉：头、口无自主性抽动1月余。

病史：1个月来，头、口无自主性抽动，呈间断性发作，注意力难集中，西医诊断为多发性抽动秽语综合征，治疗无效，急投中医，遂至于此。平素多尿，饭后为甚。

查体：舌尖红，苔薄微黄，脉细滑。

辅检：脑电图示：界限性变化脑电图，脑电功率呈 α_1 功率增高改变。血常规示：中性粒细胞百分比64.4%，CRP39mg/L。

中医诊断：肝风。

辨证立法：胆胃不和为基本病机，痰热扰心为阶段病机。治拟泄胆和胃、清热化痰、息风镇惊，基本病机、阶段病机标本兼顾。

处方：温胆汤加味。

姜半夏8g，淡竹茹8g，白茯苓9g，广陈皮8g，生甘草5g，小川连5g，胆南星6g，双钩藤（后入）15g，全蝎2g，广地龙9g，白僵蚕6g，生龙骨（先煎）15g。水煎服，5剂。

二诊：2015年2月26日。服药2周，头、口无自主性抽动稍减。药已中病，当拟原法继进，徐图缓求。上方再服。

三诊：2015年3月12日。药后，头、口无自主性抽动续减，近来时有自言自语。此心血不足，心神浮动之证，乃主病兼夹病机，目前渐趋主位，亦当兼而治之。上方加生铁落（先煎）30g，双钩藤（后下）15g，炙远志7g，7剂。

上方连服月余，诸症大减，后予健脾养血之归脾汤出入善后。

按语：小儿多发性抽动秽语综合征是一种慢性神经精神障碍性疾病，以慢性、波动性、多发性的运动肌不自主抽动，伴不自主的发声性抽动，或伴有秽语等为临床主要表现。属中医肝风、抽搐、瘛疭、筋惕肉瞤等范畴。王晖认为，本病多本虚标实，以脾虚之痰和肝虚之风相兼为患。本案患儿长期饮食不节，以致胆气壅遏，胃失和降，气滞痰阻，复又情绪波动，肝胆之火挟痰浊陡升，故头、口不自主抽动，呈间断性发作，注意力难集中。因病起胆胃不和，涉及痰热扰心，故以温胆汤合导痰汤加黄连泄胆和胃、清热化痰，钩藤、全蝎、地龙、僵蚕、龙骨及生铁落等息风镇惊，服药2月余，痰热消而心脾两虚渐显，再以归脾汤善后。

（5）胆胃不和，痰气瘀阻

温胆汤加味治疗郁证

付某，女，37岁。2012年10月3日初诊。

主诉：夜寐易惊1年余。

病史：1年来，夜寐浅短易惊，初时闻声而醒，醒后难着，继而寐中多梦，醒后头晕，久则彻夜不眠，失魂丧魄，遂来求诊。详问病史，自病以来，神疲乏力，迎风恶风怕冷，咳嗽痰白易出，胃脘嘈杂欲食，食而作胀，嗳气频频，夜尿频多，经期延长，淋漓难净。曾服黛力新治疗，后自行停药。

查体：眼睑虚浮。舌质暗淡，苔薄白，舌下经脉淡紫，脉沉细虚。

中医诊断：郁证。

辨证立法：胆胃不和为基本病机，痰气瘀阻为兼夹病机及阶段病机。治以泄胆和胃、理气化痰、祛瘀通络、宁心安神，基本病机、阶段病机、兼夹病机标本兼顾。

处方：温胆汤加味。

制半夏 15g，淡竹茹 10g，炒枳壳 12g，广陈皮 12g，白茯苓 12g，生甘草 5g，小川连 7g，炒枣仁 20g，淮小麦 30g，合欢花 10g，柳桂枝 8g，炒白芍 20g，生龙骨（先煎）30g。水煎服，7 剂。

二诊：2012 年 10 月 10 日。药后，胃脘嘈杂、痞满略减，夜间稍能入睡，咳嗽不著，余症如故。药证合拍，原法再进，徐图缓求，欲速不达。上方 7 剂。

三诊：2017 年 12 月 5 日，上方连服 2 个月，胃脘诸症大减，夜能入睡，梦多如故，迎风畏寒消失。此乃胆胃调和，痰气得畅，心神安宁之佳兆也，治拟原法继进，上方加玫瑰花 10g，7 剂。

上方出入又服 2 个月，诸症次第缓解。

按语：《丹溪心法·六郁》云："气血冲和，万病不生，一有怫郁，诸病生焉。故人身诸病，多生于郁。"本案患者一体多病，症状繁多，病机复杂，其中，胃脘嘈杂欲食、食而作胀、嗳气频频为胆胃郁滞，胃失和降之证；咳嗽多痰、经期延长、淋漓难净、夜寐易惊难着、心烦多思、面目虚浮为痰气瘀滞，心神失养之证。胆胃郁滞，升降失司，滋生痰浊，阻遏气血，又可加重病情，因此，前者为基本病机，后者为兼夹病机及阶段病机，故治当温胆汤加黄连泄胆和胃、疏气涤痰，桂枝、白芍、龙骨、合欢皮、枣仁、小麦和营通络、宁心安神，以此标本同治，徐图缓求，方可渐而取效。王晖认为，此类疾病之治，当守法守方，不可随意更方及随证加减，唯此长服，久而尚可收得全功。

（6）胆胃不和，瘀阻心脉

温胆汤加味治疗胸痹心痛

年某，女，55 岁。2013 年 1 月 9 日初诊。

主诉：反复胸闷胀痛 1 年余。

病史：1 年来，胸闷胀痛，时有发作，痛剧牵及左肩背，西医诊断为冠心病，虽服西药无数，其效了了，遂至于此。平素两耳鸣响，牙龈肿痛，喉如痰塞，胃脘痞满，口干而苦，常觉痞气自脘腹上冲至胸咽，大便多呈栗状，干燥难行，偶见溏薄，夜尿频多。素有高脂血症史。

查体：舌质暗淡，苔薄白，舌下经脉蓝紫，脉沉细滑。

辅检：CTA：左冠状动脉前降支近中段混合斑块，局部管腔狭窄达 70%；右冠状中段管壁非钙化斑块，局部管腔狭窄达 50%。

中医诊断：胸痹心痛。

辨证立法：胆胃不和为基本病机，瘀阻心脉为阶段病机。治以泄胆和胃、宽胸通阳、化瘀泄浊，基本病机、阶段病机标本兼顾。

处方：温胆汤加味。

姜半夏 15g，淡竹茹 10g，炒枳壳 12g，广陈皮 10g，白茯苓 12g，生甘草 5g，小川连 7g，瓜蒌皮 30g，焦栀子 12g，玫瑰花 15g，大麦冬 20g，紫丹参 30g，降香 15g，青龙齿（先煎）30g。水煎服，7 剂。

二诊：2013 年 1 月 23 日。服药两周，脘痞口苦、牙龈肿痛显减，耳鸣略消，大便通畅，胸闷胀痛时作时休。药证合拍，原法再进，上方去焦栀子、玫瑰花，加柳桂枝 8g，以合《伤寒论》桂枝甘草汤之意。

三诊：2013 年 2 月 27 日。药后，胃脘诸症皆失，胸闷胀痛大减，大便通畅。再拟原意继进，巩固疗效。

按语：本案患者胸闷胀痛，甚则放射至肩背，与饮食过饱有关，且平素胃脘痞满、口干而苦、大便干燥而呈栗状、牙龈肿痛、喉如痰塞、常觉痞气自脘腹上冲至胸咽，王晖认为病根在于胆胃失和，继而致心脉瘀阻，久而成病。故当标本兼顾，温胆汤加黄连泄胆和胃，丹参、瓜蒌皮、降香、玫瑰花、麦冬、焦栀子、龙齿等宽胸通阳、化瘀泄浊，缓缓取效。

5. 他方治验

（1）肝脾失调，肠络湿热

调肝理脾汤加减治疗泄泻

罗某，男，31岁。2014年4月9日初诊。

主诉：大便黏腻不化半年余。

病史：半年以来，大便黏腻不化，外裹黏液，每日少则3~4次，多则7~8次，偶感风冷则左下腹痛，肠中辘辘有声，便后则痛鸣皆消。平素口干而苦，下肢酸楚，夜寐梦扰，神疲纳差，尿黄浊臭。从事油漆工作14年。

查体：舌质红，苔黄厚腻，脉细虚。

辅检：肠镜示结肠炎。

诊断：泄泻。

辨证立法：肝脾失调为基本病机，肠道湿热为阶段病机，心肝血虚为兼夹病机，治以调理肝脾、清利肠络，基本病机、阶段病机标本兼顾。

处方：调肝理脾汤加减。

北柴胡12g，炒白芍18g，江枳壳12g，生甘草5g，广陈皮12g，太子参20g，炒白术15g，白茯苓15g，北防风12g，广木香10g，条黄芩15g，小川连9g，干姜12g，炒谷芽30g。水煎服，7剂。

二诊：2014年4月16日。服药1周，大便次数大减，大腹痛鸣亦缓，口干而苦依然，尿有余沥，淋漓不畅。药证合拍，当守原意再进，上方去炒谷芽，加车前子（包煎）30g，7剂。

三诊：2014年4月23日。药后，大便成形，每日2次，尿黄，口苦而干未罢。4天来，因调摄不慎而感于风温湿邪，以致咽痛而肿、咳嗽频频。当拟辛凉甘寒、苦泄芳化，急者治标，仿利咽开结汤出入。

处方：条黄芩12g，净连翘15g，射干5g，薄荷叶（后入）6g，北沙参12g，苦桔梗6g，生甘草6g，蝉蜕8g，白僵蚕10g，蛇蜕8g，鱼腥草30g，干芦根20g，淡竹叶12g。水煎服，五剂。

四诊：2014年4月30日。药后，咽痛已罢，大便成形，一日二行，口苦而干未消。当守调肝理脾之法善后。

按语：《景岳全书》有云："泄泻之本，无不由于脾胃。"王晖认为，脾虚固为主因，肝郁亦需兼顾，此土虚木乘之理，况患者腹泻之余亦多腹痛肠鸣。本案患者肝脾失调，则大便次数增多，偶感风冷则左下腹痛，肠中辘辘有声音，便后则痛鸣皆消，口干而苦，神疲乏力；肠道湿热，则大便黏腻不化，外裹黏液；心肝血虚则夜寐梦扰。其中肝脾失调为基本病机，肠道湿热为阶段病机，心肝血虚为兼夹病机。治疗当以自拟调肝理脾汤（柴胡、炒白芍、枳壳、生甘草、陈皮、太子参、炒白术、茯苓、防风、木香、川连、干姜、怀山药、淮小麦、炒谷芽、炒麦芽）出入调肝理脾、清利肠络。服药期间，曾因触冒风温夹湿而投利咽开结汤，此即时病机趋于主位之故，热清湿除后，仍以肝脾同调而善后。

八、脾胃不和

（一）概况

脾胃同居中焦，以膜相连，互为表里。两者同为气血生化之源、后天之本，在饮食物的收纳、腐熟及水谷精微的吸收、转输等生理过程中起主要作用，从而水谷纳运相得、气机升降相因、阴阳燥湿相济。其中脾胃不和证是指由脾运不健，胃纳不化，升降不利所致的证候。临床主要表现为神疲乏力、少气肢倦、脘痞隐痛、纳呆嗳气、大便稀薄、面色萎黄、舌淡苔白、脉缓细弱等，此证多见于胃痛、痞满、腹痛、泄泻、郁证、肝风、劳淋等病症。

（二）常用处方

1.半夏泻心汤

（1）药物组成：姜半夏，淡干姜，条黄芩，小川连，潞党参，大红枣，炙甘草。

（2）基础配伍：出自《伤寒论》。全方七味，适用于以脾寒胃热为基本病机，升降不利为阶段病机的痞满、泄泻、不寐等急慢性疾病。该方以制半夏为君药。半夏，一是取其辛温散结之性，以散寒热、湿热之郁结；二是取其和胃降逆之性，以降胃气之上逆。半夏得阴而生，有"五月半夏生"之谓，而"夏至一阴生"，故半夏顺应阴气萌芽、渐长之性，元素谓其"阴中阳也"，有交通阴阳之妙。臣以淡干姜之辛热以温中散寒，条黄芩、小川连之苦寒以泄热开痞。其中，姜、夏相伍，升中有降，辛散而不致无度，且能发挥半夏入阴之性；芩、连、夏相伍，降中有升，苦寒而不致败胃；四药合用，具有寒热平调、辛开苦降之用。佐以参、枣，甘温益气、健运中州，与半夏相伍，消补兼施，以合"脾宜升则健，胃宜降则和"之意。使以甘草，调和诸药，与姜、枣相伍，辛甘化阳，以助脾运。全方七味，辛开苦降，寒温一炉，攻补兼施，为脾胃不和，寒热错杂之第一方。

（3）主治：①脾寒胃热为基本病机，升降不利为阶段病机，当前趋于主位，症见胃脘痞满，嘈杂易饥，便溏不化，受冷加剧。若脾阳不振为主者，在此基础上加香砂六君子汤（木香、砂仁、陈皮、半夏、党参、白术、茯苓、甘草）出入；若胃经郁热为主者，在此基础上加左金丸（黄连、吴茱萸）及乌贝散（乌贼骨、象贝）出入。②脾寒胃热为基本病机，肝胃气滞为兼夹病机，症见脘痞嘈杂，喜揉按，好温饮，大便黏腻不畅，喉如痰塞。若兼夹病机趋于主位，在此基础上加木香、厚朴、槟榔、决明子等，酒客之人另加葛花、枳椇子、晚蚕沙等。③脾寒胃热为基本病机，肝脾失调为兼夹病机，症见迎风受冷肠鸣便泄、嗳腐吞酸。若兼夹病机趋于主位，在此基础上加四君子汤（党参、白术、茯苓、甘草）及左金丸（黄连、吴茱萸）出入。④脾寒胃热为基本病机，心肝血虚为阶段病机，症见夜寐不佳，心悸胆怯，脘痞嘈杂之后或剧或作。若阶段病机趋于主位，在此基础上加枣仁、淮小麦、香橼、佛手等。⑤脾寒胃热为基本病机，寒湿痹阻为兼夹病机，症见关节麻木、疼痛、肿胀、屈伸不利。若兼夹病机趋于主位，在此基础上加黄芪桂枝五物汤（黄芪、桂枝、白芍、红枣、生姜）或防己黄芪汤（防己、黄芪、白术、甘草、生姜、大枣）出入。

2. 小建中汤

（1）药物组成：胶饴糖，柳桂枝，杭白芍，大红枣，鲜生姜，炙甘草。

（2）基础配伍：出自《伤寒论》。全方六味，适用于以脾胃虚弱为基本病机，阴阳营卫失调为阶段病机的痞满、汗证等慢性疾病。该方以胶饴糖为君药，该药甘温胶黏，助脾阳、滋胃阴、缓肝之急，以防土虚木乘。臣以桂枝辛甘而温，温通中阳，芍药酸苦微寒，补益阴血，二者相配，调和阴阳；佐以甘草、生姜、大枣。其中，甘草甘温，合饴糖、桂枝则辛甘合阳，补助中阳，配芍药则酸甘化阴，滋养胃阴；生姜辛温，温中暖胃，大枣甘温，补脾益气。全方温扶脾阳，化育胃阴，缓急止痛。"脾居中央，灌溉四旁"，中气建，则五脏得养，虚劳里急诸症自然缓解。本方所治之证与阳衰寒盛、病重势急的大建中汤迥然不同，症情轻缓，宗"久而增气，物化之常"之旨，以缓药小建中气，徐图缓求，细水长流，故前冠以"小"字。

（3）主治：①脾胃虚弱为基本病机，阴阳失调为阶段病机，肝胆郁热为兼夹病机，症见寅卯时分胃脘痞满，时欲返酸，得温则减，按之则剧，站立则舒。若阶段病机、兼夹病机趋于主位，在此基础上加吴茱萸、小川连、甘松等。②心脾两虚，营卫失和为基本病机，湿热内恋为兼夹病机，症见大便黏腻不畅，每日三行，尿黄而浊，夜寐浅短。若兼夹病机趋于主位，在此基础上加茅苍术、冬白术、晚蚕沙等。

此外，补中益气汤、大建中汤、香连六君子汤等方亦为常用的治疗脾胃不和的主方。

（三）医案举隅

1.半夏泻心汤治验

（1）脾寒胃热，肝胃气滞

半夏泻心汤加味治疗痞满

吴某，男，58岁。2015年12月30日初诊。

主诉：反复胃脘痞满3年余。

病史：3年来，胃脘痞满嘈杂，每于酒后或作或剧，喜揉按，好温饮。平素大便黏腻不畅，喉如痰塞，心悸。素有糖尿病、脂肪肝、高脂血症史，长期嗜酒。

查体： 舌质淡红，苔薄黄，脉细滑。

中医诊断： 痞满。

辨证立法： 脾寒胃热为基本病机，肝胃气滞为兼夹病机。治以辛开苦降、疏气和胃，基本病机、兼夹病机标本兼顾。

处方： 半夏泻心汤加味。

制半夏15g，淡干姜10g，条黄芩10g，小川连9g，潞党参20g，生甘草6g，广木香12g，川厚朴15g，葛花20g，花槟榔20g，决明子30g，枳椇子30g，大红枣（自备）6枚。水煎服，7剂。

二诊： 2016年1月6日。服药1周，胃脘痞满嘈杂减而未净，大便渐趋正常。此乃脾升胃降，寒热和畅之证，当固守原法。上方加砂仁粉（冲服）3g，14剂。

三诊： 2016年4月6日。上方服完，诸症悉减，血糖稳定。近日饮食生冷，肠鸣腹泻之后，胃脘痞满复作。此乃寒热夹杂，脾阳不振之候，当拟辛开苦降之中，兼以温中健脾之法继进。

处方： 制半夏15g，淡干姜10g，条黄芩15g，小川连9g，潞党参20g，生甘草6g，广木香12g，炒白术30g，白茯苓15g，砂仁粉（后入）3g，大红枣（自备）6枚。水煎服，7剂。

药后，诸症皆减，再以上方加葛花20g，晚蚕沙（包煎）10g善后。

按语： 《素问·太阴阳明论》云："饮食不节，起居不时者，阴受之。阴受之则入五脏，入五脏则䐜满闭塞。"本案患者长期饮酒，徒伤脾胃，以致湿遏脾阳，热阻中宫，脾胃升降不利，故胃脘痞满、嘈杂，酒后或作或剧，喜揉喜温。同时，肝胃气滞，湿阻肠络，则大便黏腻不畅；肝胃不和，痰阻心肺，则喉如痰塞、心悸。其中，脾寒胃热为基本病机，肝胃气滞为兼夹病机。治当半夏泻心汤辛开苦降，木香、厚朴、槟榔、决明子、砂仁粉化湿导滞，葛花、枳椇子解酒。药证合拍，故服药3周而诸症缓解。三诊时，因饮食生冷致肠鸣腹泻，胃脘痞满，此寒热夹杂为基本病机，脾阳不振为阶段病机之候，故仍以半夏泻心汤为主，并辅以小建中汤、香砂六君子汤等方，标本兼顾，诸症亦减也。

（2）脾寒胃热，肝脾失调

半夏泻心汤加味治疗泄泻

赵某，男，42岁。2015年4月30日初诊。

主诉： 反复肠鸣、腹泻6年余。

病史： 6年来，肠鸣便溏，黏腻不化，或因迎风受冷，或因饮食生冷，或作或剧，需服培菲康缓解病情。近日肠鸣腹泻日甚，遂至于此。平素饮食稍多则嗳腐吞酸。素有慢性结肠炎及重度浅表性胃炎史，HP（＋）。

查体： 舌质红，苔薄黄，脉弦细。

中医诊断： 泄泻。

辨证立法： 脾寒胃热为基本病机，肝脾失调为兼夹病机。治以辛开苦降、温脾止泻，基本病机、兼夹病机标本兼顾。

处方： 半夏泻心汤加味。

制半夏15g，淡干姜12g，条黄芩12g，小川连9g，潞党参20g，生甘草5g，白茯苓10g，炒白术15g，吴茱萸3g，肉豆蔻20g，九香虫7g，大红枣（自备）6枚。水煎服，7剂。

二诊： 2015年5月21日。服药3周，肠鸣便溏减而未作，脘痞返酸依然，肢酸苔腻。此乃脾寒已减，胃热依然之候，考虑梅季将临，外湿已起，故当辛开苦降之中，参入化湿醒脾之剂。上方加紫苏梗12g，佩兰叶12g，7剂。

三诊： 2015年7月9日。前方断续服用1月余，梅季肠鸣便溏始终未作，嗳腐吞酸亦大减矣。药证合拍，当拟原方继进，巩固疗效。

按语：《素问·脏气法时论》云："脾病者……虚则腹满肠鸣，飧泄食不化。"本案患者长期饮食不调，渐致脾寒胃热，故迎风受冷，或饮食生冷则大便溏泄、黏腻不化，食入增加则嗳腐吞酸。土虚木乘，肝脾失调则腹痛肠鸣，时作时休。其中，脾寒胃热为基本病机，肝脾失调为兼夹病机，故当半夏泻心汤合左金丸，加茯苓、白术、肉豆蔻、九香虫辛开苦降、温脾止泻，标本兼顾。药后，肠鸣便溏虽缓，然梅季将临，外湿当令，故肢酸苔腻，此时即时病机已起，故原方佐以苏梗、佩兰等调治。药中病机，主次有序，故服药2个月，诸恙皆罢矣。

（3）脾寒胃热，心肝血虚

半夏泻心汤加味治疗不寐

张某，男，48岁。2014年11月13日初诊。

主诉：反复寐差、脘痞5年余。

病史：5年来，夜寐不佳，心悸胆怯，常于胃脘痞满、嘈杂返酸之后或剧或作。平素性格内向，多思善虑，腰酸神疲，畏寒怕冷，入冬尤甚。

查体：舌质淡红，苔薄白、微黄，脉弦细。

中医诊断：不寐。

辨证立法：脾寒胃热为基本病机，心肝血虚为阶段病机。治以辛开苦降、宁心安神，基本病机、阶段病机标本兼顾。

处方：半夏泻心汤加减。

姜半夏15g，炮干姜8g，条黄芩15g，小川连7g，潞党参20g，生甘草5g，炒白术15g，白茯苓10g，吴茱萸3g，象贝母10g，海螵蛸30g，酸枣仁20g，淮小麦30g，香橼皮12g，佛手片10g。水煎服，7剂。

二诊：2014年11月20日。药后，胃脘痞胀稍减，返酸未作，夜寐稍有转机。经云"胃不和则卧不安"，此之谓也。故当原法继进，和胃安神，标本兼顾。上方去淮小麦、香橼皮，加蒲公英30g，7剂。

三诊：2014年12月4日。服药2周，兼之调摄饮食，胃脘诸症皆罢，夜寐亦见安宁。药证合拍，再予原法，守方继服，巩固疗效。

按语：本案患者脾阳不振，胆胃郁热，故每饮食不忌则胃脘痞满，嘈杂返酸。"脾主中阳，灌溉四旁""胃不和则卧不安"，脾胃不和，化源不足，心肝血虚，神魂不安，则夜寐不佳、心悸胆怯；肾气不足，经脉失养，则腰酸神疲、畏寒怕冷，入冬尤甚。其中，脾寒胃热为基本病机，心肝血虚、肾气不足为阶段病机，目前以脾寒胃热，心肝血虚趋于主位，故予半夏泻心汤、左金丸及象贝、海螵蛸、党参、白术、茯苓、香橼、佛手等健脾温中、泄胆和胃，酸枣仁、淮小麦养血宁心安神。药证相符，则 7 剂缓，21 剂除也。

（4）脾寒胃热，寒湿痹阻

半夏泻心汤加味治疗痹证

黄某，女，55 岁。2013 年 11 月 6 日初诊。

主诉：反复肩膝关节疼痛、肿胀 10 年余。

病史：10 余年来，肩膝关节疼痛、肿胀、屈伸不利，甚及肢末，手指麻木、足背浮肿，每于饮食生冷、天气骤寒或作或剧，迭经图治，其症如故，遂至于此。平素嗳气返酸，大便稀溏，年逾更年，停经 1 年。素有胆汁反流性胃炎及胃溃疡史。

查体：舌质淡红、边齿印，苔薄白，脉弦细。

辅检：血沉 3mm/h，风湿全套正常。

中医诊断：痹证。

辨证立法：脾寒胃热为基本病机，寒湿痹阻为兼夹病机。治以辛开苦降、温经散寒，基本病机、兼夹病机标本兼顾。

处方：半夏泻心汤加味。

制半夏 15g，淡干姜 12g，条黄芩 12g，小川连 7g，潞党参 20g，生甘草 6g，象贝母 12g，海螵蛸 20g，九香虫 10g，雷公藤（先煎 30 分钟）10g，北细辛 3g，汉防己 12g，生黄芪 20g。水煎服，7 剂。

二诊：2013 年 11 月 13 日。服药 1 周，嗳气返酸减，大便略成形，余症如故。沉寒痼疾非一日可除矣，当拟原意再进，徐图缓求，欲速不达。上方 7 剂。

三诊：2013 年 12 月 25 日。上方进退连服月余，脾寒胃热皆失，脘痞罢，嗳气除，返酸消，大便调。寒湿痹阻减而未净，肩膝关节疼痛、肿胀，屈伸不利，手指麻木时作时休如故，其势较前减轻，足背浮肿消失。当拟原法再进，巩固疗效。

按语：《类证治裁·痹证》有云："诸痹……良由营卫先虚，腠理不密，风寒湿乘虚内袭。正气为邪阻，不能宣行，因而留滞，气血凝涩，久而成痹。"本案患者以肩膝关节疼痛、肿胀为主诉，与饮食生冷及天气骤寒有关，平素嗳气返酸、大便溏稀，王晖认为，此乃脾寒胃热，寒湿痹阻之患。饮食生冷，脾运失司，精微不化而反生痰浊，流窜于经脉，或天寒地冻，感而阻遏阳气，经络不畅，皆可致肩膝关节疼痛、肿胀、屈伸不利、手指麻木、足背浮肿等症，故当拟辛开苦降、温经散寒并治。由于本病之起非一日而成，因此治疗亦不可急而收效。方中雷公藤为有毒之品，必须久煎方可减其毒性，用时切记小心。

2. 小建中汤治验

（1）脾胃虚弱，阴阳失调，肝胆郁热

小建中汤加味治疗痞满

彭某，男，35岁。2016年4月6日初诊。

主诉：反复胃脘痞满5年。

病史：5年以来，每于寅卯时分而有胃脘痞胀，时欲返酸，得温则减，按之则剧，站立则舒，虽经服用疏肝理气、健脾化湿、降逆和胃等药，诸症休作如故。近日痞满日甚，不堪烦苦，遂至于此。

查体：舌质淡胖，苔薄白，脉弦细。

中医诊断：痞满。

辨证立法：脾胃虚弱为基本病机，阴阳失调为阶段病机，肝胆郁热为兼夹病机。治以温中健脾、疏肝和胃，基本病机、阶段病机、兼夹病机标本兼顾。

处方：小建中汤加味。

胶饴糖1匙，柳桂枝10g，炒白芍45g，生甘草10g，小川连6g，吴茱萸5g，淡干姜8g，大红枣6g，甘松香12g。水煎服，7剂。

二诊：2016年4月13日。药后，寅卯时分胃脘痞胀显减，但觉脊背隐痛、畏寒怕冷。此脾阳得振之象，然背部属阳，脊背隐痛、畏寒怕冷，阳气依然不足，当乘胜而进，原方加党参15g，以达健脾益气之效。

三诊：2016 年 4 月 20 日。服药 1 周，胃脘痞胀、返酸已罢，脊背隐痛、畏寒怕冷也减。多年顽疾，服药半月，已见好转，痊愈有望，患者信心倍增；但虚弱之体，非一日形成，也非急遽可愈，嘱当悉心调养，假以时日，细水长流，方能水到渠成。

按语：运气学说认为，寅时足厥阴肝经主令，卯时足少阳胆经主令，寅卯时分为阴尽阳初之时，常因肝胆阴阳不调引发诸多怪疾。成无己谓："脾者，土也，应中央，处四脏之中，为中州。治中焦，生育营卫，通行津液。一有不调，则营卫失所育，津液失所行，必以此汤（小建中汤）温建中脏，是以建中名焉。"本案患者长期饮食生冷海贝而损脾胃，继而化源不足，营卫失调，兼之寅卯时分肝胆调摄失宜，而于寅卯时分罹患胃脘痞胀，时欲返酸，得温则减，按之则剧，站立则舒诸恙。其中，脾胃虚弱为基本病机，阴阳失调为阶段病机，肝胆郁热为兼夹病机，故治以小建中汤、左金丸及甘松、党参之类标本兼顾而取效。前医不明此理，疏肝理气、健脾化湿、降逆和胃之剂皆非所宜，故服而无效也。

（2）心脾两虚，营卫失和，湿热内恋

当归黄芪建中汤加味治疗汗证

郑某，男，49 岁。2014 年 11 月 20 日初诊。

主诉：反复昼夜汗出 10 余年。

病史：10 余年来，昼日、夜卧经常汗出透衣，尤以劳累之后为剧，曾服玉屏风散、当归六黄汤、知柏地黄汤等，未有小效。近日汗出日甚，求诊于此。平素大便黏腻不畅，每日三行，尿黄而浊，夜寐短浅。素有血脂、尿酸偏高史，另有脂肪肝、饮酒史。

查体：面色萎黄，神倦懒言，舌质淡红胖、边齿印，苔黄腻，脉沉细虚。

中医诊断：汗证，虚劳。

辨证立法：心脾两虚，营卫失和为基本病机，湿热内恋为兼夹病机。先拟建中土，资化源，和营卫，敛虚阳，以解基本病机之急。

处方：当归黄芪建中汤加味。

全当归 12g，北黄芪 20g，胶饴糖 1 匙，柳桂枝 6g，炒白芍 15g，生甘草 5g，生龙骨（先煎）30g，生牡蛎（先煎）30g，茅苍术 15g，炒白术 15g，炮干姜 8g，防风 10g，红枣 10g，稆豆衣 15g，碧桃干 20g。水煎服，7 剂。

二诊：2014 年 12 月 11 日。服药 3 周，昼夜汗出显减，近日夜寐不佳。此药已中病，然心血不足，神失所养亦需兼顾，故当调和营卫之中，佐以养血宁心之品合而服之。

处方：全当归 12g，北黄芪 20g，胶饴糖 1 匙，柳桂枝 6g，炒白芍 15g，生甘草 5g，生龙骨（先煎）30g，生牡蛎（先煎）30g，茅苍术 15g，炒白术 15g，炮干姜 10g，北防风 10g，酸枣仁 12g，淮小麦 30g。水煎服，7 剂。

三诊：2015 年 1 月 1 日。再服 3 周，夜卧转安，汗出未罢，尿黄而浊如故。目前虽仍以心脾气虚，阴阳失和趋于主位，然湿热之候不可不除。故拟上方去枣仁、淮小麦，加北秫米（包煎）30g，晚蚕沙（包煎）20g，7 剂。

上方连服 1 个月，诸症悉罢。

按语：汗者，心之液也。长期昼日汗出，则心血不足，心气不充矣。脾为心之子，需心血濡养则脾运始盛，灌溉四旁。今心血不足，则脾运乏力，充养不足，故汗出之余，伴面色萎黄、神倦懒言。心主血，属营，肺主气，属卫，今营血久伤，则肺卫亦不固矣。此外，湿热内恋，循经下移，则尿黄浊，大便黏腻。总之，心脾两虚，营卫失和为本病基本病机，湿热内恋为兼夹病机。初诊时，因基本病机趋于主位，故当拟当归黄芪建中汤合收敛止汗之剂急以和之，二诊、三诊时因基本病机已缓，故适当增入枣仁、淮小麦、秫米、蚕沙等以兼顾两者，药证合拍，故而其效著也。

3. 他方治验

（1）脾气下陷，脾湿内停，肝气郁滞

补中益气汤合参苓白术散加味治疗痞满

徐某，男，30 岁。2015 年 11 月 18 日初诊。

主诉：反复胃脘坠胀，胸闷少气 3 年余。

病史：3 年来，胃脘坠胀，稍食即作，嗳气则舒，偶有返酸，腹中汩汩似有水声，胸闷少气，神疲乏力，胸膺刺痛及背。平素性格多思善虑，激动易怒，寐差便调。素有抑郁症史，目前服用黛力新片；另有肺结核史，曾服用抗结核药治疗，现已停药。

查体：形体细长，舌质淡红，苔白腻，脉弦细。

辅检：胃及十二指肠彩超示：胃下垂（中度），胃黏膜层毛糙；胃镜示：慢性胃炎（胃窦出血型）。

中医诊断：痞满。

辨证立法：脾气下陷为基本病机，脾湿内停为阶段病机，肝气郁滞为兼夹病机。先以升阳举陷、健脾化湿，基本病机、阶段病机、兼夹病机标本兼顾。

处方：补中益气汤合参苓白术散加味。

太子参20g，白茯苓15g，炒白术15g，炒扁豆20g，广陈皮12g，怀山药30g，生甘草5g，生薏苡仁30g，紫苏梗12g，北黄芪20g，全当归15g，升麻6g，北柴胡12g，江枳壳20g。水煎服，7剂。

二诊：2015年12月2日。服药1周，诸症如故，再服1周，腹中汩汩有声及胸膺不舒减，余症依然。此乃脾湿渐退，中气未复之候，当守原意再进，并入激发肾气之品以增升发之效。上方加胡芦巴15g，7剂。

三诊：2015年12月16日。上方再服半月，胃脘坠胀大为缓解，食量增加，腹鸣消失，多思心烦，夜寐不佳依然。药已中机，当拟原法继进，以达脾健阳升，气机调畅之功。上方7剂。

上方出入连进2个月，胃脘不舒消失，体重增加，夜寐不佳依然，遂改养血宁心、疏肝理气之法善后。

按语：本案患者长期饮食不节，操劳有余，久而脾气下陷，清阳不升，故胃脘坠胀，稍食即作，神疲乏力，胸闷少气。脾主升清，胃主和降，脾气不升，牵及于胃，则加剧胃脘不适，且伴嗳气频频、嘈杂返酸。脾气虚弱，湿浊不化，则腹中汩汩有声。心肝血虚，气郁不达，则胸膺不舒、多思心烦、夜寐不佳。总之，脾气下陷为基本病机，脾虚湿阻为阶段病机，肝气郁滞为兼夹病机。由于主病较急，故先以升阳举陷、健脾化湿之剂为主，予补中益气汤合参苓白术散加减。二诊时，为求增加升提之能而入胡芦巴，然病机未变，故仍守原方。服药3个月，主症消失，心肝血虚，肝气郁滞趋于主位，遂改以养血宁心、疏肝理气之法善后。

（2）脾气下陷，膀胱湿热

补中益气汤加味治疗淋证

金某，女，32岁。2014年12月24日初诊。

主诉：反复尿频尿急2年，加重伴小腹坠胀而痛半年。

病史：2年以来，尿频尿急，溲色浑浊时有发作，服用消炎之剂则症减，然将愈之时，又因调摄失宜再作，四处求医，未有小效。近半年来，尿频尿急日甚，新增小腹坠胀而痛，常放射至大腹，痛苦不堪，遂至于此。平素胸闷短气、神疲欲寐、多食脘痞，大便尚调。育1流3，本次月经方净。素有盆腔炎及子宫腺肌症史。

查体：舌质暗淡，苔薄白，脉细。

中医诊断：淋证。

辨证立法：脾气下陷为基本病机，膀胱湿热为阶段病机，胞络瘀滞为兼夹病机。治以益气健脾升清、清热利湿散瘀，基本病机、阶段病机、兼夹病机标本兼顾。

处方：补中益气汤加味。

生黄芪30g，潞党参20g，生白术15g，炙甘草5g，升麻5g，北柴胡12g，全当归15g，广陈皮10g，红藤30g，泽兰叶20g，生蒲黄（包煎）10g，五灵脂（包煎）10g，延胡索30g，川楝子10g。水煎服，7剂。

二诊：2015年1月7日。服药2周，小腹坠痛瘥，尿频尿急缓，余症如故。此湿热除、瘀滞消之谓，然脾气虚弱，中气下陷依然。再拟益气健脾、升阳举陷，并佐疏肝理气。

处方：生黄芪30g，潞党参20g，生白术15g，炙甘草5g，升麻5g，北柴胡12g，全当归15g，广陈皮10g，紫苏梗12g。水煎服，5剂。

三诊：2015 年 1 月 21 日。药后神振，头昏、脘痞、尿频尿急大减。药已中病，当守原法继进，并入补肾健腰之品。上方加香橼皮 15g，川续断 15g，炒杜仲 15g，7 剂。

3 个月后因湿阻中焦再诊，诉投服前药后，尿频尿急始终未作，头昏神疲亦未见矣。

按语：本案患者尿频尿急反复发作，每于服用消炎药物症减，不久又作，正气已衰，故非仅服清热利湿之品可解。王晖认为，脾气下陷为其主因。盖脾气下陷，挤压相火，离位游移，侵及膀胱，故尿频尿急，频频而作。且脾气下陷，清阳不升，则神疲欲寐、胸闷短气、多食脘痞。此外，胞络瘀滞，气机不畅，则小腹坠痛，牵及大腹。综上所述，脾气下陷为基本病机，膀胱湿热为阶段病机，胞络瘀滞为兼夹病机。治以补中益气汤益气健脾升清，失笑散、金铃子散及红藤、泽兰叶清热利湿散瘀。药证合拍，故能服药即收良效。二诊、三诊时，兼夹病机消失，基本病机未除，且病症稍有变化，故仍守原方，并入苏梗、香橼、川断、杜仲之品，终因药证合拍而诸症大为改善。

（3）中阳虚衰，阴寒内盛

大小建中汤加味治疗胃脘痛

叶某，女，52 岁。2013 年 12 月 4 日初诊。

主诉：反复胃脘胀痛 8 年。

病史：8 年来，胃脘胀痛频作，甚则恶心肠鸣、形寒肢冷，多食加剧，按之则舒，饮热缓解。前医或谓肝胃不和，或谓脾气虚弱，或谓寒热夹杂，然服药种种，仅有小效。近来胀痛日甚，夜寐欠佳，遂至于此。

查体：舌质暗红，舌薄白，脉沉细。

中医诊断：胃脘痛。

辨证立法：中阳虚衰为基本病机，阴寒内盛为阶段病机。治以温阳散寒、益气建中，基本病机、阶段病机标本兼顾。

处方：大小建中汤加味。

川花椒 6g，淡干姜 10g，潞党参 20g，全当归 15g，生黄芪 20g，柳桂枝

8g，炙甘草 8g，炒白芍 30g，大红枣 8 枚，九香虫 7g。水煎服，7 剂。

二诊：2013 年 12 月 11 日。服药 1 周，胃痞胀痛显减，恶心、肠鸣皆罢。此中宫建、阴寒散之谓，药证合拍，故予原方续服 14 剂。同时，考虑患者路途遥远，来回不便，又出药膳方：大红枣 10 枚，淡干姜 5 片，生甘草 6g，川花椒 6g，并嘱红枣先煎 10 分钟，入余药泡服，代茶饮。

三诊：2014 年 3 月 12 日。上方服完，其后饮用药膳方至今，胃脘胀痛罢，畏寒怕冷减，夜寐尚安。仍守原法继进，巩固疗效，上方再服 14 剂。

按语：《景岳全书·心腹痛》："痛有虚实……辨之之法，但当察其可按者为虚，拒按者为实；久痛者多虚，暴痛者多实；得食稍可者为虚，胀满畏食者为实；痛徐而缓，莫得其处者多虚，痛剧而坚，一定不移者为实。"本案患者反复胃脘胀痛 8 年，先后服用疏肝和胃、益气健脾、辛开苦降之剂，诸症仅有小愈，此药证不符之故也。王晖认为，常年饮食不节，中阳虚衰为其病因，盖阳虚则寒，故胃脘胀痛，多食加剧，按之则舒，饮热缓解，恶心肠鸣，畏寒怕冷。其中，中阳虚衰为基本病机，阴寒内盛为阶段病机，故予大小建中汤加归、芪温阳散寒、益气建中，服药 1 周症减，再服 2 周症瘥。方中九香虫为温胃通络之品，有良好止痛效果。另花椒、生姜、红枣既可入药，亦可食用，王晖将其配以甘草制为药膳方，有药之功效，而无药之不良反应，常用于久寒胃脘不舒患者，其效较为满意。

（4）脾阳不足，肝经寒滞

大建中汤合芍药甘草汤加味治疗腹痛

唐某，女，64 岁。2016 年 5 月 17 日初诊。

主诉：反复脐周隐痛 1 年余，加重 1 周。

病史：1 年以来，脐周隐痛频频而作，每于食后、遇冷加剧，得温、揉按则减，经胃镜、肠镜等检查未有明显异常，迭进疏肝和胃、健脾化湿、辛开苦降、活血定痛之剂，其效了了。近 1 周来，脐周之痛较前明显加重，得温、揉按亦难缓解。发病以来，时有肠鸣，然无腹泻，无恶心呕吐，无嗳气返酸，大便成形，日 1 次。

查体：形体消瘦。舌质淡红，苔薄白，脉沉细。

中医诊断：腹痛。

辨证立法：脾阳不足为基本病机，肝经寒滞为阶段病机。治以温中补虚、散寒止痛，基本病机、阶段病机标本兼顾。

处方：大建中汤加减。

川花椒6g，淡干姜10g，炒党参20g，炒白芍40g，炙甘草10g，延胡索30g，胡芦巴20g。水煎服，5剂。

二诊：2016年5月24日。服药1剂，腹痛即减，揉之亦舒，再服2剂，其痛大减，又服2剂，痛感消失，停药2天，痛无明显增加。今来复诊，自诉平时手指麻冷、指端爪甲枯白。此乃脾阳不足，肝经寒滞，经脉失养之证。当守原法，另参温经通脉之剂，标本兼治。上方去胡芦巴，加北细辛3g，全当归15g，7剂。

半年后因他症前来就诊，诉上方服完，腹痛消失，指端异样亦缓，自行再服1周而停药，其后肚脐不舒始终未复发矣。

按语：本案患者脐周隐痛年余，迭经疏肝和胃、健脾化湿、辛开苦降、活血定痛等法投治无效。王晖认为，此乃病因、病机未明之故。根据患者脐周隐隐作痛，食后、遇冷加剧，得温、揉按缓解诸多特点，认为其病位在肝脾（胃），病性属寒证，兼虚实夹杂，故确定脾阳不足为基本病机，肝经寒滞为阶段病机。由此，投用大建中汤加味实乃正治之法，药后，一剂知，三剂缓，五剂除即为明证矣。二诊时，患者诉手指麻冷、指端爪甲枯白，此为肝血不足，阳气不伸，经脉失养之象，虽为主病兼夹病机，然与基本病机、阶段病机息息相关，故拟原法之中参入当归四逆辈以标本兼顾，继而取效。

九、气虚痰瘀

（一）概况

痰饮、瘀血等是疾病发生、发展过程中形成的病理产物，既能作用于人体，干扰机体的正常功能，又可加重病理变化，或引起新的病变发生。其中，气虚痰瘀证是指由真气不足，气不化津、气不行血，酿生痰浊瘀块阻于机体所致的证候。临床主要表现为神疲短气、肢体不仁、肚腹胀大、舌质淡胖、舌下经脉蓝紫、脉滑或涩等，此证多见于鼾证、眩晕、水肿、便秘、不寐、肥胖、胸痹心痛、消渴等病症。

（二）常用处方

1. 降浊合剂

（1）药物组成：北黄芪，怀山药，紫丹参，茅苍术，生山楂，生麦芽，生葛根，生扁豆，生薏苡仁，生鸡内金，绞股蓝，决明子。

（2）基础配伍：全方12味，适用于以真气不足，痰浊内生为基本病机的鼾证、眩晕等慢性疾病。该方以北黄芪为君药，该药色黄入脾，质轻升浮，而具益气升阳之效，以合清升浊降之机。臣以茅苍术、生山楂、生麦芽、生薏苡仁、生扁豆、生内金、决明子化湿泄浊。佐以怀山药、紫丹参、绞股蓝之属。其中怀山药补气之余亦有养阴之功，伍以生黄芪以增益气之功，伍以诸臣药使之降浊而不伤阴；绞股蓝，被称为"南方人参"，补气化浊，补而不滞、泄而不伤，以增君臣诸药之效；紫丹参，凉血养血。

（3）据机配伍：根据病机变化，选药亦有侧重。如：①选择北黄芪、怀山药为君药。黄芪配山药，取其补气升清之效；佐以生葛根、丹参、绞股蓝、茅苍术、生山楂、生麦芽、生薏苡仁、生扁豆、生内金、决明子，可用以治疗气虚痰浊为基本病机，清窍失养为阶段病机，阶段病机趋于主位的病证。②选择北黄芪、茅苍术为君药。佐以生山楂、生麦芽、生薏苡仁、生扁豆、生内金、决明子、怀山药、生葛根、丹参、绞股蓝，可用于治疗气虚痰浊为基本病机，湿热内盛为兼夹病机，兼夹病机趋于主位的病证。

（4）主治：①气虚痰阻为基本病机，清窍失养为阶段病机，症见形体肥胖、夜卧鼾鸣、神疲乏力、头晕如蒙。若阶段病机趋于主位，在此基础上加胆南星、天竺黄、石菖蒲等。②气虚痰阻为基本病机，湿热内盛为兼夹病机，症见形体肥胖、面肤垢亮、头晕神疲、尿浊脚气。若兼夹病机趋于主位，在此基础上加茵陈五苓散（茵陈、桂枝、猪苓、茯苓、白术、泽泻）出入。

2.补阳还五汤

（1）药物组成：生黄芪，全当归，赤芍药，广地龙，大川芎，杜红花，桃仁泥。

（2）基础配伍：取自《医林改错》。全方七味，适用于以真气不足，经络瘀阻为基本病机的水肿、胸痹、不寐、便秘等慢性疾病。该方以北黄芪为君药，该药生用则性走而有行血脉之效，重用大补元气以达瘀散血畅之功。臣以全当归养血活血，而有化瘀不伤血之妙，君臣相伍，共奏气旺血行、瘀去络通之效。佐以赤芍、地龙、川芎、红花、桃仁等活血通络。

（3）主治：①气虚血瘀为基本病机，阴虚阳旺为兼夹病机，症见头晕烘热，步履错向，动作迟钝，心烦失眠。若兼夹病机趋于主位，在此基础上加枸杞子、白菊花、杭白芍、双钩藤、生龙骨、生牡蛎、功劳叶、碧桃干等。②气虚血瘀为基本病机，水饮内停为阶段病机，症见神疲乏力，胸闷头晕，下肢水肿。若阶段病机趋于主位，在此基础上加地鳖虫、水蛭。③气虚血瘀为基本病机，心脉不畅为阶段病机，症见胸闷头晕，神疲乏力。若阶段病机趋于主位，在此基础上加紫丹参、瓜蒌皮、真降香、绞股蓝、大麦冬等。④气虚血瘀为基本病机，心神失养为阶段病机，症见神疲哈欠，肢体不仁，辗转反侧，夜难入眠。若阶段病机趋于主位，在此基础上加夜交藤、野百合、紫丹参等。⑤气虚血瘀为基本病机，肠道失润为阶段病机，症见大便干燥，努挣始出，便后神疲头晕。若阶段病机趋于主位，在此基础上加肉苁蓉、火麻仁、江枳壳、川厚朴、制大黄等。⑥气虚血瘀为基本病机，络脉失养为阶段病机，症见头晕胀痛，肢端麻冷，肤色暗紫。若阶段病机趋于主位，在此基础上加当归四逆汤（桂枝、白芍、红枣、细辛、甘草、通草）出入。

（三）医案举隅

1.降浊合剂治验

（1）气虚痰浊，清窍失养

降浊和剂加味治疗鼾证

戴某，男，62岁。2015年4月9日初诊。

主诉：反复夜寐鼾鸣 10 余年。

病史：10 年来，夜寐鼾鸣，每于平躺而作，侧卧则休，劳后加剧，休息缓解，曾服西药治疗（具体用药自述不详），其效乏乏。平素神疲乏力、头晕如蒙、大便干秘。素有高血压病、脂肪肝、腰椎间盘突出症史，另有烟酒史。

查体：面色暗滞，形体肥胖，腹壁脂肪肥厚，呈木土形体质，舌质稍红，苔薄黄腻，脉弦细。

辅检：TC5.22μmol/L，TG2.56μmol/L。

中医诊断：鼾证。

辨证立法：气虚痰浊为基本病机，清窍失养为阶段病机。治以益气升清、化痰泄浊，基本病机、阶段病机标本兼顾。

处方：降浊合剂加味。

北黄芪 30g，怀山药 30g，紫丹参 30g，生葛根 30g，绞股蓝 30g，茅苍术 20g，生扁豆 30g，生麦芽 30g，生山楂 30g，生内金 20g，生薏苡仁 30g，决明子 30g，橘络 18g。水煎服，7 剂。

二诊：2015 年 4 月 16 日。药后，夜寐鼾鸣减轻，时间缩短，1 周之中排便 3 次，神疲头晕未罢，近日目干涩糊。药证合拍，原法继进，上方加枸杞子 20g，7 剂。

三诊：2015 年 5 月 7 日。上方出入连服 3 周，夜寐鼾鸣大减，大便间日一行，头晕目糊消失。此乃痰浊有化，真气未复之证，仍守原意续进，徐图缓求，欲速不达。上方去枸杞子、怀山药，加桑椹子 30g，7 剂。

按语：本案患者嗜好肥甘之品，损伤脾胃，又值六旬之体，真气大衰，气化不利，以致水谷酿为痰浊，故神疲乏力、形体肥胖、腹部脂肪肥厚；痰浊上蒙清窍，则夜寐鼾鸣、头晕如蒙；痰浊阻滞肠道，则大便不畅。此气虚痰浊为基本病机，清窍失养为阶段病机，当以降浊合剂益气升清、化痰泄浊。服药期间，增减枸杞、桑椹为病机变化所设。然气虚痰浊，清窍失养为久病之机，故需长期服药，方可达气复浊化之效矣。

（2）气虚痰浊，湿热内盛

降浊合剂加味治疗眩晕

王某，男，52岁。2015年4月23日初诊。

主诉：反复头晕1月余。

病史：1个月来，头晕欲寐，昼日难消，昏昏欲寐，卧而难眠。近日头晕日增，神疲乏力。平素脚丫湿气，尿浊而臭，偶有盗汗，夜卧尚宁。素有糖尿病、高血压病史。

查体：面肤垢亮，形体肥胖，肚腹肥厚，呈土水形体质，舌质淡红，苔薄白，脉细虚。

中医诊断：眩晕。

辨证立法：气虚痰浊为基本病机，湿热内盛为兼夹病机。治以化气泄浊、清热利湿，基本病机、兼夹病机标本兼顾。

处方：降浊合剂加味。

北黄芪30g，生扁豆30g，生麦芽30g，生山楂30g，生内金15g，生薏苡仁30g，决明子30g，茅苍术20g，生葛根30g，紫丹参30g，绞股蓝30g，绵茵陈30g，建泽泻15g。水煎服，7剂。

二诊：2015年4月30日。服药1周，头晕欲寐稍减，余症如故。药虽中病，然不可一服即解，当原意继进，徐图缓求，欲速不达。上方加橘络15g，7剂。

三诊：2015年5月28日。上方连服4周，神振，头晕欲寐大缓，夜寐盗汗未作，尿亦转清。此湿热退，痰浊泄，真气未复之佳兆，当守原意，继以降浊合剂进退，巩固疗效。

按语：《丹溪心法·头眩》有云："头眩，痰夹气虚并火，治痰为主，夹补气药及降火药。无痰则不作眩，痰因火动。"本案患者真气不足，痰浊不化，清阳不升，故形体肥胖、肚腹肥厚、头晕欲寐、神疲乏力；湿热内盛，久而难除，故脚丫湿气、尿浊而臭、偶有盗汗。前者为基本病机，后者为兼夹病机，故以降浊合剂升清泄浊，茵陈、泽泻清热利湿，标本兼顾，服药2个月，诸症悉减。

2. 补阳还五汤治验

（1）气虚血瘀，心脑失养

补阳还五汤加味治疗眩晕

丁某，女，54 岁。2012 年 6 月 13 日初诊。

主诉：神疲头晕、步履不稳 1 月余。

病史：1 个月来，神疲乏力，头晕而重，步履不稳，每于体位改变或作或剧，甚则恶心欲呕，心身俱瘁，遂来求医。平素夜寐浅短易惊，晨起哈欠懒言，遍体关节酸痛。年近更年，月经 3 个月未至，性格外向，劳身焦思。素有高脂血症、血压偏低、颈椎病及白细胞偏低史。

查体：形体肥胖，肚腹较大，眼圈、面肤暗淡，口唇暗紫。舌质暗红，边齿印，苔薄白，脉细涩。

中医诊断：眩晕。

辨证立法：气虚血瘀为基本病机，心脑失养为阶段病机。治以益气和血、化瘀通脑，基本病机、阶段病机标本兼顾。

处方：补阳还五汤加味。

生黄芪 45g，全当归 20g，赤芍药 15g，广地龙 12g，大川芎 12g，桃仁泥 12g，杜红花 10g，大生地 30g，紫丹参 30g，明天麻 9g，生牡蛎（先煎）30g。水煎服，7 剂。

二诊：2012 年 6 月 20 日。药后，神疲头晕未有明显进退，恶心欲呕未作，夜寐浅短，哈欠懒言如故。病已日久，不可一服即解，当拟原意徐图缓求，欲速不达，上方加夜交藤 30g，鸡血藤 20g，7 剂。

三诊：2012 年 8 月 15 日。上方出入连进月余，诸症大为缓解，此后改为间日服药 2 次至今，目前神振，头晕消失，失眠偶作。当拟益气化瘀泄浊之法间日再服，巩固疗效。

按语：《景岳全书·眩运》："丹溪则曰无痰不能作眩，当以治痰为主，而兼用它药。余则曰无虚不能作眩，当以治虚为主，而酌兼其标。孰是孰非，余不能必，姑引经义，以表其大意如此。"眩晕之证，病在清窍，以虚居多，夹痰夹火夹瘀皆有之。本案患者亦为虚实夹杂之患，真气不足为本，经络瘀阻为标，心脑失养为标中之标，故神疲乏力、头晕而重、步履不稳、恶心欲呕、夜寐不佳、晨起哈欠、肚腹肥厚、面肤晦滞、唇舌暗红、脉细而涩等症一并而见。治拟王清任《医林改错》之补阳还五汤合丹参以期基本病机、阶段病机前后兼顾。初诊入天麻、牡蛎乃为平抑肝阳所设，使其不犯脾胃而解恶心欲呕之状；二诊入夜交藤、鸡血藤可增和营通络之功，且夜交藤又能养血安神。药证合拍，故而服药两月即诸症大罢矣。

（2）气虚血瘀，阴虚阳亢

补阳还五汤加味治疗中风

丁某，女，75岁。2012年10月24日初诊。

主诉：头晕1月余。

病史：1个月来，头晕烘热，动则加重，甚则步履错向，西医诊为脑梗死，经服药其效不著，遂投诊于此。详问病史，自病以来，动作迟钝，心烦失眠，口渴欲饮，大便偏干。素有高血压病史30余年。

查体：面肤潮红。舌质暗淡胖，苔黄腻，舌下经脉蓝紫，脉沉细滑。

辅检：B超：双侧颈动脉斑块形成，右侧股动脉斑块形成。CT：两侧额叶、基底节区多发性腔隙性脑梗死。

中医诊断：中风。

辨证立法：气虚血瘀为基本病机，阴虚阳亢为兼夹病机。治以益气化瘀、滋阴潜阳，基本病机、兼夹病机标本兼顾。

处方：补阳还五汤加味。

生黄芪45g，炒当归20g，赤芍药15g，广地龙15g，大川芎12g，桃仁泥12g，杜红花7g，甘枸杞30g，白菊花15g，生白芍30g，双钩藤（后入）20g，大生地30g，明天麻18g。水煎服，7剂。

二诊：2013年1月23日。上方连进100余剂，头晕烘热大减，步履渐稳，心烦失眠如故，偶见夜寐汗出。此乃气振血活，阴复阳敛之佳兆矣，今当固守原法增损，以强其效。上方去白芍、钩藤，加功劳叶20g，碧桃干30g，7剂。

三诊：2013年2月27日。上方再进1个月，头晕消失，夜寐转香，续以原法继进1个月，巩固疗效。

按语：本案患者头晕乃气虚血瘀、阴虚阳亢相兼为患也。气虚血瘀，脑络失养，则见步履错向、动作迟缓、舌暗淡胖、舌下经脉蓝紫诸象；阴虚阳亢，心神失养，肠道失润，则见颧红汗出、心烦失眠、口渴欲饮、大便干燥等症。其中，气虚血瘀为基本病机，阴虚阳亢为兼夹病机，故当补阳还五汤益气化瘀泄浊，枸杞子、菊花、白芍、钩藤、天麻、功劳叶、碧桃干等滋阴平肝敛汗，基本病机、兼夹病机标本兼顾，徐图缓求而收全功。

（3）气虚血瘀，水饮内停

补阳还五汤加味治疗水肿

赵某，男，60岁。2013年12月4日初诊。

主诉：反复神疲乏力10余年，加重伴畏寒、肢肿3年余。

病史：10余年来，神疲乏力，胸闷时作，长吸则快，夜寐手麻，呈对称性，偶有头晕，畏寒怕冷。近3个月来，上症加重，少有间歇，并伴双下肢凹陷性水肿，尿黄便干，虽服西药治疗，未有显效，遂至于此。素有糖尿病史。另有双侧甲状腺低回声结节、右侧颈动脉斑块形成史。

查体：面色晦暗，舌质暗红，苔薄白、微黄，脉细滑。

中医诊断：水肿。

辨证立法：气虚血瘀为基本病机，水饮内停为阶段病机。治以益气化瘀、泄浊利水，基本病机、阶段病机标本兼顾。

处方：补阳还五汤加味。

生黄芪50g，全当归20g，炒赤芍15g，大川芎12g，大生地30g，桃仁泥12g，杜红花7g，广地龙15g，地鳖虫7g，水蛭7g。水煎服，7剂。

二诊：2013年12月11日。服药1周，面色转润，手指麻木好转，下肢浮肿稍减，每于下午或行走后仍剧，余症如故。药虽中病，然真气亏虚较甚，故改黄芪为60g，余药剂量如故，守法继进。

三诊：2014 年 11 月 5 日。如法再服 1 周，神振，头晕、胸闷减，畏寒、肢麻缓，下肢浮肿渐退。此真气来复之佳兆，当拟守方续服，冀其康复。上方 7 剂。

上方出入连服 3 个月，神疲瘥，畏寒罢，肢麻而肿大为改善。

按语：本案患者素体弱，年至半百，已呈真气大虚之象，故 10 余年来，反复神疲乏力、畏寒怕冷，并渐加重，少有停歇。真气不足，累及宗气，久而经络瘀滞，则胸闷，长吸为快，头晕，夜寐手麻，呈对称性。瘀血内阻，水湿泛滥，午后为甚，故双下肢凹陷性水肿，时剧时缓。综上所述，气虚血瘀为基本病机，水饮内停为阶段病机，故拟补阳还五汤加生地黄、地鳖虫、水蛭以益气化瘀、泄浊利水、标本兼顾。其中，生黄芪使用 50~60g，即"气为血之帅""气行则血行"之谓。方中地鳖虫、水蛭皆可入血，利血中之浊垢，乃为阶段病机所设也。

（4）气虚血瘀，心脉不畅

补阳还五汤加味治疗胸痹

陈某，男，40 岁。2015 年 4 月 22 日初诊。

主诉：反复胸闷头晕 2 月余。

病史：2 个月来，每于遇冷或情绪激动时见胸闷头晕、神疲乏力，无咳嗽咯痰，无畏寒发热。平素大便偏干，胃纳可，夜寐安。素有高血压病、高脂血症、尿酸偏高史。

查体：舌质淡红，苔薄白，舌下静脉蓝紫，脉弦细。

辅检：CT 示左侧冠状动脉前降支近、中段管壁钙化灶、混合性斑块影，相应动脉管腔中度狭窄。

中医诊断：胸痹。

辨证立法：气虚血瘀为基本病机，心脉不畅为阶段病机。治以益气振宗、散瘀泄浊、宽胸通阳，基本病机、阶段病机标本兼顾。

处方：补阳还五汤加味。

生黄芪 45g，全当归 20g，赤芍药 15g，广地龙 12g，绞股蓝 30g，大川芎

15g，桃仁泥 15g，杜红花 9g，麦冬 20g，紫丹参 30g，瓜蒌皮 30g，真降香（后入）20g。水煎服，7 剂。

二诊： 2015 年 4 月 29 日。服药 1 周，胸闷稍减，头晕、大便不畅依然。真气不足，经脉瘀阻已久，不可一服即解，当拟固守原法，前方继服。

三诊： 2015 年 5 月 6 日。上方连服 2 周，胸闷头晕稍减，近来工作不快，心烦多梦。此乃气阴两虚，心脉不畅趋于主位之候，当改予益气养阴、强心通脉之剂，以除即时病机之急。

处方： 太子参 30g，麦冬 20g，五味子 10g，紫丹参 30g，瓜蒌皮 30g，真降香（后入）15g，小川连 9g，苦参 15g，炒枣仁 30g，制半夏 12g。水煎服，7 剂。

上方连服 1 个月，心烦减，夜梦少，情绪平静，再以补阳还五汤加味，从基本病机入手，徐图缓求，守方继服。

按语： 《玉机微义·心痛》有云："然亦有病久气血虚损及素劳作羸弱之人患心痛者，皆虚痛也。"本案患者经营私企，长期饮食不节，起居不调，年仅不惑，已有高血压病、高脂血症、尿酸偏高、动脉粥样硬化，且伴神疲乏力、头晕胸闷，此真气虚损，牵及宗气，气不化津，气不化血，经脉瘀阻，心脉不畅之证。其中，气虚血瘀为基本病机，心脉不畅为阶段病机，故拟补阳还五汤加绞股蓝、麦冬、丹参、瓜蒌皮、降香，扶正达邪，标本兼顾，缓缓收效。绞股蓝有"南方人参"之谓，泄中有守，攻补兼施，参以益气泄浊之品，其效较为满意。三诊时，因情绪波动，营阴内伤，心烦多梦，故短期服用益气养阴、强心通脉之剂以解即时病机之急，其后仍从基本病机入手，还治病本。

（5）气虚血瘀，心神失养

补阳还五汤加味治疗不寐

周某，女，63 岁。2015 年 7 月 23 日初诊。

主诉： 夜寐不佳 6 年余。

病史： 6 年来，入夜辗转反侧，卧而难眠，晨起神疲哈欠，左侧肢体麻木无力，遍服养血安神、补益心脾诸法，其效了了。近来有彻夜难寐之势，急来求诊。素有脑梗史。

查体：眼睑、面部浮肿，舌质暗红，舌下经脉淡紫，苔薄白，脉细涩。

中医诊断：不寐。

辨证立法：气虚血瘀为基本病机，心神失养为阶段病机。治以益气和血、宁心安神，基本病机、阶段病机标本兼顾。

处方：补阳还五汤加味。

生黄芪 50g，全当归 20g，赤芍药 15g，大川芎 10g，广地龙 15g，桃仁泥 10g，杜红花 10g，紫丹参 20g，夜交藤 30g，野百合 30g。水煎服，7 剂。

二诊：2015 年 8 月 13 日。服药 3 周，兼用心理调摄，夜寐稍有安宁，左侧肢体麻木无力亦减。药已中病，固守原法，徐图缓求，欲速不达。上方 7 剂。

三诊：2015 年 9 月 10 日。陈旧性脑梗死，失眠。经从基本病机入手，选服补阳还五汤法 6 周，左侧肢体麻木大减，心情愉悦，夜寐亦宁。近日脱发、目干涩糊、血压偏高，此阴虚阳旺之证，亦为兼夹病机也。当予益气散瘀、滋阴潜阳之剂，基本病机、兼夹病机标本兼顾。

处方：生黄芪 50g，全当归 20g，赤芍药 15g，大川芎 10g，广地龙 15g，桃仁泥 10g，杜红花 10g，紫丹参 30g，夜交藤 30g，枸杞子 30g，白菊花 15g，茶树根 30g。水煎服，7 剂。

上方连服月余，诸症大为改善。

按语：本案患者虽以夜寐不佳为主诉，然遍服养血安神之酸枣仁汤、补益心脾之归脾汤等皆无效矣。详查病史发现，素有脑梗死史，且晨起神疲哈欠，左侧肢体麻木无力，眼睑、面部浮肿，舌质暗红，舌下经脉淡紫，脉细涩。王晖认为，此以气虚血瘀为基本病机，心神失养阶段病机，故不从本治则必无效也。当拟益气和血、宁心安神之法，首取补阳还五汤，以除主病之因，并辅百合、生地黄、夜交藤，以缓阶段病机之势，标本兼顾，故服药 6 周，主病缓而夜寐渐安。三诊时，新见脱发、目干涩糊等症，此阴虚阳旺之候，亦为兼夹病机，故改以补阳还五汤加夜交藤、枸杞、菊花、茶树根同服，继而取效。

（6）气虚血瘀，肠道失润

补阳还五汤加味治疗便秘

陈某，男，72 岁。2015 年 6 月 11 日初诊。

主诉：大便秘结，伴下肢浮肿 1 年。

病史：1 年以来，大便干燥，间日一行，努挣始出，便后神疲，甚则头晕、下肢浮肿。平素恶风怕冷，尤以右侧臂膀、下肢为甚，胃纳可，夜寐安。

查体：舌质淡红，苔薄白、微黄，脉细缓。

中医诊断：便秘。

辨证立法：气虚血瘀为基本病机，肠道失润为阶段病机。治以益气化瘀、润肠通便，基本病机、阶段病机标本兼顾。

处方：补阳还五汤加味。

北黄芪 30g，全当归 20g，赤芍药 15g，大川芎 12g，广地龙 12g，桃仁泥 10g，杜红花 7g，紫丹参 30g，大生地 15g，火麻仁 30g，甜苁蓉 20g，绞股蓝 20g。水煎服，7 剂。

二诊：2015 年 6 月 25 日。服药 2 周，神振，下肢浮肿略减，余症如故。当益气化瘀之中参入行气之品，以达气行瘀化、肠络和畅之效。上方去绞股蓝，加江枳壳 15g，7 剂。

三诊：2015 年 7 月 2 日。药后神振，头晕减，下肢浮肿大瘥，此真气来复，气化渐调，血脉通畅之谓，然气机不展，肠腑不利如故，故大便仍干、少腹痞满。当守原法并入小承气以和调之。上方加制大黄 10g，川厚朴 15g。7 剂。

上方出入连服月余，少腹痞满渐除，再服 1 个月，大便渐调。此后去小承气汤，并守益气和血之法出入善后。

按语：《谢映庐医案·便闭》云："治大便不通，仅用大黄、巴霜之药，奚难之有？但攻法颇多，古人有通气之法，有逐血之法，有疏风润燥之法，有流行肺气之法，气虚多汗，则有补中益气之法，阴气凝结，则有开冰解冻之法，且有导法、熨法，无往而非通也，岂仅大黄、巴霜已哉。"本案患者年过古稀，真气始亏，气化不利，以致痰瘀水停，诸羔迭起。其中气虚血瘀，肠道失润，则大便干燥，间日一行，努挣始出，便后神疲头晕；气虚水停，则下肢浮肿；气虚血弱，寒滞经脉，则恶风怕冷，尤以右侧臂膀、下肢为甚。综上所述，气虚血瘀为基本病机，肠道失润为阶段病机，目前趋于主位，故始终以补阳还五汤加生地黄、丹参、麻仁、苁蓉治之，并随病机改变纳入枳壳、制大黄、厚朴等。药证合拍，故服药两月，少腹痞满罢，再服1个月，大便调畅。

（7）气虚血瘀，络脉失养

补阳还五汤合当归四逆汤加味治疗消渴

罗瑞安，男，63岁。2017年3月15日初诊。

主诉：反复头晕肢冷1年余。

病史：1年来，头晕而胀，神萎乏力，初时不以为意，未就诊。近日前症有加剧之势，遂来求诊。详问病史，自病以来肢末不温，指趾色暗、麻木，尤以入冬为甚，迎风受冷则腹痛便泄。发现糖尿病5年余，长期服用二甲双胍及孚来迪，血糖控制不良。

查体：面部虚红。舌质暗淡，苔薄白，脉细涩。

辅检：FPG9.45mmol/L。

中医诊断：消渴（逆归期）。

辨证立法：气虚血瘀为基本病机，络脉失养为阶段病机。治以益气化瘀、温经通络，基本病机、阶段病机标本兼顾。

处方：补阳还五汤合当归四逆汤加味。

北黄芪45g，全当归15g，炒赤芍15g，广地龙15g，大川芎12g，桃仁泥12g，杜红花10g，大生地30g，鸡血藤30g，柳桂枝10g，北细辛5g，通草10g，生甘草6g。水煎服，7剂。

二诊：2017年3月22日。服药1周，头晕稍减，肢末不温、麻木如故。此气虚未复，经脉未畅之候也，当拟原法继进，徐图缓求，欲速不达。上方

7剂。

三诊：2017年4月19日。服药月余，兼之天气转暖，头晕大缓，肢末冷麻亦减，肤色暗紫依然，近日心胸惶惶，夜寐欠佳。当拟益气化瘀之中参入养阴安神之剂。

处方：北黄芪50g，全当归15g，赤芍药15g，广地龙15g，大川芎12g，桃仁泥12g，杜红花10g，大生地30g，大麦冬15g，五味子10g。水煎服，7剂。

按语：本案实乃糖尿病并发神经血管病变，为消渴逆归期。诚如《圣济总录·消渴门》所云："原其本则一，推其标有三。"王晖认为，糖尿病后期多有气血阴阳失调、络脉瘀阻之变，诱发多种并发症。是故气虚血瘀，则头晕而胀、神萎乏力、舌暗脉涩；络脉失养，则肢末不温，指趾色暗、麻木，入冬为甚。其中，气虚血瘀为基本病机，络脉失养为阶段病机，故初诊、二诊皆以补阳还五汤合当归四逆汤治之；而三诊时，心失所养趋于主位，故心胸惶惶、夜寐不佳，则拟补阳还五汤合生脉散出入善后之。药证合拍，其效较著。

3. 化气减肥汤治验

（1）气虚痰瘀，升降失司

化气减肥汤合降糖四味加减治疗肥胖

周某，男，44岁。2015年7月2日初诊。

主诉：反复神疲腹胀3年余。

病史：3年来，体重明显增加，继而神疲腹胀，昏昏欲眠，哈欠懒言，时作时休。平素动则汗出，入冬畏寒，大便偏溏，纳可，尿常。素有糖尿病史，目前服用二甲双胍片、瑞格列那片，血糖控制不佳。另有烟酒史。

查体：体形偏胖，呈土形体质，舌质淡红，苔薄白，脉沉细。

中医诊断：肥胖。

辨证立法：气虚痰瘀为基本病机，升降失司为阶段病机。治以益气健脾、升清降浊，基本病机、阶段病机标本兼顾。

处方：化气减肥汤合降糖四味加减。

北黄芪30g，怀山药30g，生山楂20g，荷叶30g，橘络10g，白茯苓15g，紫丹参 30g，绞股蓝 30g，生葛根 30g，鬼箭羽 15g，茅苍术 30g。水煎服，7 剂。

二诊：2015 年 7 月 16 日。药后，神疲腹胀、昏昏欲眠、哈欠懒言等症依然。病日已久，当以原法再进，徐图继进。上方加大川芎 12g，7 剂。

三诊：2015 年 7 月 30 日。连服化气减肥汤 4 周，神振，腹胀减，哈欠除，体重稍轻，常感口燥而热。药已中病，然兼夹燥热为患，故拟原法再进，并入清热润燥之品。上方加小川连 9g，冬桑叶 20g，天花粉 30g，7 剂。

此后连予原法进退调治 3 个月，体重减轻，诸症亦缓。

按语：《素问·奇病论》有云："此肥美之所发也，此人必数食甘美而多肥也，肥者令人内热，甘者令人中满，故其气上溢，转为消渴。"王晖认为，肥胖之人多以气虚痰瘀、升降失司为患，故自拟化气减肥汤，多有良效。方以北黄芪、怀山药补脾益气，山楂、荷叶、橘络、茯苓化浊以升清。本案患者，年纪虽轻，然不懂摄生，饮食不节，起居不调，以致真气大伤，气化不利，痰瘀内阻，清浊不分，升降失司，故肚腹胀大、神疲欲寐、哈欠懒言、时作时休，并伴动则汗出、畏寒便溏。其中，气虚痰瘀为基本病机，升降失司为阶段病机，故投以化气减肥汤（北黄芪、怀山药、生山楂、荷叶、橘络、白茯苓），即标本兼顾之法。因患者兼糖尿病，且血糖控制不稳，故初诊即入茅苍术、鬼箭羽、生葛根之类。三诊时，又因燥热为患，此兼夹病机，渐趋主位，故再入黄连、桑叶、花粉等。药证合拍，故投药 4 月余，诸症渐缓。

十、阴阳两虚（阴阳不交）

（一）概况

阴阳两虚证是指由肾精不足，阴阳失调所致的证候。月经紊乱、神疲健忘、头晕烦热、迎风畏寒、语言謇塞、肢废不用等为阴阳两虚证主要临床表现，多见于眩晕、月经后期、闭经、痴呆、中风、鼓胀等病症。

阴阳不交证是指由阴阳失衡，交通不利所致的证候。平素畏寒怕冷，丑寅卯时烦热失眠等为阴阳两虚证主要临床表现，多见于不寐、郁证、口糜等病症。

（二）常用处方

1. 复方二仙汤

（1）药物组成：仙茅，淫羊藿，肥知母，川黄柏，大生地，生甘草，北黄芪，全当归。

（2）基础配伍：全方八味，味辛甘，性偏温。适用于以肾精不足，阴阳两虚为基本病机的眩晕、月经后期等疾病。该方以仙茅和淫羊藿为君药。仙茅，补命火之不足；淫羊藿，发肾中之阳气。二药伍用，动静结合，温而不滞。臣以肥知母、川黄柏滋阴泻火，其中，二仙性温而升、知柏性寒而降，君臣相伍，寒热并用，互为佐制，切合阴阳两虚病机。佐以北黄芪、全当归益气和血，大生地、生甘草养阴凉血。其中，二仙激发肾气、芪归养血和血，四药相伍，气血共治；知柏清解为主、地草润养为优，四药相伍，攻补兼施。全方体现寒热、升降、气血、攻补并施之效。

（3）据机配伍：根据病机变化，选药亦有侧重。如：选择北黄芪、全当归为君药。北黄芪大补元气，气旺血行，瘀去络通；全当归养血和血，补而不滞，通而不伤。二药伍用，通补兼施，益气和血。佐以二仙、知柏、地草，则可治疗阴阳两虚为基本病机，脑络不畅为阶段病机，阶段病机趋于主位的病证。

（4）主治：①阴阳两虚为基本病机，胞络瘀阻，肝脾失调为阶段病机，症见月经周期逐渐延长，经量较少，经色红而无块，经前夜寐烘热汗出、畏寒恶风。若胞络瘀阻为主者，在此基础上加荔枝核、肉苁蓉、胡芦巴等；若肝脾失调为主者，先取逍遥散（柴胡、薄荷、白芍、当归、白术、茯苓、甘草）出入以调肝脾，再取复方二仙汤加减还治其本。②阴阳两虚为基本病机，脑络不畅为阶段病机，症见头晕欲眠、神疲肢萎。若阶段病机趋于主位，在此基础上加地鳖虫、三七粉等。

2. 加减地黄饮子

（1）药物组成：大熟地，巴戟天，山茱萸，肉苁蓉，五味子，白茯苓，麦冬，石菖蒲，炙远志。

（2）基础配伍：全方九味，味酸甘，性偏温。适用于以肾精不足，阴阳两虚为基本病机，痰浊阻窍为阶段病机的痴呆、中风、鼓胀等慢性疾病。该方以大熟地和山茱萸为君药。大熟地，味甘性温，补血滋阴之中兼有益精填髓之功；山茱萸，味酸性温，补益肝肾之中兼有收敛固涩之效。二药合用，补中兼固，以保肾精。臣以肉苁蓉、巴戟天温壮肾阳；麦门冬、五味子滋阴敛液。诸药合用，以达阴阳双补之效。佐以石菖蒲、炙远志、云茯苓，开窍化痰、交通心肾。

（3）据机配伍：根据病机变化，选药亦有侧重。如：①选择巴戟天、肉苁蓉为君药。巴戟天补肾益精、辛散风湿；肉苁蓉温肾益精、润肠通便，号称"沙漠人参"，具"温而不热，补而不峻，暖而不燥，滑而不泄"之功。二药伍用，益肾填精、助阳化气。佐以熟地黄、麦冬、山茱萸、五味子、石菖蒲、炙远志、云茯苓，则可治疗肾精不足，阴阳两虚为基本病机，气虚血瘀为兼夹病机，兼夹病机趋于主位的病证。②选择大熟地、白茯苓为君药。熟地黄补血滋阴、益精填髓；茯苓利水渗湿、健脾安神。二药伍用，补而不滞、通而不散。佐以巴戟天、肉苁蓉、麦冬、石菖蒲、炙远志、山茱萸、五味子，则可治疗肾精不足，阴阳两虚为基本病机，然真气不足，水饮瘀浊为兼夹病机，兼夹病机趋于主位的病证。

（4）主治：①阴阳两虚为基本病机，痰瘀阻窍为阶段病机，症见头晕恶心、失忆健忘、性情躁扰、言语喃喃、反应迟钝、表情呆滞。若阴虚明显者，在此基础上加大补阴丸（知母、黄柏、生地黄、龟板、猪髓）出入；若阳虚明显者，在此基础上加右归丸（附子、肉桂、鹿角、熟地黄、枸杞、萸肉、山药、杜仲、当归、菟丝子）出入。②阴阳两虚为基本病机，气虚血瘀为兼夹病机，症见面部麻木、头晕欲仆、口角流涎、语言费力、目糊便干、肢体活动障碍。若兼夹病机趋于主位，在此基础上加补阳还五汤（黄芪、当归、赤芍、桃仁、红花、地龙、川芎）出入。③阴阳两虚为基本病机，水饮瘀浊为阶段病机，症见肚腹胀大、动作迟缓、气喘健忘、神疲纳呆。若阶段病机趋于主位，在此基础上加北黄芪、全当归、生晒参、西洋参等。

3. 乌梅丸

（1）药物组成：乌梅肉，北细辛，川花椒，柳桂枝，淡附片，淡干姜，小川连，川黄柏，潞党参，全当归。

（2）基础配伍：全方十味，集酸甘苦辛、大寒大热之品于一体，以大建中汤、四逆汤、当归四逆汤、泻心汤等为基础，经化裁筛选而成，适用于以肝阳内虚为基本病机，厥阴、少阳枢机不利，君相少火郁而不达为阶段病机的的不寐、郁证、消渴、盗汗、内伤发热、五更泄泻等慢性疾病。该方以乌梅肉为君药。乌梅肉，味酸入肝，和肝安胃、敛阴止渴、安蛔，因其性温入阴，而有"阴中阳药"之谓，既能酸敛肝胆虚浮之气，又能清解郁结之火，起到中介枢纽、和调阴阳之用，实现掌管枢机之要，故厥阴、少阳枢机不利时用之，每每取效。臣以北细辛、川花椒、柳桂枝、淡附片、川干姜，味辛伏蛔、通阳破阴、温经散寒，配以乌梅肉，可使肝胆虚浮之气回归正道。佐以小川连、川黄柏之苦寒以清胆胃之热，配以乌梅肉，可使肝胆郁结之火消于无形。另以参、归益气养血、培土制木，达扶正祛邪之用。

（3）主治：①肝阳内虚为基本病机，火郁不达为阶段病机，症见丑寅卯时辗转难眠，烘热汗出，少腹、脊背畏寒，四肢不温。若阶段病机趋于主位，在此基础上加酸枣仁、炒白芍、淮小麦等。②阴阳失和为基本病机，枢机不利为阶段病机，症见频发口齿疾患，畏寒怕冷，夜寐欠宁，焦躁易怒。若阶段病机趋于主位，在此基础上加重川连、川柏剂量。

（三）医案举隅

1. 复方二仙汤治验

（1）阴阳两虚，胞络瘀阻，肝脾失调

复方二仙汤加味治疗月经后期

陈某，女，44岁。2015年6月24日初诊。

主诉： 月经后期半年余。

病史： 半年以来，月经周期逐渐延长，经量较少，经色红而无块，经前夜寐烘热汗出，畏寒恶风，本次月事推后 20 余天未至。平素大便不畅，脘痞嗳气，夜寐安宁。素有宫外孕左侧输卵管切除及左侧甲状腺结节手术史。

查体： 舌质淡红，苔薄白，脉弦细。

辅检： B 超提示子宫内膜增厚，右卵巢囊性包块。FSH、LH、E_2、P 无殊。

中医诊断： 月经后期。

辨证立法： 肾精不足，阴阳两虚为基本病机，胞络瘀阻，肝脾失调为阶段病机。治以补肾益精、调和阴阳、化痰散瘀，基本病机、阶段病机标本兼顾。

处方： 复方二仙汤加味。

仙茅 15g，淫羊藿 30g，生黄芪 30g，全当归 20g，大生地 30g，生甘草 8g，肥知母 12g，炒黄柏 10g，荔枝核 30g，胡芦巴 20g，肉苁蓉 20g。水煎服，7 剂。

二诊： 2015 年 7 月 1 日。服药 4 天，见阴道少量褐色分泌物，且烘热畏寒、脘痞便干等稍有改善，面肤色素亦已转淡。此营血荣，肾阳旺，阴滋阳长之象。药证合拍，当以原法续进，上方继服 1 周。

三诊： 2015 年 7 月 8 日。药后 3 天，经水来临，色红量多无块，目前尚未干净，且烘热罢、畏寒减、脘痞消、大便通。此阴阳渐和之佳象，然考虑经期肝气当舒，脾气当运，经血复能充盛，故改从逍遥法，养血健脾、调理冲任。

处方： 全当归 12g，赤芍药 15g，北柴胡 10g，白茯苓 15g，生白术 15g，生甘草 5g，薄荷叶（后入）6g，青橘叶 15g，玫瑰花 12g，太子参 15g，炒川断 15g。水煎服，5 剂。

四诊： 2015 年 7 月 15 日。本次月讯已过，烘热畏寒亦罢。阴阳虽复，然复而未全，全而未壮，故再以复方二仙法图治，以资巩固。

上方复进半月，以后月经渐已正常。

按语： 本案患者长期教书育人，夜以继日，久之，伤及肾精。肾藏精，蕴阴阳，肾精不足，阴阳失调，或灌溉不足，或激发不利，故而月事紊乱。阴阳两虚，气化无力，胞络瘀阻，则宫内包块；肾阴不足，阴不维阳，虚阳上越，则烘热汗出；肾阳不足，命门火衰，温煦无权，则畏寒恶风。水不涵木，肝气易逆，火不暖土，脾失健运，肝郁脾虚，生化匮乏，则脘痞嗳气、大便不调。综上所述，肾精不足，阴阳两虚为基本病机，胞络瘀阻，肝脾失调为阶段病机，故初诊、二诊拟滋营血、发肾气、调阴阳、和气血之法标本兼顾。三诊时，适值月事来临，即时病机当令，故改以逍遥散加味。四诊后，再从基本病机、阶段病机入手，治疗井然有序，遂月事紊乱渐罢也。

（2）阴阳两虚，脑络不畅

复方二仙汤加味治疗眩晕

何某，女，50 岁。2015 年 4 月 23 日初诊。

主诉： 反复头晕 30 年余，加重 2 年。

病史： 素体羸弱。30 年前，因反复头晕欲眠、神疲乏力而发现先天性血管狭窄，然恐惧手术之害，故始终未予进一步治疗。近 2 年来，头晕时作时止，夜间烘热汗出，及昼恶风畏寒、神疲欲眠，丑寅之交胃脘胀痛。年至更年，经断 1 年。

查体： 舌质暗红，苔薄白，脉细滑。

中医诊断： 眩晕。

辨证立法： 阴阳两虚为基本病机，脑络不畅为阶段病机。治以和阴阳、畅脑络，基本病机，阶段病机标本兼顾。

处方： 复方二仙汤加减。

仙茅 15g，淫羊藿 20g，炒黄柏 12g，肥知母 12g，北黄芪 30g，全当归 20g，大生地 30g，生甘草 6g，女贞子 30g，桑椹子 30g，绞股蓝 30g。水煎服，7 剂。

二诊： 2016 年 5 月 7 日。前投滋阴和阳之法，面肤烘热大减，头晕欲寐亦缓，然血脉之患非一朝一夕即有改善，故仍以原法再进，并入地鳖虫 7g，三七粉（吞服）3g 以达和营通络之效。

三诊： 2016 年 5 月 21 日。上方再进 2 周，头痛显减，烘热畏寒已罢。药证合拍，原法再进，徐图缓求，欲速不达。上方继进 14 剂。

按语：《素问·上古天真论》云："（女子）七七，任脉虚，太冲脉衰少，天癸竭，地道不通，故形坏而无子也。"此时，肾气由盛渐衰，天癸由少渐竭，冲任二脉衰少，故诸症迭起。肾者，阴阳之本，水火之宅。肾精匮乏，阴阳失济，水火不交，阴虚于内，阳弱于外，故夜热汗出，昼恶风寒。心藏神，主血脉，肾精不足，阴阳失调，阴血不得上济，阳气不得内发，神明失濡，血脉失养，故头晕欲眠，劳后加剧。《灵枢·营卫生会》云："夜半为阴陇，夜半后而为阴衰，平旦阴尽，而阳受气矣……平旦阴尽而阳受气，如是无已，与天地同纪。"阴阳失调，交通不利，丑寅之时阴阳之气不相顺接，内而犯胃，胃失和降，故每于此则胃脘胀痛。综上所述，阴阳两虚为基本病机，脑络不畅为阶段病机，故以和阴阳、畅脑络之法标本兼顾而取效也。

2. 加减地黄饮子治验

（1）阴阳两虚，痰瘀阻窍

加减地黄饮子治疗痴呆

屈某，女，67 岁。2016 年 5 月 4 日初诊。

主诉： 反复头晕 30 年，加重伴健忘 2 年余。

病史： 30 年来，反复出现头晕，恶心，手抖，无颈项不舒，无畏寒发热，虽经当地医院诊治（具体不详），其症仍时作时休也。10 余年前听朋友介绍而服食"猫头鹰"后，头晕、恶心、手抖相继消失。近 2 年来，上症复作并加剧，伴善忘近事，言语重复，自知难控，性情躁扰，不避亲疏，反应迟钝，表情呆滞。

查体： 舌质淡红，苔薄白，脉弦细。

辅检： 头颅 CT 提示：两侧半卵圆中心、放射冠缺血性改变；轻度脑萎缩；左侧大脑中动脉分叉处可疑扩大；脑动脉硬化。

中医诊断： 痴呆。

辨证立法： 肝肾精亏，阴阳两虚为基本病机，痰瘀阻窍，脑髓失养为阶段病机。治以益肾精、调阴阳、化痰浊、通脑窍，基本病机、阶段病机标本兼顾。

处方：加减地黄饮子加味。

熟地黄 20g，山萸肉 15g，五味子 10g，麦冬 15g，怀山药 30g，石菖蒲 15g，白茯苓 15g，炙远志 12g，肉苁蓉 15g，巴戟肉 15g，川黄柏 15g，炙龟板（先煎）10g。水煎服，7 剂。

二诊：2016 年 6 月 8 日。药后，记忆稍有恢复，偶可识人。此精复浊化，髓生瘀通之佳兆。龟板，《本草通玄》云："大有补水制火之功，故能强筋骨、益心智……止新血。"故今加而用之（炙龟板 20g），余药同前，继服用之。

三诊：2016 年 7 月 6 日。连进上方月余，喜闻记忆大为改善，认识亲人，夜卧安宁，面带喜色。药证合拍，原法再投，徐图缓求，欲速不达。

按语：《本草备要》云："今人每记忆往事，必闭目上瞪而思索之，此即凝神于脑之意也。"《医林改错》亦云："灵性记忆不在心在脑。"该病为脑部之疾已明矣。然"脑为髓海，乃聚髓处，非生髓之处。究其本源，实由肾中真阴真阳之气，酝酿化合而成……缘督脉上升而贯注于脑"。年老体衰，加之农作操劳，未有空闲之时，久而渐致肾精匮乏，阴阳两虚。肾主气化，今肾精既虚，则气化乏源，无力温煦、激发、振动脏气，"脑髓渐空"，又使脏腑、四肢、百骸失其濡养，而见三焦气化不利，气机升降出入失常，痰浊壅滞，血脉涩滞，痰瘀搏结，清阳不升，复又加剧清窍失养，以致健忘之症渐而加重。此肾精不足，阴阳两虚为基本病机，痰瘀阻滞，清窍失养为阶段病机，当投地黄饮子益肾精、调阴阳、化痰浊、通脑窍，前后标本同治，并以龟板、黄柏育阴清火。药证合拍，故服药两月余，即有改善。

（2）阴阳两虚，气虚血瘀

加减地黄饮子加味治疗中风

王某，男，70 岁。2013 年 6 月 26 日初诊。

主诉：面部麻木 10 余年，加重 1 年。

病史：10 余年来，两侧面部麻木，入冬为甚，入夏则缓，无头晕头痛，无口角歪斜，虽经诊治（具体不详），其效不佳。近1年来，面麻似有加剧之势，冬夏不分，昼夜不解，且伴头晕欲仆、行走不便、目糊畏光、口角流涎、语言费力、大便干燥，四日一行。素有脑梗死及慢性萎缩性胃炎史。

查体：舌质暗红，苔薄黄、剥落，舌下经脉色紫，脉弦细短。

辅检：头颅MRI：两侧额顶叶、侧脑室旁白质、基底节区及脑桥多发腔梗（部分陈旧性），老年脑，脑白质疏松症，左侧乳突炎症。

中医诊断：中风。

辨证立法：精血不足，阴阳两虚为基本病机，气虚血瘀为兼夹病机。治以补肾益精、调和阴阳，佐以益气和血、化瘀通络，基本病机、兼夹病机标本兼顾。

处方：加减地黄饮子加味。

山茱萸15g，炙远志10g，白茯苓12g，石菖蒲10g，大生地30g，甜苁蓉30g，麦冬15g，五味子10g，生黄芪45g，全当归20g，桃仁泥15g，广郁金15g，广地龙15g，炙鳖甲（先煎）20g。水煎服，7剂。

二诊：2013年7月24日。服药1周，面肤麻木罢，目糊畏光消，余症亦有改善。此阴阳渐和，络脉渐畅之佳兆。再以原法继进，以达火归水中，水生肝木之效。

三诊：2013年9月27日。上方进退连服3个月，行动便，口齿清，流涎瘥，头晕消。药证合拍，原法巩固，身心安康，颐养天年。

按语：本案患者年入花甲，真气渐亏，调摄失当，遂成肾之阴阳两虚之候。《素问·阴阳应象大论》谓"肾主骨髓"。夫肾精不足，筋骨无以充养而痿软无力，则行走不便。足少阴肾脉夹舌本，肾虚精气不能上承，加之风痰上泛，堵塞窍道，则舌强不语。《素问·六节藏象论》云："肾者，主蛰，封藏之本，精之处也。"今肾精不足，失于摄纳，则口角流涎。阴阳两虚，气血亦衰，河道不通，浊瘀阻滞，精血不得上荣于脑，则头晕欲仆、目糊畏光、面肤麻木；肠腑不得濡养，则大便不畅，四日一行。综上所述，精血不足，阴阳两虚为基本病机，气虚血瘀为兼夹病机，故当以调和阴阳为主，佐以益气和血之法，基本病机、兼夹病机标本兼顾，继而取效。

（3）阴阳两虚，水饮瘀浊

加减地黄饮子加味治疗鼓胀

杨某，男，76岁。2015年7月2日初诊。

主诉：动作迟缓，神疲乏力5年。

病史：5年来，动作迟缓，神疲肢乏，动则气促，腰酸耳鸣，近事健忘，胃纳欠香，大便偏干。素有肝硬化门静脉高压症、腹水、脾肿大、脾功能亢进、慢性阻塞性肺病、冠状动脉粥样硬化性心脏病、心功能不全、低蛋白血症史。

查体：形体消瘦，面肤略红，肚腹略大，舌质淡红，苔薄白，脉细虚。

中医诊断：鼓胀。

辨证立法：肾精不足，阴阳两虚为基本病机；水饮瘀浊，困蕴中焦，气化无权，升降不利为阶段病机。治以调阴阳、泄痰浊，基本病机、阶段病机标本兼顾。

处方一：大熟地20g，山茱萸10g，麦冬15g，五味子10g，石菖蒲10g，炙远志10g，白茯苓12g，肉苁蓉20g，巴戟天15g，益智仁15g，生黄芪30g，全当归15g，制首乌15g。水煎服，7剂。

处方二：朝白参6g，西洋参6g，另炖代茶饮常服，培本固元，缓求其本。

二诊：2015年8月6日。按法连进上方月余，记忆改善，神萎消失，面带喜色。此阴阳调，气血和，浊瘀渐化之佳兆。再以原意续进，以达正胜邪却之效。

嗣后，上方出入连服半年，健忘缓，气喘减，大便通，体重增，唯肚腹胀大如故。嘱其暂停服药，以观后效，并忌烟酒及辛辣、油黏、粗糙之物。

按语：本案患者年近耄耋，五脏俱损，加之操劳过度，而又失于调摄，以致肾精暗耗。肾者，先天之本，阴阳之根也，"五脏之阳，非此不能发，五脏之阴，非此不能滋"，夫肾精不足，日久必阴阳两虚，五脏俱损矣。肺脾肾虚，气化不利，升降失常，清浊不分，水饮瘀浊内滞，则神萎气促、肚腹胀大、腰酸耳鸣、尿量减少；心肝肾虚，营血不足，虚火内焚，神魂失养，则健忘神呆、形体消瘦、夜寐不佳、大便干燥。诸症本于五脏俱亏，阴阳失调，继而水饮瘀浊虚火胶结不畅，前者为基本病机，后者为阶段病机，故单以心肝阴虚，血虚脾弱，肝脾湿热，肾不纳气之论轻描淡写者非可图治，前医之药无效乃可见矣。今予地黄饮子之法议之，调阴阳、泄痰浊之余尤不可轻视气血之论，故再添归、芪、人参、首乌之类同服。药证合拍，其效佳也。

3. 乌梅丸治验

（1）肝阳内虚，火郁不达

乌梅丸加味治疗郁证

夏某，女，45 岁。2015 年 5 月 20 日初诊。

主诉： 寅时头颈、胸膺烘热汗出 1 年余。

病史： 1 年来，每于寅时头颈、胸膺烘热汗出，少腹、脊背畏寒，四肢不温，诸症多于卯时渐解，辰时消退复如常人，并于次日寅时重现，卯时轻减，辰时若失，其状怪异，痛苦难耐。其人及夏尚需厚衣棉鞋，且迎风受冷则头颈背痛。前医认为，该病寒热往来，休作有时，属太阳、少阳合病，然试服柴胡桂枝汤两月余，丑寅卯时诸象未有小愈。

查体： 舌质淡红，苔白，脉弦细。

中医诊断： 郁证。

辨证立法： 厥阴肝阳不足为基本病机，少阳枢机不利，火郁不达为阶段病机。治以调阴阳、和枢机，基本病机、阶段病机标本兼顾。

处方： 乌梅丸加味。

乌梅肉 15g，淡附片（先煎）5g，淡干姜 6g，柳桂枝 5g，川花椒 6g，北细辛 3g，小川连 6g，川黄柏 5g，潞党参 15g，全当归 10g，炒枣仁 15g。水煎服，7 剂。

二诊： 2015 年 5 月 27 日。前投酸甘苦辛一法，融大寒大热之药于一体，服药周余，即烘热大减，虽畏寒怕冷未瘥，然亦有小愈。药已中病，不作增损，击鼓再进，以取佳效。上方再服 7 剂。

三诊：2015 年 6 月 24 日。上药连进月余，寅时烘热畏寒诸症大减，头项颈背寒痛几近消失，脘痞罢，大便通，唯夜寐仍差。此枢机通利，阴平阳秘之佳兆。当以辛甘发散、酸苦涌泻之品继服，巩固疗效。

按语：古云：肝为刚脏，内寄相火。相火者，辅君火以行事，随君火以游行全身。肝阳不足，肝气馁弱，失于升发、条达之性，则肝气郁结，相火失辅佐之职而内郁于里。胆为中正之官，内寄少火，随少阳升发之气布散全身。胆气不足，升发无继，则胆火内焚于里。心包位居心脏之外，内藏君火。心包络虚，内传入心，致宗气输布障碍，则君火无以荣养四旁，相火亦可内郁于里。丑寅卯时，乃手厥阴心包经、足厥阴肝经、足少阳胆经先后当令之时，本属阴尽阳初之际，是为天地变化之常也，然此时厥阴之气虚衰将尽，而少阳之气应至未至，阴阳之气不相顺接，则阳气内弱而相火、君火内郁，少火初生不发，故寅时烘热汗出、畏寒怕冷等寒热夹杂诸症同见矣。其不同于"往来寒热，胸胁苦满，嘿嘿不欲饮食，心烦喜呕"的小柴胡汤证，亦不同于"啬啬恶寒，淅淅恶风，翕翕发热，鼻鸣干呕"的桂枝汤证，故柴胡桂枝汤不中也。而予乌梅丸最为适宜。是方重在乌梅一味，该药酸温，入肝、脾、肺、大肠经，为阴中之阳药，既酸敛肝胆虚浮之气，又清解郁结之火，起到中介枢纽、和调阴阳之用，实现掌管枢机之要。诚如《本草经疏》所云："乌梅味酸，能敛浮热，能吸气归元，故主下气，除热烦满及安心也。"由此，细辛、川椒、桂枝、附子、干姜等辛热之品，黄连、黄柏等苦寒之味，及党参、当归等甘温之药，各司其职。诸药合用，共同起到顺接交通肝阳、肝气、肝火、少火、君火，调和厥阴、少阳枢机的作用，适合于本病也。

本案关键在于理顺病机。王晖认为，厥阴肝阳不足为基本病机，少阳枢机不利，火郁不达为阶段病机，前者为本，后者为标，故投以乌梅丸，基本病机、阶段病机标本兼顾而取效矣。

（2）阴阳失和，枢机不利

乌梅丸加味治疗口糜

杨某，女，39 岁。2015 年 5 月 21 日初诊。

主诉：反复口腔溃疡半年余。

病史：半年以来，屡发口齿科疾患，或咽中灼热，或舌体糜烂，或牙龈肿痛，每自服牛黄解毒片，诸症稍能小瘥，然劳后或饮食不节复作，痛苦不堪。近自惊蛰起，又现咽中灼热、牙龈肿痛，伴夜寐障碍，每丑时醒转，寤而难寐，直至清晨，为此常感烦躁。平素畏寒怕冷，发落稀疏，遍体肌肉酸痛。

查体：舌质红，苔黄腻，脉细。

中医诊断：口糜。

辨证立法：阴阳失和为基本病机，枢机不利为兼夹病机。治以和阴阳、利枢机，辛甘发散，酸苦涌泄，基本病机、兼夹病机标本兼顾。

处方：乌梅丸加味。

乌梅肉15g，小川连7g，川黄柏6g，川花椒3g，淡附片（先煎）3g，淡干姜3g，北细辛3g，川桂枝3g，全当归12g，潞党参20g，酸枣仁15g。水煎服，5剂。

二诊：2015年6月4日。前投乌梅丸加酸枣仁一方，阴阳失和、上热下寒似有调和之象。柯韵伯云："两阴交尽，名曰厥阴，又名阴之绝阳，是厥阴宜无热矣。然厥阴主肝，而胆藏于内，则厥阴热证，皆少阳相火内发也。要知少阳、厥阴，同一相火，相火郁于内是厥阴，出于表为少阳。"今畏寒怕冷渐消，遍体肌肉酸痛亦除，此之谓也。药证合拍，原方续服，徐图缓求，欲速不达。

三诊：2015年7月16日。按法选进上方月余，口腔诸疾已罢，夜能安睡。1周前夫妻间因琐事不快，以致夜不安眠，多思善虑。此心肝血虚，气机不畅也，非厥阴枢机不利之象。故改以酸甘宁心之法善后。

按语：私企职员，从事外贸工作，经年晚卧早起，夜眠不足，以致身体渐现疲态。常年夜寐较少，营血渐匮乏，以致肝失濡养，肝气不达，相火内郁不发。惊蛰乃虫蛇出洞，万物发芽之际，如《月令七十二候集解》所云："二月节……万物出乎震，震为雷，故曰惊蛰，是蛰虫惊而出走矣。"此时春木之气升发，体内郁而不达之相火随之升腾，上扰鼻咽、舌体、牙龈，故口齿科疾患频作。牛黄解毒片为清热泻火之药，虽可清解一时，然其药力未及病根，故服而少顷复发也。今相火上腾而不随君火游行全身，则上部有热而余不足，故畏寒怕冷、肌肉酸痛。"发为血之余"，今肝血不足，发失所养，故发落稀疏。《伤寒论·辨太阳病脉证并治》云："厥阴病欲解时，从丑至卯上。"丑时、寅时、卯时，乃厥阴经主令之时，故丑时不眠，延及卯时，为厥阴经气不和之象。本病位在厥阴，总属阴阳失和，枢机不利之证，前者为基本病机，后者为兼夹病机，故治以和阴阳、利枢机，辛甘发散、酸苦涌泻之法，基本病机、兼夹病机标本兼顾，服药1个半月而取效。此后患者因夫妻不和引发失眠，此血虚气郁趋于主位之候，故改以养血宁心、疏气达郁法，症亦减矣。

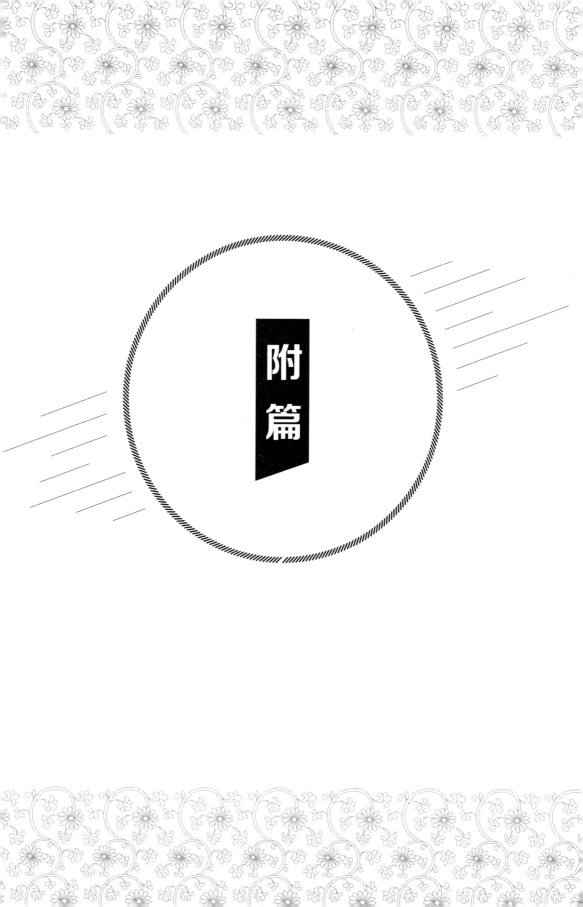

附篇

一、临证常用药对

1.延胡索、徐长卿

延胡索、徐长卿伍用为王晖多年临证所得。延胡索，味辛苦性温，块茎球形夏开花，酒行醋止生破血，主入心、肝和脾经，既入气分，又入血分，能行气中之血、血中之气，而具活血祛瘀、行气止痛之效，善治一身上下诸痛。徐长卿，味辛性温，向阳而长秋收取，内服外用效有殊，主入肝和胃经，具祛风化湿、行气通络之效，善治风湿痹痛、胃脘胀痛、牙痛、痛经、跌打肿痛等。二药伍用，共奏行气散瘀、祛风止痛之功，尤以糖尿病后期周围神经病变肢体麻痛效更著。

2.延胡索、夜交藤

延胡索、夜交藤伍用为王晖多年临证所得。延胡索，行气活血、祛瘀止痛，详见"延胡索、徐长卿"伍用功效。夜交藤，味甘性平，首乌茎藤绕，捆把晒成干，主入心和肝经，功擅养心安神、通络祛风、搜风止痒。二药伍用，以攻为主，攻而不破，共奏和血通络、祛瘀宁神之效，尤以治周身疼痛所致失眠及久病之后血虚夹瘀之夜寐不宁。

3.女贞子、桑椹子

女贞子、桑椹子伍用为王晖多年临证所得。女贞子，凌冬青翠不凋，有贞守之操，故得女贞之名。该药味甘苦性凉，果色红黑，状若肾形，冬季采收，主入肝和肾经，具有滋补肝肾、健腰强膝、乌须黑发、明目利耳之效。桑椹子，味甘酸性寒，个大肉厚质紫润，御前进贡入民间，主入心、肝和肾经，具有滋阴补血、明目生津润肠之效。二药相伍，相须为用，相互促进，补肝肾、益精血之余而无滋腻碍胃之弊。

4.黄芪、蝉蜕

黄芪、蝉蜕伍用为王晖多年临证心得。黄芪为升阳补气之圣药。该药味甘性微温，主根肥厚茎直立，危种量少需保护，主入脾和肺经，具有健脾补中、升阳举陷、益卫固表、利尿消肿、托毒生肌之效。蝉蜕为土木余气所化。该药味甘性寒，全形似蝉而中空，体轻易碎夏秋采，主入肺和肝经，具有宣散透发、疏散风热、利咽开音、透疹止痒、明目退翳、息风止痉之效。二药伍用，益气托邪、搜风通络，可治风邪壅遏血络，久而不除之证，尤以慢性肾炎之蛋白尿效佳。

5. 淡竹叶、栀子

淡竹叶、栀子伍用，出自王晖自拟"暑湿气化汤"。淡竹叶，味甘淡性寒，山坡林下阴湿生，夏末穗前好采割，主入心、胃和小肠经，上能清心火而除烦，中能清胃热而止渴，下能利小便而渗湿。栀子，味苦性寒，本高叶硬花芬芳，果卵纵棱色呈黄，主入心、肺和三焦经。生栀子走气分，泻三焦之郁火，从小便而出；焦栀子外达气分，内入血分，凉血止血，气血两清。二药伍用，通治三焦，清热为主，使邪热从小溲而出，清热之中而无伤津竭液之弊。

6. 半枝莲、白花蛇舌草、猫爪草

半枝莲、白花蛇舌草、猫爪草伍用为王晖多年临证心得。半枝莲，味辛微苦，性寒，喜温润半阴之地，取干燥全草之品，主入肺、胃、肝经，具有清热解毒、化瘀消肿、止血定痛之效；白花蛇舌草，味微苦微甘，性凉，夏秋采收连根拔，内服外敷多效用，主入胃、大肠、小肠经，具有清热解毒利湿之效；猫爪草，味甘辛，性温，喜光耐阴适应强，挖取块茎似猫爪，主入肝和肺经，具有散结、解毒、消肿之功。三药相伍，共奏清热解毒、软坚消肿之功，多用于治疗肺癌、甲状腺癌术后正气虚损，邪毒未却之患。

7. 荔枝核、胡芦巴

荔枝核、胡芦巴伍用为王晖多年临证心得。荔枝核，味辛苦，性温，夏采荔枝取内核，用时打碎方显效，走肝或肾经，入血分，能引药至卵巢或睾丸，功专祛寒散滞、行气止痛；胡芦巴，味苦性温，嫩茎可食种入药，药食同源亦增香，主入肾经，温而不燥，守而不走，具有温肾壮阳、散寒除湿之效。

二药伍用，共奏温肾散寒、理气止痛之功，对于疝气寒痛疗效甚佳。

8. 鬼箭羽、萹蓄

鬼箭羽、萹蓄伍用为王晖多年临证心得。鬼箭羽，味苦性寒，生于山间喜簇丛，视若三羽酥缓炒，主入肝经，具有破血祛瘀、行血通经、散瘀止痛之效。萹蓄，味苦，性微寒，夏茂繁盛叶入药，内服外用各不同，主入肺与膀胱经，其功下行，具有利尿通淋、杀虫止痒之效。二药伍用，一入血分，一入气分，共奏祛瘀利尿、清热解毒之功，善治糖尿病兼痛风性关节炎、糖尿病兼肾病等。

9. 黄连、乌梅

黄连、乌梅伍用，出自《伤寒论》乌梅丸。黄连，味苦性寒，根茎色黄连珠状，有苦难言药效强，入心、脾、胃、胆和大肠经，具有清热燥湿、泻火解毒之效，尤以清中焦湿热为宜。乌梅，味酸涩，性平，夏收烘干色变黑，吸气归元敛浮热，入肝、脾、肺、大肠经，具有和肝安胃、敛阴止渴、安蛔止痛之效，亦有"阴中阳药"之谓，既能酸敛肝胆虚浮之气，又能清解郁结之火，起到中介枢纽、和调阴阳之用，实现掌管枢机之要，故厥阴少阳枢机不利时用之，每每取效。二药相伍，寒温共济，阴阳并用，共奏和调枢机、交通阴阳之效，多用于丑寅卯时阴阳之气不相顺接之证。

10. 羌活、防风

羌活、防风伍用，出自李东垣《脾胃论》羌活胜湿汤。羌活，味辛苦，性温，根茎粗壮气雄散，味薄上升达肢体，主入肾与膀胱经，具有散寒祛风、胜湿止痛之效。防风升浮，乃祛风之圣药。该药味辛甘，性温润，叶似牡蒿根花细白，苗作菜茹味甚佳，主入肝、脾与膀胱经，具有祛风解表、胜湿止痛、止痉止泻之效。二药相伍，相须而行，共奏行风燥湿、散寒止痛之功，尤以清阳不升，浊阴不降的寒湿头痛为宜。

11 白芍、钩藤

白芍、钩藤伍用，出自王晖自拟"养血平肝汤"。白芍，味苦酸，性微寒，根肥圆柱或纺锤，喜光喜温夏秋挖，主入肝与脾经，具有养血敛阴、柔肝止痛、平抑肝阳之效。钩藤，味甘，性微寒，带钩茎枝可入药，风静火熄病乃安，主入肝与心包经，具有息风止痉、清热平肝之效。二药伍用，一养一泄，共奏养血平肝、清热息风之功，尤擅血虚肝旺头痛。

12. 玄参、象贝、夏枯草

玄参、象贝、夏枯草伍用，出自王晖自拟"软坚散结汤"。玄参，味甘苦咸，性微寒，根若纺锤茎四棱，冬季叶枯来采挖，主入肺、胃与肾经，具有滋阴润燥、清热解毒、泻火凉血、软坚散结之效。象贝，味苦性寒，产于浙江夏采收，蓄寒泄降能散结，主入心与肺经，开泄力胜，既长宣肺化痰止咳，又善清热平肝散解。夏枯草，味辛苦，性寒，匍匐茎节有须根，果穗深红时采收，主入肝与胆经，具有清肝火、散郁结之效。三药伍用，共走滋阴软坚、化痰散解之效，尤对甲状腺结节、乳腺增生、肺结节之类疗效卓著。

二、相关论文题录

[1] 王晖，王建康. 仲景运用通因通用法治疗下利之探讨 [J]. 浙江中医学院学报，1994，1：3-4.

[2] 王晖. 肺脾肾理论在糖尿病中的应用 [J]. 中国医药学报，1994，2：55.

[3] 王晖，王建康. 敛补肝气法治疗更年期综合征探讨 [J]. 浙江中医学院学报，1997，1：18.

[4] 王晖，王建康. 糖尿病辨证论治新识 [J]. 中医杂志，1999，8：507-508.

[5] 王晖，王建康. 论气学理论在指导医疗实践中的地位 [J]. 浙江中医杂志，2000，10：27-30.

[6] 周建扬，王晖. 糖尿病从肝论治举隅 [J]. 中国医药学报，2003，7：427-428.

[7] 王晖，陈霞波，周建扬，等. 浅论糖尿病各阶段的中医病机 [J]. 中医杂志，2004，2：157.

[8] 陈霞波 . 王晖论五脏五体辨治糖尿病慢性并发症 [J]. 中医药临床杂志，2004，4：366-367.

[9] 陈霞波，周开，龚文波，等 . 王晖从气论治糖尿病的经验 [J]. 浙江中医杂志，2004，8：8-9.

[10] 叶蓉，王建康，王晖 . 王晖运用宣肺通脉法治疗外感肺卫证之经验 [J]. 中医药临床杂志，2005，4：330-331.

[11] 王建康，陈霞波，周开，等 . 王晖运用三和汤之经验 [J]. 浙江中医杂志，2006，7：377-378.

[12] 龚文波，陈霞波，周开，等 . 王晖运用《内经》气病理论治疗糖尿病的经验 [J]. 中医杂志，2006，11：818-820.

[13] 应爱飞，王晖 . 王晖妙用黄连温胆汤之经验举隅 [J]. 浙江中医药大学学报，2009，2：225-226.

[14] 陈勇达，王晖 . 王晖应用面部色素望诊的经验 [J]. 中医药临床杂志，2009，5：385-387.

[15] 赵文娟，王晖 . 从三和汤谈王晖辨治思路 [J]. 中医药临床杂志，2009，6：490-491.

[16] 应爱飞，苏琼，王晖 . 王晖辨治特禀体质营卫失和证的经验 [J]. 浙江中医杂志，2009，6：409.

[17] 苏琼，王晖 . 王晖从肝调治血虚气郁体质病证的经验 [J]. 浙江中医杂志，2009，8：551-552.

[18] 范佳莹，王晖 . 王晖降浊合剂治疗气虚痰浊体质病证的临床经验 [J]. 浙江中医杂志，2009，12：866-867.

[19] 周开，龚文波，苏琼，等 . 运用中医体质理论分期辨治 2 型糖尿病心得 [J]. 江苏中医药，2010，3：30-32.

[20] 龚文波，王晖 . 从《内经》气化理论谈糖耐量低减的辨证论治 [J]. 浙江中医杂志，2010，6：396-397.

[21] 唐可伟，孙丹鹤，王晖 . 王晖一体多病辨治经验撷菁 [J]. 浙江中医

杂志，2011，12：864-865.

[22]周月月，陈霞波，王晖.王晖运用滋阴养火法验案举隅[J].浙江中医杂志，2012，2：140-141.

[23]叶蓉，唐可伟，王晖.王晖辨治阴虚湿热体质病证的经验[J].浙江中医杂志，2012，5：313-314.

[24]杨立波，王晖.从内伤咳嗽论治探讨王晖临证诊疗特点[J].浙江中西医结合杂志，2012，7：501-503.

[25]叶蓉，唐可伟，王晖.王晖老师膏方调体治病经验[J].浙江中医药大学学报，2012，8：865-866.

[26]陈霞波，张业，周开，等.略论中医学"气化之道"[J].中医杂志，2012，23：2057-2058.

[27]周晓青，王晖.略论《内经》"候始道生论"在中医学的地位[J].江苏中医药，2013，2：6-8.

[28]杨立波，唐可伟，王晖.王晖运用滋阴养火法治疗围绝经期综合征经验[J].浙江中医杂志，2013，5：313-314.

[29]刘高川，唐可伟，王晖.王晖论治情志病经验[J].浙江中西医结合杂志，2013，6：428-429.

[30]范佳莹，王晖.王晖治疗桥本氏甲状腺炎临床经验[J].浙江中西医结合杂志，2013，7：520-522.

[31]陈霞波，康年松，周开，等.王晖对病机理论的探讨及应用[J].浙江中医杂志，2013，7：472-473.

[32]陈霞波，杨立波，王建康，等.王晖经方组合及药对临床应用经验举隅[J].中医杂志，2013，14：1192-1193.

[33]顾颖杰，陈霞波，周开，等.王晖女性更年期综合征分型证治经验[J].中华中医药学刊，2013，8：1661-1663.

[34]冯鑫鑫，陈霞波，周开，等.王晖主任医师"因时制宜"临床论治理论探析[J].中华中医药学刊，2013，9：1853-1854.

[35] 杨立波，陈靓，陈霞波，等 . 王晖月经周期四调法阐介 [J]. 中医杂志，2013，9：734-736.

[36] 韩晶晶，陈霞波，王健康，等 . 王晖"三和汤"治疗心身疾病的理论依据及临床应用 [J]. 中华中医药学刊，2013，10：2138-2140.

[37] 陈靓，陈霞波，王建康，等 . 王晖主任中医师五行体质各阶段生理病理探析 [J]. 中华中医药学刊，2013，10：2153-2155.

[38] 陈靓，陈霞波，王建康，等 . 王晖主任中医师素膏四调法理论的证治经验 [J]. 中华中医药杂志，2013，11：3262-3264.

[39] 龚文波，王晖 . 中医气化模型的理论基础与应用探讨 [J]. 浙江中医药大学学报，2014，3：255-258.

[40] 陈靓，陈霞波，王建康，等 . 王晖谈灵性与中医临床思维 [J]. 浙江中医杂志，2014，8：550-551.

[41] 顾颖杰，王晖 .《内经》气化理论在糖尿病肾病中的临床应用 [J]. 新中医，2014，10：1-4.

[42] 金汀龙，陈霞波，王晖 . 王晖从肝论治痤疮经验 [J]. 浙江中医药大学学报，2015，1：30-31.

[43] 顾颖杰，王晖 . 代谢综合征中医病因病机初探 [J]. 浙江中医药大学学报，2015，1：22-24.

[44] 韩晶晶，王晖 . 防风妙用之药理阐发 [J]. 浙江中医杂志，2015，2：128-129.

[45] 韩晶晶，王晖 . 小柴胡汤加味治疗带下病辨析 [J]. 中国中医基础医学杂志，2015，7：898，900.

[46] 唐可伟，陈霞波，王建康，等 . 王晖运用乌梅丸治疗丑寅卯时相关疾病经验 [J]. 浙江中医杂志，2016，5：323-324.

[47] 韩晶晶，王晖 . 工晖治疗过敏性肺系疾病验案选析 [J]. 浙江中医杂志，2017，1：60-61.

后 记

　　王晖尝言："岐黄之道,论药,金石草木、虫鱼鸟兽皆有灵;论人,性别形体、年龄地域皆有殊。因此,看病恰如蜂蚁筑巢,每一步搬运堆砌的组合,心中必要有完整的生命脉络图。"《全国名老中医王晖病机类证方验》历时三年,两易其稿,增补缺漏,修正谬误,终于丁酉鸡年成书。本书从诊病析理思路方法切入,引出十大常见病机,汇集百余医案,涵盖临床专病、常见病、疑难病等多个领域,不仅系统展现王晖的学术思想和临床经验,更是怀揣授人以渔之心,完整阐述生命脉络图的构建过程,希望对中医传承工作略尽绵力。

　　最后感谢市卫生计生委、市中医院领导关心和支持,感谢葛琳仪先生作序,感谢王晖全国名老中医药专家传承工作室成员的协力整编,感谢中国中医药出版社的大力支持,使得此书得以顺利出版,医灯续焰。中医学博大精深,学海无涯,绠短汲深,书中错谬不足之处,恳望前辈及同仁不吝指教及斧正。

编　者